U0079658

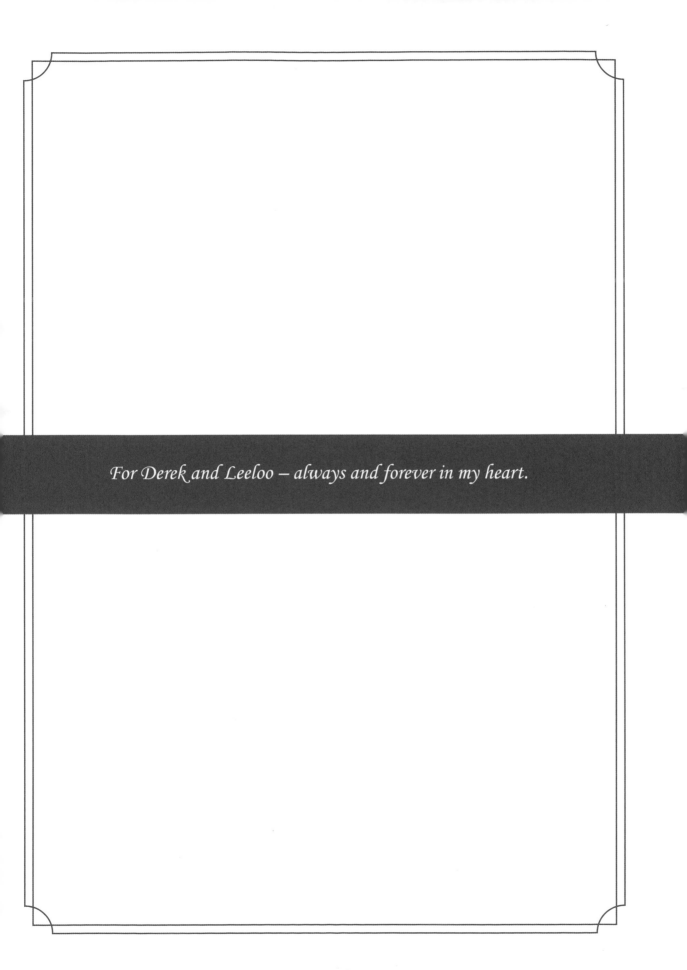

For Derek and Leeloo — always and forever in my heart.

成功調製
芳香治療處方

成為專業芳療師必備的調配聖經，
66 種常見精油調配原理，105 種罕見精油檔案

AROMATHERAPEUTIC
BLENDING

Essential Oils In Synergy

written by 珍妮佛・碧絲・琳德 Jennifer Peace Rhind

Translation by 鄭百雅

一次飽覽最新、最令人激動的精油實證資料
公開調配個人配方的全新闡釋和核心關鍵

推薦序

裝備能力，如鷹展翅飛翔的時候到了。

　　不管你使用精油多久，對芳療的認識狀況如何？更不論是否已取得芳療師的證書，或者你已經是教授芳療的老師，只要你喜歡使用精油，這本書就是為你寫的。20多年來，我一直信奉芳療是最強而有力的輔助與另類療法，精油不是用在療癒，就是用在生活品質、品味的提升。在這期間，我從未因學習其他自然療法而與芳療疏遠，反而更加確信芳療的博大精深，因此，我仍然需要這本書。

　　許多時候，我覺得精油是容易的；是單純又無比複雜的；是具備療癒力量的；又可能伴有潛在危險的；可以很隨意使用的；也可以很嚴肅挑剔使用的。精油不是生活的必需品；但有了它，生命可以擁有更多溫柔、更多振奮，甚至能挽救在加護病房掙扎的生命及陷入黑暗深淵中的心靈。精油的使用者很快就發現單一精油擁有多重面向。大家所熟悉的薰衣草精油既能癒合傷口、消解蚊蟲叮咬癢、安撫曬傷、甚至能療癒放射治療後的皮膚損傷；在臨床實證研究中，薰衣草也是最早登上改善失眠、降低安眠藥使用的榜首；透過實務實證，更多人說薰衣草是處理壓力偏頭痛的第一選擇，對於壓力性焦慮、心悸、胸悶的人，聞一聞薰衣草精油，就能恢復平靜的心。接下來的問題是：如何將二種以上具備多元效用的精油相調配而不發生抵觸，最終能產生極致的療癒效果，這就是芳療界一直追求並傳頌的神祕法則：協同作用。

　　作者Jennifer Peace Rhind　不僅在本書中的第一部哲學理論中，深入探討協同作用；在第二部的實證資料，更是呼應了協同作用的威力；在第三部的單方精油檔案，又將協同作用作為挑選合宜精油搭配的標準。什麼是作者念茲在茲的協同作用呢？當不同的精油調配後的效果大於總合時（也就是1+1>2），稱之為協同作用。運用協同的原理來挑選、調配精油，效力就能倍增，甚至擁有神奇的力量，同時影響個案的心理、精神、態度、生理狀況。例如：一瓶具有協同力量的配方精油含有95%薰衣草及5%德國甘菊（稱之為抗敏複方精油），應用在深受過敏、曬傷、濕疹及焦慮症狀的個案時，　使用2滴的抗敏精油效用會大於2滴的薰衣草精油。Jennifer　堪稱是在眾多芳療書籍中，最重視協同作用的作者。更多的協同精神，邀請讀者細細品味本書。

極具單純又複雜性的精油，讓學習芳療過程備受挑戰，一開始入門芳療很容易，透過薰香就能紓壓，透過按摩就能放鬆，透過泡澡就能改善循環。若論及個人身心療癒，同樣的精油不一定能使有相似症狀的二人得到一樣的效果。因此，處理經前症候群（PMS），有人推薦快樂鼠尾草、天竺葵、茴香、貞節果、或綠花白千層，有人卻因使用茉莉精油完全治癒了16年嚴重的PMS。有經驗的芳療師會參考成功案例，但萬萬不可將別人的經驗奉為圭臬，會引發許多的錯誤。精油的選擇和調配是一個涵蓋非常廣的主題，這麼困難的事，Jennifer為我們做到了，在本書的第三部列舉完整而精華的精油檔案，以及它們相應的協同精油。讓讀者放心地選擇精油，調配出具備協同性質的客製化精油處方。Jennifer努力在精油的化學藥理性和能量療癒傳統之間取得平衡，幫助你追求芳療的有效度、精油的香氣美感及個案的舒適性。

如果你想要改變目前生活景況，突破平庸的生命困境，如果你希望成為芳香治療師或成為芳療教師，如果你想要讓別人得到幸福與健康，這是一本能幫你把根基打好的芳療書，透過閱讀、加上實作操練，你的每一天都會在快樂中進步。祝福你，擁有這本書，擁有芳療的專業，讓你如鷹展翅上騰，乘風飛翔，活得更燦爛，足為他人的表率。

台灣芳療教母·澳洲芳療師協會會長

卓芷聿

卓芷聿

國立南澳大利亞大學商學碩士。現任台灣安寧照顧協會公關委員、臺灣荷柏園百貨專櫃、花漾花療學院創辦人、AAA澳洲芳療師協會會長、開南大學健康系兼任助理教授（專技）。專精於教授精油、芳療按摩、足部反射診斷、長照及安寧芳療。著有《玩味芳療學》、《精油大全》、《芳香療法全書》、《精油全書》、《芳香生活》、《精油生活家》、《芳香過一生》等書。

❀❀❀ 推薦序 ❀❀❀

身為學術教育工作者，在過去接觸芳香療法的經歷中，如何調配合宜的精油配方，一直是我教學上一大困擾，如今這個難題終於因為本書的問世得以迎刃而解。

《成功調製芳香治療處方》是一本想要學習如何調配精油的最佳教科參考書，作者非常有創意地提出協同作用配方流程圖(頁74)，以系統化的概念說明調油配方的步驟，甚至指出協同作用＝(顧客＋治療師＋治療產品＋治療效果)(頁81)，必須同時考量顧客、治療師和治療產品三者，最後才是治療效果的思維，引領讀者以現代科學化的精神使用精油。

本書還有一個相當難能可貴之處，在適當的章節段落提出的一些不同省思的「反思點」，這是學習上相當重要的歷程，尤其習慣填鴨式教育的亞洲民族，不斷被澆灌輸入知識，缺乏思辨判斷訓練，導致學了很多，用得很少，本書正好補足了這個缺憾，真正教導讀者能正確有效地開出配方，而不是複製書本的配方。

在閱讀本書的過程中，熱愛芳療也熱愛學習的我，一直有股欲罷不能的衝動想要趕快學習體驗書中所傳授的十八般武藝，如果你是芳療愛好者，此書便是你書架上必備的好夥伴。

弘光科技大學化妝品應用系暨化妝品科技研究所副教授

歐明秋

歐明秋

清華大學化學研究所博士畢業，任教於弘光科技大學化妝品應用系，由於教學工作之需要與個人專長嗜好，接觸芳香療法與精油已超過二十餘年。曾修習過 John Kerr, Robbi Zeck, Ron Guba, Robert Tisserand, Kurt Schnaubelt, Monika Werner 等多位國際級芳療大師的課程，有鑑於芳香療法於臨床實證上缺乏具體科學性的佐證資料，近年來致力於芳香療法關於原發性痛經、睡眠品質、肩頸僵硬疼痛、醫學美容術後照之臨床人體試驗之研究，成果報導刊登於國際學術期刊，並且也擔任國際學術論文期刊的審查委員。本著樂於分享與傳承的教學熱誠，創立了「美ㄅㄅ老師教學網誌」，收錄多年來學術教材之精華，為台灣芳療教育界知名的學者專家。著有《精油化學》、《化妝品化學》、《化學，原名：醫護化學》。

推薦序

　　「芳香療法不科學」，這是我所認識受過自然科學或醫學訓練的朋友，普遍心中的想法。參加過多次芳香療法研討會，在權威芳療專家精彩演講後的Q&A時間，常有醫師或理學博士當場不客氣的挑戰講者所介紹的臨床案例，他們質疑——才兩三個患者，比西藥還厲害的奇蹟療效，到底是心理作用還是碰巧或誇大的特例？醫療的科學研究是從細胞活性評估到動物試驗，最後才進入人體試驗的，所用精油的精確組成都還不知道，就拿來亂用？到底哪個成分有效？一大堆醛類、酮類、醇類成分的毒性有沒有評估過？劑量到底會不會過高？每日可容許安全劑量有計算過嗎？有控制對照組、有安慰劑嗎？樣本數低於20人有統計學上的意義嗎？以上的質問，聽起來或許很不友善也具侵略性，但所有科學的學理或研究也都是經過相同嚴謹的思辨與挑戰。如果芳香療法的配方或論述，一直沒有匯整大量的科學實證資料來支撐，總是被很多學界人士歸類在比迷信、偽科學還好一點的「另類『芳香』方法」，要叫「療法」，醫界人士可能也很有意見。

　　本書作者序點出我認為這本書最大的價值：市面上唯一一本彙整「精油實證效用」文獻的芳療書。作者珍妮佛身為真菌毒理學博士，受過標準的科學系統訓練，採用讓科學家能信服的寫作方式，具體引用、整理了大量精油與生理相關的科學研究結果，更難得的是把艱澀的文獻資料化繁為簡成重點式的資訊，我個人認為撰寫這樣的內容，需要耗費相當多的時間心力與熱情才能完成，感謝珍妮佛博士做到了。這樣寶貴的實證資料，相信對熱愛芳療的專家與愛好者，對芳療有興趣但心存懷疑的科學界人士，都是非常值得研讀的，向大眾強力推薦。

徐照程

徐照程

國立臺灣大學化學博士，現任國立臺南護專化妝品應用科主任。曾任國立臺南護專研發處主任，弘光科大化妝品科技研究所所長，弘光科大化妝品系主任，衛福部食藥署藥粧實驗室查核委員，經濟部工業局化妝品 GMP 認證查核委員。專長化妝品功效性分析、化妝品新式原料開發。為台灣化妝品檢驗權威，親自檢驗過國內外上百種知名美妝品牌產品之有效性與安全性。著有《美妝檢驗權威徐教授才敢說的真相》、《美容儀器學》、《化妝品化學》、《分析化學》、《生物化學》等書。

CONTENTS

第三部　香氣個論

⊰⊱ 作者序 ⊰⊱

從整體芳香療法與科學研究剖析精油的調配和效果

　　我原本打算寫的是一本調製配方的實用工具書，內含一組卡片，在開立芳香精油處方時，可以用它們來探索精油之間的關係。我甚至想好，這些卡片可以用不同顏色來編碼，而且可以排成牌陣（就像塔羅牌那樣），用來展示我在《精油：芳香療法實踐手冊》這本書裡面介紹過的各種芳香療法調配方法。是啊！這本書本來是想作為它的輔助用書。雖然這個主意聽起來不錯，但我很快就發現，不同精油之間的調和關係是如此錯綜複雜，需要更深入豐富的調查，不只是從整體芳香療法的觀點去了解複方精油的協同作用，也需要從近年發表的科學研究當中，去了解精油和其中的化學成分具有的生物學及療癒作用。

用實證資料探索精油的協同作用

　　當我開始探索芳香植物以及協同作用這個概念時，是「骨子裡的生物學家魂」為我注入了尋找實證資料的熱情，從各種不同學術期刊中，蒐集了數量可觀的研究文獻，並且儘可能採用最新、最熱騰騰的資料。當我動手撰寫第一個章節的時候，我就越來越清楚，這個紮實卻化繁為簡的方式，只能涵蓋協同作用的一個小小面向，當然它的重要性依然不減。同時，若是想針對調製芳香療法配方的方法進行有意義的探索，這樣的寫作方式也仍嫌狹隘。

　　這讓我開始反思，是什麼讓我們覺得芳香療法是生動有趣，並且特別的呢？芳香療法不是只與化學、生物學有關，而是與我們和香氣、自然界和他人之間的關係有關。芳香療法是一種獨特的治療方式，我們都在芳香植物的幫助下，讓身心狀態變得更加美好，而這些芳香植物和它們的香氣，在過去也同樣為我們的祖先所用。我們擁有累積了千年以上的智慧，可以幫助我們去了解和使用這些植物，也可以去探索某些古老的傳統芳香療癒方式，同時更深入地思考，究竟是什麼構成了協同效果。

　　釐清了這樣的整體療癒觀點之後，我便繼續投入寫作。我開始把視野放得更廣，用我們的感官經驗、自然界的體驗、療癒關係、香水調製，以及我們與香氣之

間的關係等不同經驗的整合來理解協同作用這個概念。我探索了所謂的「香氣特徵」（aromatic signatures），探究芳香療法是如何借鏡於古老的療癒哲學，成為具有協同作用的複方精油雛型，同時也探討我們能如何從精油香氣冥想當中，獲得奧秘的洞察。此時，我開始覺得我不再是在解構一個在我人生中扮演著重大角色的治療方式。芳香療法的神奇力量至今依然鮮明。

市面上唯一一本爬梳「精油實證效用」的芳療書

不過，我也清楚知道，這本書不只是一本關於調配複方精油的書！它也是一本關於精油與精油效用的實證文獻探討，這樣的書是市面上所缺少的，而我們也引頸期盼多時。這意味著我必須花大量的時間去搜尋、篩選切合主題的資料，此時，我骨子裡的生物學家魂又再度開始熊熊燃燒！這部分的成果都呈現在本書的第二部，其中包含我精選的「實證效用資料」。對我來說，這些資訊必須好懂、有用，因為這些知識將構成我們挑選精油的基礎，甚至比它們之間可能出現的協同交互作用還要重要。這是為什麼我用鬆散的分類方式來歸納這些資訊，可能是生理上的作用（例如處理疼痛），或是直接針對特定的生理系統（例如呼吸系統），或是精神層面。雖然本書基本上採用的仍然是一種生物醫學／化繁為簡的方式，我個人依然認為，如果我們希望採用整體療法的觀點，那麼就必須去理解細節、尊重每個個體，這麼做能幫助我們胸有成竹地配製出有療效的芳療處方，因為我們將會知道，我們採用的治療方式是奠基在廣泛的生活經歷和社會科學領域的實證知識當中。

本書收錄66種常見精油的調和建議，及105種罕見精油的簡介

本書的第三部是一系列完整而精華的精油檔案，我希望能將第一部的哲學理論和第二部的實證資料在這裡進行整合，呈現出創造協同效果的機會。在這部分，精油基本資料是參考文獻資料所整理出來的生理效用，而調和上的建議則同時參考整體療法與能量療法的觀點，當然也包括我自身的嗅覺經驗。

在撰寫這本書時，我希望能把「艱澀」的科學知識，用簡單易懂的方式來呈現。芳香療法是一個涵蓋範圍非常廣的主題，它立基於好幾個不同領域，而沒有多少人能夠樣樣精通。我並不認為自己是哪方面的專家，也並不試圖去假裝自己有多麼內

行，我只是熱愛探索、思考、辯證、溝通和寫作。越是這麼做，我就越發現自己需要學習的地方還如此之多，而我津津有味地享受了這趟旅程！在本書當中，如果遇到以我的知識背景無法理解的地方，我都以註腳的方式跟你們分享了這些補充說明。同時在本書的最後，也整理了一份名詞解釋，當我在接觸不那麼熟悉的領域時，這份名詞解釋表對我來說非常有幫助。希望它也能對你產生幫助。原本我還打算在參考附錄中整理一份特定化學成分的效用列表，但是後來打消了這個念頭。雖然這樣的資料將會很有幫助，可是它卻違背了本書的主旨：也就是去探索各種概念，並且加以綜合整理，讓每一位芳療師（不管他們的偏好或習慣的治療手法為何）都能和我一起走上這條還沒有人走過的道路，拆解、分析、反思，最後成為一個更有知識、更有洞見的芳香治療師。

想調配芳香治療處方，就看這一本！

我希望各位讀者能用高昂的情緒和敞開的心胸來閱讀這本書。你將發現，到處都散落著我骨子裡那生物學家魂的蹤跡，不過書中還有我熱愛的奧秘符號學、自然界與植物，以及各種具有香氣的事物。我誠摯地希望這本書在科學和傳統智慧中取得平衡。這本書適合先閱讀，再當作翻閱參考的指南。當你繼續走在實踐芳療的路上，或許你會想重新拾起這本書來反思和重新溫習。這本書是為了每一個學習芳香療法的學生和每一位專業芳療師而寫的，能夠在你的職業生涯中和你相伴，是我莫大的榮幸。讓我們一起在芳療生涯中做點改變吧！

致謝

　　一本書得以完成，不可能只是一個人的功勞，雖然寫作的過程有時相當孤單。我特別想要感謝以下幾個人：塔瑪拉・艾格紐（Tamara Agnew）為這本書提供了一個值得思考的治療案例，這個案例大概是最適合用來說明精油協同效果的案例了。感謝她創造了一個配置複方精油的模範，也謝謝她一直擔任我最直言不諱的「諍友」。我也要感謝Oshadhi公司的強納森・辛德（Jonathan Hinde）與馬爾特・荷索（Malte Hozzel），他們和我分享了獨特的哲學觀，並且提供我許多罕見的精油，讓我能在嗅聞中欣賞體驗，並且轉化為文字寫在書中。我還要感謝梅根・馬基佛（Megan McGeever）和我分享了她的初探性研究，探討的是客戶在精油挑選過程中所扮演的角色。感謝克莉絲汀・唐納莉（Christine Donnelly），在我遇到不清楚的生理學問題時，她總能為我闡明。謝謝凱琳・霍格（Kareen Hogg），她是一位傑出的芳療師，她將自己的精油知識，結合在深層組織按摩與肌筋膜按摩當中。謝謝艾妮塔・詹姆斯（Anita James）對這本書的關注和支持。謝謝蘿拉・坎特兒（Lora Cantele）給了我定期為《國際專業整體芳香療法期刊》（The International Journal of Professional Holistic Aromatherapy）撰稿的機會。我的先生德瑞克一直是我最堅實的依靠，在我和他聊起芳香療法的哲學觀點時，作為一個建築師，他還真耐得住性子。我們的十三歲西藏㹴利犬——莉露，牠去年過得相當辛苦，但牠的生命力、閃耀發光的存在感和無條件的愛，依然豐富了我們的生活。的確，我們經常是在帶牠散步的時候，一邊聊著這本書的進展狀況！我還要給吟龍出版社（Singing Dragon）一個大大的感謝，尤其是潔西卡・金斯利（Jessica Kingsley）、珍・伊凡斯（Jane Evans）、維多利亞・皮德斯（Victoria Peters）、琳達・狄安潔莉（Linda De Angelis）以及安・歐本海姆（Anne Oppenheimer）：你們又再一次讓我盡情地書寫自己感興趣的主題，謝謝你們願意出版這本「不一樣」的書。你們每一個人都讓這本書成為更易懂好讀的書，而且也是我在這條路上的絕佳伴侶。我珍視著你們每一個人的專業精神和友誼。

愛你的

珍妮佛

前言

　　調配出具有協同作用的複方精油，是芳香療法的治療核心。本書的目標是要檢視協同作用這個概念和支持這個說法的理論假說，依據的是現有的精油配置資訊和指南，加上有實證基礎和芳香療法的哲學理論基礎。為了達到這個目標，本書以理論觀點為基礎，用簡潔精要的方式列出所需的資訊。這本書是針對專業芳療師和學習芳香療法的學生而撰寫的，不過，我依然希望它對喜歡使用精油的業餘愛好者也能產生幫助。

　　在本書第一部，我探討了幾個主要的芳香療法哲學觀點，而在第二部，則呈現出能提供實證資料的研究成果，以及傳統的治療作法。在第三部，我整理了一份完整而精要的精油檔案，希望能有助於個人精油處方的思考，並提供有用的資訊。在第一部和第二部也以註腳的方式為正文提供補充說明。

　　我將在這本書中持續引導並鼓勵所有的芳療學生和專業芳療師，針對自己的芳療理念，去思考各個不同面向。這本書能幫助芳療師探索自己的信念和做法，同時針對自己提出的配方和治療建議，去評估目標和希望達到的成效。

　　最後，也最重要的是，這本書將會幫助、啟發所有以芳香療法為職志，或只是單純享受著使用精油的芳療愛好者，讓他們在使用精油的同時，也能更負責、更留心，同時更有創意。

第一部

配方原則與實行方式

第一部從芳香療法的源起、理論基礎和實證證據來討論「協同作用」。協同效果是芳香療法的基本哲學觀，也就是認為全面的、完整的精油，會比從中萃取出來的單一成分更有效果。以達到正向的協同效果為目標來調製精油配方，是目前廣泛接受的芳香療法施行方式，配方中選用的精油應該在化學、效用和療癒方向上相互補足；配方選用的精油數量應該介在三種到七種之間，如此一來，配方中的主要成分才能發揮主導性的作用；希望達到的療癒目標必須清楚明瞭，而且不應一次涵蓋太多目標。

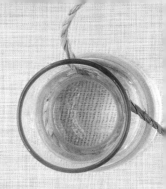

　　整體芳香療法的做法通常會包含按摩和多種身體工作，當我們在討論協同作用的時候，也必須把精油和使用方式的本質考慮進去。芳香療法為身體和心靈帶來的深層影響，是類藥物性、愉悅性、寓意性和安慰性等不同機制經過協同作用產生的結果。

　　在第一部中從芳香療法路徑──科學實證、精神感官與活力論切入，首先我們可以思考，這些不同哲學觀的芳香療法思維，科學取向和整體療法取向的芳香療法有什麼樣的相關性，以及它們可以用何種方式加以運用。接著，將進一步討論配置芳香療癒處方的基本原則。這些原則有些以實用性為考量，有些則聚焦於理論，所以也不免將面臨「雞生蛋，蛋生雞」的問題。我們先從理論性的基礎原則著手，接著再討論實用性的原則。

　　再來，你可以了解調製個人處方的核心關鍵，如何為自己或他人量身訂做下處方，制定個人處方的方式有很多種，以下這三種參考模式是既簡單又實用的方式，無論你是採取生物醫學／臨床取向、生物心理社會取向或活力論取向，都可以加以運用。接下來，我們將詳細說明配方的用法、稀釋介質、劑量和比例。由於芳香療法的不同，其作者和施作者對劑量和使用方式的看法也有極大的不同。我們將幾個面向列入考慮，包括你希望達到的療癒效果、處方會以何種方式用在身體的什麼區域，以及有哪些限制條件。

　　最後，藉由芳療師塔瑪拉・艾格紐示範一個治療青春痘的案例，我們能夠了解如何為客戶製作具有協同作用的配方與基本流程，遵循這些步驟將有助於你有條理地梳理客戶的需求。我們也公開調配配方時所考慮的各種因素和配方效果分析，並提供客戶的回饋感想。

　　對於執業芳療師來說，協同作用是否出現，可以從產品在顧客身上呈現的效果來評估。重要的是，我們必須記得，配置一份具有協同作用的精油處方，不代表用在顧客身上就一定也會產生協同作用。因此，顧客的治療忠誠度或許是評估協同作用的一個簡單方法。

精油的協同性

Chapter
I

　　我們就從這個看似最簡單的問題開始吧：當我們進行芳香療法的時候，為什麼通常會將不同精油加在一起，而不是只單獨使用一種呢？要想回答這個問題，就必須從芳香療法的源起、理論基礎和實證證據來討論。

　　人類史上最早將芳香植物混合併用的紀錄，大概就是西元前1500年的古埃及藥典，將乳香和沒藥混合使用的紀載。傳統的中國醫學也總是同時使用這兩味藥，來處理淤血、發炎、腫脹與疼痛的問題（Shen and Lou 2008）。我們很少會只單獨提到乳香或沒藥，因為在人們心中，這兩種藥材已經是焦不離孟的關係。近年的研究也證實了古埃及和傳統中國醫者一定早就發現的事 —— 乳香和沒藥加在一起使用，比單獨使用的療癒效果更大。這樣的現象，就叫做協同作用。

　　De Rapper等人（2012）曾經在一項體外研究中測量三種衣索比亞乳香（*Boswellia rivae*、*B. neglecta* and *B. papyrifera*）和兩種沒藥（*Commiphora guidottii*與*C. myrrha*）精油的抗微生物效果。結果發現，將乳香和沒藥結合在一起使用，能對某些類別的病原體發揮更強的效果。其中大部分的搭配方式都確實能展現出協同效果，但是以*B. papyrifera*搭配*C.myrrha*的效用最為強大。不過，Chen等人（2013）也曾經以實驗探討乳香和沒藥的作用，卻做出完全相反的結論，這個實驗中並沒有出現任何協同作用的現象。根據以上資料，我們可以推測，協同效果出現與否必須視情境而定。

　　在全球各地的民俗療法與草藥傳統療法當中，我們都可以看到所謂的「複合藥方」。舉例來說，印度傳統的阿育吠陀療法當中，就有一種叫做*Chitrakadivati*的藥方，也就是用阿魏的樹脂（*Ferula asafoetida*）、薑的根莖（*Zingiber offcinale*）加上甘草根（*Glycyrrhiza glabra*），治療腸胃脹氣、腸道菌叢失調和消化不良等問題。而Ch與Smitha在2011年也透過研究證實，這個藥方確實呈現出抗微生物方面的協同效果（細菌和真菌）。不過，這兩位研究者也認為，這不只是其中的有效成分使然，事實上，混合後的藥材當中還具有其他協同的成分與

基質構成物——這些物質以及它們彼此之間的相互作用，能為有效成分提供保護。這或許可以說明，為什麼在許多傳統藥方當中，薑和長胡椒（*Piper longum*）總是經常一起出現。確實，阿育吠陀療法的*Trikatu*[1]藥方就同時含有薑與長胡椒，據悉，這兩味藥材可以藉由促進腸道吸收，以及（或）保護有效成分不會在新陳代謝過程中被肝臟代謝，因此能增加有效成分的生物利用率（Chauhan et al. 2011）。

　　古羅馬時代的醫學系統是從埃及與希臘時期的作法承襲而來。我們也可以從這裡看到芳香植物的成分是如何以特定的方式被協同使用——同樣地，也能說明古人對協同效果的認知。「*Medicamentum*」這個字在當時代表著許多意思：化妝品、香水、神奇藥水、藥、療方；以芳香植物製作出來的香水，不只被用來增添生活情趣或維持個人衛生，也被當作藥物來使用。芳香植物在藥方當中幾乎從未缺席，而在當時人們也認為香氣本身就能帶來療癒的效果。這樣的概念可以直接和現代的「芳香療法」進行對照，現代的芳香療法正是透過不同精油的搭配混合，來對身體、心理和靈性層面發揮療癒的效果。

　　羅維斯第（Paolo Rovesti）在1970年代早期的治療嘗試，很可能是第一個將芳香精油用在焦慮症與憂鬱症臨床治療的效果討論與示範（Tisserand 1988）。不過，羅維斯第也發現，人們對於複方精油的反應似乎比單獨使用一種精油來得好。其中可能有幾個理由。例如，某些未經稀釋的精油，氣味有可能非常濃重，而如此強烈的氣味有時會讓人感覺不舒服。如果這些精油經過稀釋，再和其他精油混合使用（或是直接進行混合），氣味就有可能變得較為宜人、較容易被接受。畢竟，沒有人會對自己不喜歡的氣味做出正面的反應！我們可以認為，羅維斯第的研究結果更鞏固了以複方精油來進行芳香療法的做法，而不是只使用單一一種香氣。而整體芳香療法（Holistic Aromatherapy）的先驅——摩利夫人（Marguerite Maury），也

---

[1] Trikatu這個藥方包括黑胡椒、薑與長胡椒（也就是所謂的三辛藥材〔Three Pungents〕）這個藥方是用來增添消化之火，處理一般性感冒和流行性感冒，並且使阻塞的消化道獲得舒緩。胡椒鹼（Piperine）是一種辛辣的生物鹼性成分，也是黑胡椒和長胡椒當中的重要成分。研究者認為黑胡椒與長胡椒的許多療癒和保健效果都是因為含有胡椒鹼的原因（Meghwal and Goswami 2013）。不過，這個成分在這兩種植物的精油中並不存在。

是最早對複方精油進行探索和推廣的先行者之一。她發展出「個人處方」的概念、將這樣的思維傳授給第一代整體芳香療法芳療師，並且撰寫成書[2]。因此，調和複方精油的治療方式，就成了現代整體芳香療法和臨床芳香療法的核心。

❀ 精油的協同、疊加和抵銷效果

　　複方精油核心概念就是**協同效果**。用最簡單的話來說，協同效果指的就是整體的效果大於組合中各個成分效果的總和。Williamson（2001）曾經提到，能發揮協同作用在植物藥學（phytomedicine）領域中是「至關重要的」。的確，協同效果是草藥學最基本的哲學觀，用全株植物或部分植物萃取出來的物質，被認為比單獨萃取出來的單一成分還要來得有效。Williamson（2001）發表的一篇文獻回顧當中，探討了正面（協同）與負面（抵銷）效果，並且指出幾種可以用來測量協同效果和抵銷效果的研究方法。她在文中提到了評估測量和研究方法上的困難點，也提到其中她最喜歡的是「等效線測量法」（isobole method），也就是將單一成分和複方成分在各個劑量時測量到的效果一一標示在圖表上。協同效果呈現凹狀弧線，而抵銷效果則是凸狀弧線。最後畫出來的圖有可能非常複雜，因為很可能某一種劑量組合會出現協同效果，而另一種劑量組合卻出現抵銷效果，這時畫出來的弧線就可能是波狀或是橢圓形。

　　協同效果也是芳香療法的基本哲學觀，認為全面的、完整的精油，會比從中萃取出來的單一成分更有效果。我們可以把它稱為是一種「內部」的（intrinsic）協同效果。有一些實證結果可以佐證這樣的說法。舉例來說，Takahashi等人曾經在2011年以一項動物研究，探討吸聞不同薰衣草精油的抗焦慮效果。研究者透過實驗辨識出許多具有抗焦慮效果的成分，並且認為乙酸沉香酯加上左旋沉香醇的協同效果最佳——這兩種成分是為吸聞薰衣草精油帶來抗焦慮功效的必要成分。不過，如果我們試著將這樣的概念用在複方精油上，狀況就會變得複雜許多，因為每一支精油本身都是好幾種化學成分的組合（有些精油的成分甚至十分多元），因此調製成

---

[2]. 摩利夫人在1961年出版了《青春的財富》（Le Capital Jeunesse）這本書，並且在1964年被翻譯為英文版本《生命活力與青春的秘訣》（The Secret of Life and Youth）。摩利夫人的兩位門生，米雪琳·阿契爾（Micheline Arcier）和丹妮爾·雷曼（Danièle Ryman）在1960年代把她的整體芳香療法觀點傳入英國（Ryman 1989）。

複方精油之後，其中的有效成分與協同成分的數量就可能大幅地增加。像這樣的抽象概念，最好還是透過例子來說明。

Delaquis等人（2002）透過研究指出，將不同的精油加在一起，有可能產生疊加、協同或是抵銷的效果。Tisserand與Young（2014）也在探討精油和化學分子的相互影響作用時，提到了疊加、協同與抵銷的概念。

我們先從**疊加效果**（Additivity）談起：當兩個以上的物質同時被使用時，疊加效果指的是，可以從其中化學分子的特質，預知這個混合物的作用與效力。

協同效果（Synergy）指的是，個別成分相互增加[3]了彼此的效用，其結果比預想的疊加效果還要龐大許多。Tisserand與Young（2014）曾經引用Itani等人在2008年做的實驗，這群研究者對黎巴嫩鼠尾草（*Salvia libanotica*）當中的三種化學分子進行測試，並且分別以個別測試、兩兩測試和三者共同測試等不同方法，來評估這些組合用來對抗兩種人類大腸癌細胞株的效用。

如表1.1所示，實驗結果中顯示出協同效果。

表 1.1　黎巴嫩鼠尾草：能發揮協同效果的成分

成分	抑制癌細胞增生的效果
乙酸沉香酯	效果輕微
萜品醇	無效果
樟腦	無效果
乙酸沉香酯＋萜品醇	效果中等（對於兩種人類大腸癌細胞株分別產生33% 和45% 的抑制效果）
乙酸沉香酯＋萜品醇＋樟腦	效果顯著（對於兩種人類大腸癌細胞株分別產生50% 和64% 的抑制效果）

抵銷效果（Antagonism）則和協同效果完全相反。雖然它可能會被視為是一種負面效果，但是在芳香療法當中，抵銷效果也可能帶來益處！Tisserand與Young（2014）在書中引用了好幾篇精油研究文獻，這些研究都提到精油中具有毒性與刺激性的成分，是如何因為同一種精油中的其他成分而被緩和下來。舉例來說，香荊芥酚是一種普遍存在於某些CT類型的常見鼠尾草（*Salvia offcinalis*）

---

[3] potentiate，在這裡指的是相互增加效用的意思。

和各種百里香屬植物中的酚類成分，它的毒性就大大地因為同分異構物──百里酚的存在而被消滅（Karpouhtsis et al. 1998）。肉桂醛的致敏性，也因有為右旋檸檬烯和丁香酚的存在而改善了不少，儘管丁香酚本身也可能導致過敏（Guin et al. 1984）。這些與皮膚敏感相關的抵銷作用，有時會被稱為「淬滅作用」（Quenching）。Tisserand與Young（2014）認為，這種抗毒性作用的根源有可能是來自許多精油都擁有的一項特質──抗氧化作用。精油的抗氧化作用還有其他的益處和防護效果，這部分我們稍後會再討論到。

那麼，回到內部協同效果的概念，許多研究都已證明，「全面」或「完整」的精油，會比其中的單一成分有更明確的作用和效果。Astani、Reichling和Schnitzler（2010）三人就發現，茶樹精油（*Melaleuca alternifolia*）內含的某些單萜烯成分，抗病毒的效果不僅比單獨使用這些單萜烯成分[4]更好，而且毒性也更低。還有一項實驗研究了楊蕺菜（*Anemopsis californica*）[5]精油（根／根莖）的抗癌效果[6]。結果發現，雖然它的主要成分能抑制兩種人類癌細胞株[7]的生長，完整的精油成分卻對這兩種癌細胞株表現出特別的生物活性，而這可能是精油的主要成分與次要成分之間的「協同關係」所帶來的結果（Medina-Holguin et al. 2008）。這比芳香療法更有說服力。在植物療法中，更傾向使用完整、全面的萃取物，而不是單獨萃取出來的單一成分或部分成分。這不只是因為有效成分彼此之間的正向協同關係，更是因為某些成分有可能具有保護其他成分的作用（例如扮演抗氧化的角色），然而有些有效成分還沒有被辨識出來，已知的成分也可能有尚未被發現的作用。

許多精油都有抗細菌和抗真菌的作用，這個領域當中，也有許多研究說明了其中的疊加、協同與抵銷作用。舉例來說，Cassella、Cassella與Smith（2002）就發現，當茶樹（*Melaleuca alternifolia*）和真正薰衣草（*Lavandula angustifolia*）混合使用時，會形成協同作用，對於紅色毛癬菌（*Trichophyton*

---

[4]. 這些單萜烯成分包括：α-萜品烯、γ-萜品烯、α-蒎烯、對傘花烴，以及它們氧化後衍生的萜品烯-4-醇、α-萜品醇、百里酚、檸檬醛，以及1,8-桉油醇，各種尤加利屬和百里香屬植物中也有類似的成分。

[5]. 楊蕺菜是一種三白草科（Saururaceae）植物，也是一種傳統藥草，用來治療子宮癌。

[6]. 這是一個針對疱疹病毒HSV-1進行的體外實驗。

[7]. AN3CA（子宮內膜癌）與HeLa（子宮頸癌）細胞株。 這個研究也測試了楊蕺菜精油和A549（肺癌）、MCF-7（乳癌）、PC3（前列腺癌）和HCT116（大腸癌）等癌細胞的作用關係。

rubrum）和鬚毛癬菌（*T. mentagrophytes* var. *interdigitale*）這兩種皮癬菌能發揮更強效果[8]。在2004年Edwards-Jones等人也針對薰衣草加上茶樹、廣藿香（*Pogostemon cablin*）和波旁天竺葵（*Pelargonium×asperum*）[9]的抗微生物效果[10]進行研究，發現當薰衣草加上天竺葵和茶樹，抑制抗藥性金黃色葡萄球菌（Methicillin-resistant *Staphylococcus aureus*，也就是MRSA）生長的作用會更加顯著，而當薰衣草加上茶樹，對於MRSA的抑制作用則會降低，也就是可能出現了抵銷作用。因此很明確的是，可能相互協同的組合，在某些情況下也可能相互抵銷——一切都和使用情境有關。

Fu等人（2007）的研究則說明迷迭香（*Rosmarinus offcinalis*）和丁香精油（*Syzygium aromaticum*）都分別具有廣效的抗微生物作用，包括針對細菌、酵母菌與多種真菌。不過他們也發現，如果將這兩種精油混合，再用同樣的微生物進行測試，則會發現在細菌部分出現疊加作用（包括表皮葡萄球菌、金黃色葡萄球菌、枯草桿菌、大腸桿菌、變形桿菌和綠膿桿菌），對於白色念珠菌則出現協同作用，而對於黑麴菌則出現抵銷作用。

另一個探討用乾洗手來控制細菌感染的體外實驗，則進一步為複方精油的協同效果提供了更多實證資料。Caplin、Allan與Hanlon（2009）用一種混合了多種西班牙百里香栽培種（*Thymus zygis*）的精油[11]，來比較它和某一種沉香醇百里香精油對於兩種非抗藥性金黃色葡萄球菌（MSSA）的作用。他們提到，目前已知百里酚和香荊芥酚具有協同作用，而說到百里香精油的抗微生物作用，大部分都會聯想到以百里酚和香荊芥酚為主的百里香（Rota et al. 2008）。除此之外，也有實驗證明沉香醇對於某些細菌和真菌種類也有強大的效果，只不過在同時出現 α-萜品烯、γ-萜品烯、檸檬烯、萜品烯-4-醇與 α-萜品醇等成分時，效果格外顯著（Pattnaik

---

[8] 紅色毛癬菌是造成足癬（即香港腳）、股癬（即胯下癢），以及皮癬（輪癬）的黴菌。指甲的黴菌感染則是由鬚毛癬菌所造成。

[9] 根據Tisserand與Young（2014）的說法，市面上大多數的天竺葵精油都是來自波旁天竺葵，也就是Pelargonium capitatum與P. radens雜交出來的品種，而不是常常被提及的P. graveolens（這是一種富含異薄荷酮的精油）。

[10] 這個實驗主要針對MRSA來進行，研究方法是測量抑菌圈，透過直接敷用與蒸氣接觸等方式（若是燙傷則加在敷料當中）。

[11] 包括四種英國培育的西班牙百里香栽培種，配置的方式以高濃度的百里酚（31.1%）和沉香醇（23.6%），以及相對較高的 α-萜品烯（13.2%）和萜品烯-4-醇（11.7%），後兩者在某些百里香精油當中經常是比例極低的微量成分。此外也含有1.1%的香荊芥酚。

et al. 1997）。而Rota等人卻發現，西班牙百里香雖然含有39%的沉香醇成分，但對於多種大腸桿菌卻沒有任何作用——除非與百里酚或香荊芥酚併用。基於以上的前人研究，Caplin、Allan與Hanlon（2009）證實了，根據他們對於某些成分協同作用的推測，他們特別配置的這種西班牙百里香精油，在抗葡萄球菌的表現上比沉香醇百里香要好得多。這群研究者認為，其中的原因可能有部分是因為萜品烯-4-醇和其他物質的協同作用，例如：百里酚和沉香醇。

談到這裡，我必須說明，以上這些實驗因為採用瓊脂擴散法進行測量，因此研究的結果會受到精油在水溶性培養基中的溶解程度所影響。這樣的測量法對於水溶性的精油分子更有利，而較不利於脂溶性的分子。

De Rapper等人（2013）的研究為複方精油的疊加、協同和抵銷效果提供了較新近的實證資料。這群研究者以一項綜合研究，探討真正薰衣草（*Lavandula angustifolia*）精油和45種精油用不同的比例混合之後，在體外實驗中呈現出來的抗微生物[12]效果。這項研究採用的實驗方法是最小抑菌濃度測量法（MIC）而不是擴散測量法，研究者認為這個測量方法更符合他們的研究目的。在這項研究中，協同效果的發生率達到26.7%，疊加效果則是48.9%，而抵銷效果只出現一次，也就是當檸檬香茅（*Cymbopogon citratus*）加上真正薰衣草的時候[13]。其中，有一些組合特別值得一提。例如真正薰衣草加上絲柏（*Cupressus sempervirens*），以及真正薰衣草加上山雞椒（*Litsea cubeba*）的時候，對白色念珠菌特別有效。此外，當真正薰衣草以1：1的比例，加上胡蘿蔔籽（*Daucus carota*）、維吉尼亞香柏（*Juniperus virginiana*）、錫蘭肉桂（*Cinnamomum zeylanicum*）或甜橙（*Citrus sinensis*）時，對白色念珠菌和金黃色葡萄球菌的效果也相當顯著。有時候，混合的比例至關重要。當真正薰衣草和胡蘿蔔籽精油進行混合，而胡蘿蔔籽比例較高的時候，對於白色念珠菌會出現協同作用，而對於金黃色葡萄球菌則只出現疊加作用。當真正薰衣草和錫蘭肉桂精油進行混合，而真正薰衣草比例較高的時候，對於白色念珠菌出現了協同作用，但對金黃色葡萄球菌則不管以什麼樣的比例都只出現

---

[12] 驗證了薰衣草精油的廣效抗微生物特質之後，研究者將容易引致疾病的金黃色葡萄球菌（一種革蘭氏陽性菌）、綠膿桿菌（一種革蘭氏陰性菌）和白色念珠菌（一種酵母菌）選為測試用的有機體。革蘭氏是一位微生物學家，他用染色法進行測量，根據細菌細胞壁的特質，將細菌區分成陽性和陰性兩大類型。

[13] 當以相同比例混合時，有75.6%的混合物出現協同效果或疊加效果，尤其對於白色念珠菌的表現特別明顯。

疊加作用，唯一的例外是當錫蘭肉桂比例較高（3：7）時，出現了協同作用。研究者認為，這項實驗結果證實，可以用這一個特殊的組合比例來治療皮膚感染。他們還特別提到了甜橙精油；甜橙精油在單獨使用時，抗微生物的效果相對微弱，但只要加上真正薰衣草，不管用什麼比例都能觀察到協同效果。因此，甜橙精油很適合加上真正薰衣草來治療呼吸系統感染。另一個值得一提的協同拍檔，是維吉尼亞香柏和真正薰衣草，這樣的組合可以用來治療細菌性的呼吸系統感染，以及像鵝口瘡這樣的念珠菌感染。

除此之外，也有實驗說明，精油和其中的成分能與抗生素產生協同作用——因此或許可以用來處理已出現抗藥性的細菌感染。Langeveld、Veldhuizen和Burt（2014）在一項探討實證資料的文獻研究中，討論了抗生素和含有特定成分的精油（香荊芥酚、肉桂醛、肉桂酸、丁香酚和百里酚等）之間的互動關係。他們發現，其中的協同效果可能跟幾個因素有關，它們可能同時對不只一個目標產生效果、其中的物理化學作用，以及對於抵抗抗菌性的細菌機制發揮了抑制的作用。

Liapi等人（2008）則針對1,8-桉油醇和β-松油萜的鎮痛效果做了一項研究（河岸紅尤加利〔*Eucalyptus camadulensis*〕精油中的兩種單萜類成分），並且再次觀察到協同效果和抵銷效果，但這次互動的對象是嗎啡和納洛酮（naloxone）。[14]在這個動物實驗中，1,8-桉油醇展現出和嗎啡相似的鎮痛功效[15]，但納洛酮並沒有抵銷它的作用。研究者認為，1,8-桉油醇和嗎啡之間具有「顯著的協同作用」。而對於β-蒎烯的研究結果也相當令人訝異。一般認為β-蒎烯也具有鎮痛效果（鴉片類受體的部分增效劑），但這項作用的效果卻相當微弱。β-蒎烯確實能對大鼠產生脊髓以上[16]的作用，但對小白鼠卻沒有效果，更重要的是，它逆轉了嗎啡和納洛酮的鎮痛作用（Liapi et al. 2008，引用自Adorjan and Buchbauer 2010）。

目前已經知道疊加、協同與抵銷效果並不只出現在個別精油當中，也出現在複方精油以及精油和止痛藥物與抗生素的搭配組合裡——但是這個理論能運用在芳香療法中嗎？如果將兩種或更多的精油混合在一起，依然會出現同樣的效果嗎？

[14.] 納洛酮是一種麻醉性鎮痛劑的拮抗藥物，當過量使用嗎啡時，可以用納洛酮來進行中和，尤其當出現抑制呼吸的副作用時。

[15.] 鎮痛作用作用在神經細胞，透過例如鴉片類藥物或腦內啡等物質和受體的結合，來達到降低疼痛敏感度的效果。

[16.] 「脊髓以上」（Supraspinal）指的是延腦和中腦。

芳香療法中的協同效果：更寬廣的理論詮釋

　　以達到正向的協同效果為目標來調製精油配方，已經是目前廣泛接受的芳香療法施行方式[17]。

> 　　基於協同作用而將產品混合使用，是為了創造一種效用多元的強力產品，因為相信這個混合後的產物效用會比其中所有已知或未知的化學成分加總起來還要強大（Harris 2002, p.179）。

　　無論這個理由是多麼符合邏輯又清楚易懂，具體的做法卻沒有明確的定義。如果我們使用的是主要成分比例顯著，並且已清楚知道效用的精油，那麼想必比較簡單；但如果我們使用的是主要成分在比例上並不占有顯著優勢，而且效用依然不明、停留在推測階段或未被驗明的精油，那就困難多了。我們還需要把混合的比例考慮進去，況且，在某個情境下能發揮協同作用的組合，在別的情境下也可能出現抵銷作用！就像Chen等人（2013）對乳香和沒藥所做的抗癌效果研究一樣，協同效果出現與否是視情境而定的。此外還有另外一個問題：我們能夠只用化學的角度去討論協同效果嗎？

　　Harris（2002）是第一個對於如何配置可能出現協同作用的精油，公開發表指導方針的研究者，尤其為採行整體芳香療法的芳療師提供了指引。整體芳香療法固然是一個重要的芳療路徑，但是卻不乏模糊可疑之處，主要是以許多口傳軼事所構成。Harris認為，配方中選用的精油應該在化學、效用和療癒方向上相互補足；配方選用的精油數量應該介在三種到七種之間，如此一來，配方中的主要成分才能發揮具主導性的作用；希望達到的療癒目標必須清楚明瞭，而且不應一次涵蓋太多目標。她也提到，稀釋用的基質或基底油，也會對配方可能產生的協同效果帶來影響。不過，Harris還說到，協同作用和抵銷作用也可能出現在其他層面，例如：芳療師和客戶的互動關係，甚至是客戶和精油配方之間的關係——這或許可以從他們對配方香氣的認知反應和情緒反應觀察出來。因此，我們可以說，協同效果和抵銷效果也會出現在人際關係之中，而精油配方的協同作用也會因為每個人對於香氣的反應

---

[17] 這並不是芳香療法的特有現象，這是一種「多重用藥」（polypharmacy）的概念，草藥療法也採行這樣的方式。

而有所不同。整體芳香療法的做法通常會包含按摩和多種身體工作（bodywork），那麼這又是另一項可能介入其中的重要因素——因為身體工作在心理、生理和身體上的作用，毫無疑問會影響整個療程的效果！所以，當我們在討論協同作用的時候，也必須把精油和施用方式的本質考慮進去。

植物香氣與身體工作

幾項研究資料說明，指壓及按摩有可能增強精油和植物萃取物的效果。Zhou 等人（2008）曾針對傳統中醫「結合草藥療法與針灸」的做法，研究耳穴按摩[18]是否能促進人體吸收苦橙皮藥汁（*Citrus aurantium*）當中的黃酮類化合物（flavones）[19]。苦橙皮藥汁是以口服方式攝取。這群研究者發現，有幾個特定的穴道[20]能大幅增加人體對於黃酮類化合物、柚皮素（naringenin）和橙皮素（hesperitin）的吸收效果。

Kuriyama 等人（2005）則在一個初探性研究中，證實了按摩和精油之間的協同作用。他們的研究發現，雖然不使用精油的油壓按摩和使用精油的芳療按摩都可以紓解短期焦慮，但只有芳療按摩[21]能對血清中的皮質醇濃度和免疫系統產生作用。這個研究的結果顯示，芳療按摩能大幅增加周邊血液淋巴細胞（PBL）和CD8+與CD16+淋巴細胞的數量——也就是說，使用精油按摩能帶來藥理上的作用（例如增進對感染的抵抗力）。2008年，Takeda等人也研究了芳療按摩[22]的生理和心理效果。當實驗受試者結束一項使他們感受到壓力的任務之後，分別接受芳療按摩和無香氣的一般按摩，並進行對照。研究結果顯示，兩種按摩方式在心理效果和個人

---

[18] 耳穴按摩是由法國治療師保羅‧諾吉葉（Paul Nogier）發展出來的按摩法，而耳部穴道最早是記載在《黃帝內經》當中。

[19] 黃酮類化合物是一組植物化學物質的通稱，其中包括像木犀草素（luteolin——抗發炎物質）等類黃酮化合物（flavonoids）。木犀草素可以從穀類和藥草當中取得，尤其是巴西里、芹菜以及橙皮。一般認為木犀草素對健康有益，並且有助於改善動脈粥樣硬化、骨質疏鬆症、糖尿病和某些癌症。

[20] 這幾個穴道分別是：交感穴（AH6A）、神門穴（TF4）、腎上腺穴（TG2p）、皮質下穴（AT4）、內分泌穴（CO18）、腎穴（CO10）、心穴（CO15）和肝穴（CO12）。

[21] 這個實驗的芳療按摩使用的是10-15ml的按摩油，其中包括薰衣草（0.15ml）、甜馬鬱蘭（0.1ml）和絲柏（0.05ml）等精油，以甜杏仁油為基底油。作為對照的另一組則只使用甜杏仁油做按摩。

[22] 這個實驗的芳療按摩是以甜橙、真正薰衣草和甜馬鬱蘭精油用2:1:1的比例，稀釋成1%使用。

的主觀評斷上，都比只單純休息來得好，但在生理效果上卻不是如此。兩種按摩方式對於唾液皮質醇的濃度都沒有影響，但是分泌型免疫球蛋白（sIgA）[23]卻都有大幅增長。不過，研究者也提出，芳療按摩對於疲勞的舒緩（尤其是心理上的疲勞）具有更強也更長時間的效果。

　　然而，精油為身體工作帶來的協同效果範例中，最驚人的例子，或許是下面這個以是否添加薰衣草精油進行阿育吠陀Shirodhara療法[24]的實驗（Xu et al. 2008）。這個研究發現，單純使用芝麻油的Shirodhara能帶來抗焦慮的效果，但使用加了薰衣草精油的芝麻油，能帶來更巨大的效果。這群研究者推測，這樣的結果是嗅聞薰衣草的香氣帶來的舒緩效果、按摩油被皮膚吸收後出現的藥理作用，加上滴油的動作在三叉神經的溫度感應器和壓力感應器產生的生理效果。Xu等人將這樣的效果稱為「藥理－生理－心理的複雜作用」，不過我們也可以把這樣的結果視為是精油加上身體工作所顯化出的協同作用。

 芳香療癒配方

　　整體芳香療法中的治療關係和身體工作技巧絕不可輕忽，我們也應該時時對此進行反思。不過，我們討論的主角是精油，以及如何調製出在客人身上發揮極大化效果的精油配方。我們可以說芳香療癒配方有可能具有協同效果，但是能夠支持這種說法的**直接**科學證據卻不多。

　　那些探討精油對人體健康效用的研究，或是在更廣義的芳療情境中進行的精油研究，多半都只以單一的精油或原精為研究對象。只有少數幾個研究[25]曾經以複方精油為研究對象，而這些研究都是讓全部的受試者使用同一種複方精油，因為如果要為每一位受試者調製個人處方，那麼就等於增加了實驗變項，這將使得研究結果

---

[23] 分泌型免疫球蛋白（IgA）會與細胞中的溶酶體（lysozomes）攜手對抗感染。

[24] Shirodhara是一種將浸泡了藥草的芝麻油滴在前額「第三隻眼」或「眉心輪」位置的一種阿育吠陀療法。這個療法最著名的效果是帶來深層的放鬆，或是為意識狀態帶來轉變。

[25] Komori等人（2006）的研究是相關主題中的第一個臨床研究，他們在實驗中將香氣用在長期使用苯二氮類（benzodiazepine）安眠藥患者的停藥過程中，並測量其結果。研究者根據另一個初探性的動物實驗，採用了其中效果最好的芳香植物萃取物／香氣組合，並且把它調整到各方面都最適切的程度。最後這個香氣組合包括：檀香（35%）、杜松果（12%）、玫瑰（8%）與鳶尾草（6%）。研究結果證明，這個香氣是一個可以改善原發性失眠和繼發性失眠的非藥物性治療方式。

的力度被削弱，也幾乎不可能做出任何確切的結論。這是芳香療法研究在設計上本身固有的問題。Hongratanaworakit（2011）的研究是少數幾個針對複方精油療癒效果進行的研究之一。這項研究假設某種複方精油可以用來處理憂鬱和焦慮的問題，而用薰衣草和佛手柑調製而成的複方精油，在實驗中被用來進行腹部按摩，並且針對一系列的自律神經參數和情緒反應分析。和未使用精油的對照組相比，薰衣草加佛手柑明顯地使心跳減緩、降低血壓的收縮壓與舒張壓，也就是能減少自律神經的喚起反應。比起對照組的反應，使用精油的受試者認為自己「更冷靜」、「更放鬆」，能夠減少喚起主觀行動的可能性。不過，雖然從化學的角度能看出薰衣草和佛手柑有產生協同作用的可能性（兩者都含有沉香醇和乙酸沉香酯），而且這兩支精油本來就具有令人放鬆的特質，但這個研究並沒有對這兩種精油進行個別的測試，所以並不知道當它們加在一起，是否發生了協同效果。

我們很容易就會想把所有有效的精油組合都用協同作用這把大傘一以概括……但不應忘記，這些親眼見證的效果，也可能只是疊加作用而已！有沒有可能在整體芳香療法當中配置出一種具有協同作用的精油組合來使用呢？當然有可能，但如果人們要求我們提出證據來證明協同作用確實存在，或許我們辦不到。芳香療法中的協同效果並沒有深厚的研究基礎加以佐證，因此拿不出公開發表的科學證據，所以，這樣的想法，至少在目前，還只能停留在假設的階段。不過，這個假設能成為我們進行芳香療法的基礎，因此也需要所有芳療從業者進行仔細的檢驗和衡量——無論這有可能是多麼令人感到混亂的一件事。我們必須要挺身而出，從各種角度來檢驗觀察！

目前協同作用的論點是建立在科學基礎上的。那如果把協同作用想成一種抽象的概念，從感官的角度來思考的話，又會怎麼樣呢？

從感官體驗察覺協同效果

我們的生活有很大部分是透過感官來經驗和感受的：視覺、聽覺、觸覺、味覺、嗅覺。或許我們應該換個方式想，看看在我們生活的這個世界裡，有哪些協同作用的例子展現其中。幾乎所有人都會同意，視覺是我們最主要的感官，所以對大部分的人來說，「看見」協同作用會是相對簡單的……例如：向日葵，在花朵的中心有

無數顆種子，如果單獨來看，這些種子在外觀上沒有什麼特別之處——但是，當它們排列在向日葵的花朵上，被一圈歡悅人心的金黃色光環圍繞著，這個花朵就像是一個美麗的天然「曼陀羅」一樣。花朵上，向日葵籽的排列方式符合斐波那契數列（Fibonacci Sequence）[26]，事實上在整個自然界都能見到這樣的排列規則。當我們看著一朵向日葵花時，我們有什麼樣的感覺呢？這樣的感受難道不是比種籽、花瓣加上其他植物組織的總和還要巨大嗎？

再來看看聽覺，我們同樣也很容易透過聽覺感受到協同作用，舉例來說，無論我們聆聽的是單一樂器在演奏樂曲裡的一系列音符，或是有大量的樂器在演奏一曲交響樂，還是好幾個搖滾樂手共同創造屬於自己的獨特音樂記號，在這些樂曲裡面，我們都可以找到協同作用的蹤跡。這些音樂能影響我們的心情，或許讓我們感動落淚，或是讓我們心情大好、心神愉悅。人的歌聲也是一樣。例如二戰期間的新式爵士和聲三重唱——安德魯斯姐妹（The Andrews Sisters），她們用人聲為薩克斯風吹奏的旋律做出獨特的詮釋；或是艾佛利兄弟（The Everly Brothers）那家喻戶曉的密集和聲，都能讓我們從流行音樂中體驗到協同作用。是啊！當菲爾·艾佛利（Phil Everly）過世時，歌手琳達·朗絲黛（Linda Ronstadt）曾說：「擁有共同基因的人才能唱出最好的密集和聲」，而在現代比較出名的例子是秘密姊妹花（The Secret Sisters）。不過，情感親密或是藝術性相通的人們也可以唱出美好的密集和聲，例如：愛美蘿·哈里斯（Emmylou Harris）和格蘭·帕森斯（Gram Parsons）。對於音樂，我們或許有各自不同的「品味」，但是無論你偏愛的音樂類型是哪一種，你都可以從中找到協同作用的例子。

接著我們談到味覺。在食物的世界裡，協同作用的例子也是數不盡的。享用美食的過程包括品賞外觀、觸感、口感、味道、香氣和聲音。如果能夠選擇，我們想必會去烹煮、享用最能讓我們大快朵頤的食物，但是，每個人喜歡的食物，不僅因人而異，還可能天差地遠。我們都知道，食物中的調味料、香草、香料，這些富含香氣的元素，加上其他增添味道和口感的食材，我們最喜歡的食物才能組合起來造

---

[26] 斐波那契數列是：1，2，3，5，8，13⋯⋯。這個數列是斐波那契在西元1202年提出來的，數列中的每一個數字都是前兩個數字的總和。多年來，它的重要性受到人們的認可，近年，研究者更發現這個數列在植物的生長中扮演著十分重要的角色。如果你想了解更多，可以參考這個網頁：www.popmath.org.uk/rpamaths/rpampages/sunflower.html。

就出那獨一無二的特質。我們甚至可以說，透過食物就可以辨識文化特徵的不同！許多美食都能令人感到愉快、享受，但是其中令人難以忘懷、吮指回味的，或許就是展現出協同效果的美食——調味料、香料與香草的最佳搭配，加上廚師的烹調技巧、創意、視覺與味覺結晶，這些因素加在一起，造就了一道無比的美食饗宴。

　　於是接下來，我們自然要討論到香氣，而且嗅覺和我們的其他感官有著無數的關聯關係。我們不會只單純感受到嗅覺，至少在一般的情境裡不會這樣。就用最簡單的例子來說明吧：Burr曾經在2007年寫過一篇對知名調香師尚－克羅德・艾連納（Jean-Claude Ellena）進行的訪談，艾連納以高超的調香技巧聞名，他最出名的特色就在於能用相對簡約的素材，創造出不凡的嗅覺體驗。艾連納在訪談中示範，只要把乙基香草醛（ethyl vanillin，一種「終極」的香草氣味化學物質）和肉桂、橙和萊姆等精華調和在一起，就會出現一種很像「可口可樂」的味道。只需要用少數幾種香水材料，就能為我們帶來全新的嗅覺體驗。有些偉大的調香之作被人們視為是藝術作品，關鍵就在於能有技巧地把芳香化學物質與香氣植物的萃取物混合在一起。不過，就像Lawless（2009）所說的：「我完全同意魯德尼茲卡（Roudnitska）[27]的話，香水（或任何其他人們致力創造的產品）的質，完全取決於有素養的消費者」所以，我們也能透過嗅覺感受到協同效果——不過，或許這會比其他感官能體驗到的協同效果還要難以理解一些，但只需要經常去訓練自己的嗅覺，感受就會越來越強烈。

　　嗅覺本身就是芳香療法不可或缺的因素——沒錯，芳香療法是唯一能夠駕馭（或利用）嗅覺的多重影響力的治療方式。或許芳香療法為身體和心靈帶來的深層影響，是一種類藥物性、愉悅性、寓意性和安慰劑性質等不同機制[28]經過協同作用之後的結果。

---

[27] 艾德蒙・魯德尼茲卡（Edmond Roudnitska，1905–1996）是一位世界知名、深受敬重且極具影響力的調香師和理論家。許多經典香氛都是出自他手，包括迪奧（Dior）的Diorissimo、Eau Sauvage和Diorella等香水。

[28] 調香師史蒂芬・傑里內克（Stephan Jellinek）曾經在1997年提出香氣在精神層面發揮作用的四種方式，他把它們命名為：類藥物性、寓意性、愉悅性和安慰劑性質等四種機制。

一旦我們從這個另類而更廣義的觀點來檢視協同作用的概念，就會發現我們之所以能發現它們的存在，是因為用感官和感覺體驗到其中的美——我們生活的這個世界的美，居住在這世界上的生物之美，以及我們創造出來的產物之美，這樣的體驗比起用科學角度詮釋的協同作用來絲毫不遜色。

├─ 反 思 點 ─┤

＊ 就我目前調配的複方精油來說，協同作用在其中占有多大的重要性呢？

＊ 我是否會透過任何方式來確保我調出來的精油具有協同作用，還是我通常依循靈感和直覺？

＊ 我會把疊加作用考慮進去嗎？

＊ 我是不是只專注於用化學角度來看協同作用，或者是只關注芳香療法領域中對協同作用更廣義的解釋？我是否需要在其中取得平衡？

＊ 我的強項和弱項是什麼呢？我是否需要補強自己在科學方面的知識（雖然它並不完美），還是我需要更試著去採納整體療法的觀點呢？

＊ 我還可以從自然界或各種藝術形式當中，發現哪些協同作用的例子？

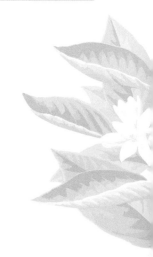

量身訂做個人處方

讓我們暫時把協同作用撇開不談。如果我們想為精油的療癒效果找到其他形式的證據，會發現有相當豐富和多元的資料可以加以佐證。無庸置疑地，無論在芳香療法中使用單方精油或是複方精油，都能在生理、認知和情緒層面產生正面的影響，因此，在這裡我們需要檢視另一個整體／臨床芳香療法的核心概念 ——「個人處方」（Individual Prescription）。

我們可以說，摩利夫人（Marguerite Maury）對後世影響最深遠的概念，就是為每一位個人量身訂做專屬於他／她的精油處方。她把這個概念稱作「個人處方」（通常會簡稱為I.P.），而這個處方必須根據「個人的生理和精神[1]特質」來制定。個人處方會反映出個人的弱點，並為個人加強不足之處、減少過剩之處，把身體的韻律和功能，調節到正常的狀態（Maury 1989）。也就是說，個人處方應該要能讓身體達到平衡的狀態，而不是一種治病的藥物而已。然而，重要的不只是選用哪些精油，而是精油之間的協調狀態，以及它們在配方當中的相對比例大小。摩利夫人也提到，個人處方應該是變動的，能根據個人在療程期間的變化而進行調整。這是一個合理又明智的治療方式，不過卻是研究者的惡夢！

只有在對個案的身心健康史有地詳細了解之後，才能夠制訂出個人處方。個人處方可以聚焦於短期的實際效果，也有機會達成適當的長期目標。另外，選擇合適的評量工具也很重要，因為若非如此，芳療師就無法監測個案的反應、結果和治療進展，最後便無從得知治療是否有效，或者此次進行的調整變化是否適當。治療師與個案之間的治療關係、治療時的對話，加上治療師的臨床警覺性，都將有助於開展出一次量身訂做個人處方的芳香療程。這些都是芳香療法的重要元素，也是專業芳香師培訓課程所傳遞的核心觀念。

我們可以大致歸納整理出特定精油可能具有的效果。的確，有些研究相當支持這樣的論點，認為在治療中可以運用某些香氣來達到特定的、重複出現的效果。不

---

[1]. 這裡所說的「精神」（psychic），是指個人的認知、情緒及所有非身體上的面向。

過，身為芳療師，我們必須將精油可能出現協同作用或疊加作用的觀念謹記在心，如果這是特別為了某一個人所配置的處方，它的療癒效果還有可能再增強。

配置芳香療癒處方的第一步，是要辨識出能對個人產生幫助的精油。這個過程有可能使人不知所措，因為許多精油都具有多種特質，而每個人又是如此獨特，每一種疾病的病理機轉更是複雜！重要的是，不僅要看到宏觀的整體狀態，也要注意細節；「宏觀」的角度通常能幫助你選出大部分的適用精油，而「微觀」的角度則對於配方的「最後微調」扮演著極重要的角色。

如果我們從這裡後退一步來看，想一想芳香療法近年的發展歷程，那麼我們就會發現，事實上芳療師在過去是先「引進」了，或說是採用了、改寫了來自相關或同類醫療／療癒方式背後的哲學觀，然後以這些概念為基礎，才發展出自己的治療方式。回溯這段過程，將有助我們了解該精油選擇的過程該如何進行。

被採用、改寫和新興的芳香療法典範

芳香療法的起源來自1920年代早期法國。滴莎蘭德（Tisserand 1993）將化學家暨調香師蓋特佛賽（René Maurice Gattefossé）奉為發展這個新興治療領域的先驅。蓋特佛賽的芳香療法受當時盛行的醫學療法所影響，他不僅將協同作用的概念帶進芳香療法中，也強調了精油經皮膚吸收的重要性，以及透過真皮層進入人體的路徑。除此之外，他也認可香氣在心理治療層面的益處。這些概念後來一直延續下來，成為現代整體芳香療法的基礎（Tisserand 1993；Schnaubelt 1999）。

蓋特佛賽用醫學和科學的角度來詮釋自己的研究成果，他特別關注精油的藥理作用，並且把這些作用和精油中的有效成分連結在一起；正因如此，所以在一開始，芳香療法是在醫學領域中發展的。這股風潮一直在法國延燒，直到1960年代芳香治療師們，如尚·瓦涅（Jean Valnet）等開始把官能基（functional groups）的概念[2]和精油的療癒效果進行連結，而莫里斯·吉霍（Maurice Girault）更發展

---

2. 「官能基」是對化學分子進行辨識或分類時，特別具有重要性的一個（或一小群）原子（例如醇類、醛類、酮類等），官能基和精油的氣味、特質和生物活性有關。在精油的化學變化過程中，官能基會依附在碳結構上（萜類化合物〔terpenoid〕和苯丙烷類〔phenylpropanoid〕），而且通常會擁有一個以上的氧原子。

3. 這是一種實驗技巧，能夠證明特定精油對特定微生物病原體的抗微生物作用。不過，由於實驗中用來培養菌種的瓊脂（agar）是一種水性的介質，因此，這個實驗法確實對較具水溶性的精油比較有利，也可以視為對脂溶性較強的精油會產生實驗上的偏差。

出精油抗菌實驗法（aromatogram）[3]，為精油的抗微生物效果和臨床上的使用奠定了基礎。保羅・布雷基（Paul Belaiche）進一步探討了精油在臨床上的使用，尤其是對於感染的治療，後來他也和其他研究者共同發展出針對多項感染疾病的治療方式。布雷基和瓦涅認為精油可以根據成分中的主要官能基來進行分類。因此，法國從1920年代到1980年代早期的發展，為我們現在使用的芳香療法奠定了基礎，包括經皮使用和經皮吸收、臨床與心理治療層面、協同作用，以及對於官能基的假設。

在1940年代的法國，並不是專業醫師的摩利夫人主要以外用的方式使用精油，因為精油的內服處方和相關醫療使用在當時（以及現在），在大多數的西方國家都是被法律禁止或限用的（Schnaubelt 1999；Bensouilah 2005）。摩利夫人的芳香療法最終在英語系國家盛行了起來。重要的是，摩利夫人這種關注全人的整體芳香療法，不僅具有臨床的參考價值，也融入了她本人對藏醫和中醫的興趣。從這裡我們可以看到對現代芳香療法演進過程構成影響的多股趨勢。

後來，自然療法提倡者潘諾威醫師（Daniel Pénoël）和化學家法蘭貢（Pierre Franchomme）攜手合作，發展出他們稱為「科學芳療」的概念，並運用在整體療法的情境中。潘諾威爾將「體內環境」（terrain）[4]的概念帶進芳香療法當中，並且把法蘭貢的官能基假設[5]發展成他稱為「分子論」（molecular approach）的治療方式，也就是一種在配置協同精油配方時可以參考的模組。精油化學類屬（chemotypes，CT）[6]的運用主要也是透過法蘭貢和潘諾威爾而被引進芳香療法領域，不過這樣的作法並不是所有人都欣然認可。舉例來說，拉普萊茲（Jean Claude Lapraz）就曾對化學類屬的重要性提出質疑，並且用「全有全無定律」（Law of All or Nothing）來說明，重要的是精油這個整體，而不是其中的個別成分。拉普萊茲和杜拉弗德（Christian Duraffourd）這兩位醫師也共同發展出「內在生物成因」（endobiogenic concept）這個概念，強調疾病的根本成因和病人的

[4] 克勞德・伯納（Claude Bernard，1813–1878）是一位生理學家，他認為病人的身體情況和內部環境將決定病人的療癒能力。只有在病人身體環境允許的狀況下，才有可能出現感染的症狀。潘諾威把這樣的概念稱做「體內環境」（terrain）。

[5] 官能基假設是根據精油主要成分的官能基族群類別，解釋或預測精油的生理和生物效用。這是一個根據將精油化學分子噴塗在「電磁盤」上的電化學實驗所做出的假設。後來，史納伯特（Schnaubelt 1995）也在書中以「結構效果」圖將這個理論做了實際的應用。

[6] 化學類屬指的是為了讓精油中的關鍵有效成分能夠具有顯著的含量，因此從特別培育或選取的植物中萃取出來的精油。

體內環境，才是為病人抉擇最適切的植物療法／芳香療法時需考慮的重要因素。

　　當時用芳香療法做輔助的治療師，也因為由滴沙蘭德創辦且主持編輯[7]具影響力的刊物《國際芳香療法期刊》接觸到相關的生活與社會科學研究。像彼得·荷姆斯（Peter Holmes）和蓋布利爾·莫傑（Gabriel Mojay）等從傳統醫學與活力論等角度探索、發展芳香療法的另類作法治療師，他們的研究成果也刊載在其中。於是，芳香療法的實證基礎和哲學依據變得更廣泛了，而這些治療師也為芳香療法帶來新的觀點和作法，例如：荷姆斯的「芳香能量學」與莫傑的「芳療五行論」。芳香療法基本上涵蓋了眾多不同的作法，並且立基在各式各樣的假設之上：如協同作用、官能基、體內環境、內在生物成因，以及像整體論與活力論等哲學觀。我們還可以從芳香療法中看到全球各地醫療方式的影響，包括民族醫學、植物療法、西方世界的生物醫學，以及東方世界的阿拉伯傳統尤納尼醫學（Unani Tibb）、印度的阿育吠陀療法和中國醫學等。這一切都使芳香療法的作法和風格越來越多元……並且影響了治療師配製個人處方的方式。我們將在下一章討論以科學為基礎的分子論，探討它的適切性和治療潛能，再接著討論芳香療法中的活力論。以下幾個問題，可以自問或和同儕、導師一起討論。

─── 反思點 ├─

* 芳香療法借用了許多領域的理論、哲學觀，甚至是實證依據，我有什麼看法？
* 對於芳香療法，我們是否應該致力於發展出一種更強烈、更一致的特色，或者是繼續吸收其他療法中可以採納的相關之處？畢竟，芳香療法目前已是一個多元混雜的療法，不僅用精油處方結合了身體工作，而且在本質上和植物療法與調香學都是相關的！
* 我們是否要放眼其他領域，為目前「薄弱」的實證基礎尋求佐證？我們有其他的選擇嗎？
* 我們是否應該從其他領域取經，讓我們的治療方式更多元化？這樣的做法有什麼樣的正面或負面的含意呢？

---

7. 《國際芳香療法期刊》在後期是由鮑伯·哈里斯（Bob Harris）擔任編輯。在這本刊物停刊之後，他接著創立了一份雖然歷時短暫但卻相當卓越的《精油療法期刊》（Journal of Essential Oil Therapeutics）。

芳香療法途徑：
科學實證、精神感官與活力論的範例

　　我們將在這一章檢視目前盛行的幾種芳香療法路徑。這些方式包括：透過化約的觀點用科學實證為依據的「分子論」、注重精神層面的精神芳香療法（psycho-aromatherapy）觀點，和受到各種傳統醫療方式啟發的、全觀性的精神感官與活力論等等。在這一章，我們可以一邊思考，這些各有不同哲學觀的芳香療法思維，和科學取向與整體療法取向的芳香療法有什麼樣的相關性，以及它們可以用何種方式加以運用。

以科學為依據的分子論：臨床實驗中的協同效果

　　乍看之下，分子論很容易被視為是一種簡化的化約主義，更適合用在生物醫學領域，而不是用在輔助與另類療法（complementary and alternative medicine，CAM）當中。不過，如果我們要採用整體療法的觀點，那麼我們不只需要有宏觀的視野，也需要在微觀層面加以探索，而分子論恰好能讓我們兩者兼得！

　　潘諾威（1998／1999）主張他的專長，也就是所謂的醫療性芳香療法（medical aromatherapy），不僅具有治療目的、有預防疾病的作用，也可以幫助身體雖無大礙，但希望變得更好的人，改善他的整體健康或特定部位的健康狀態。他也認為，所謂的「芳香照護」（aromatic care）有可能是一種緊急措施，也可能是強烈密集的療程，或是針對慢性的狀態所作的定期養護。在進行整體芳香療法或臨床芳香療法時，我們無法為病人提供解藥，但是我們可以去維持或加強個人的整體健康狀態。我們可以在短期間內用高強度的精油密集治療，也可以用低濃度的精油來針對特定症狀長期調理。

　　若要透過分子論配置具有協同效果的處方，首先必須掌握各官能基族群的特質，接著將不同精油調配在一起，讓你想要運用的有效成分在配方中達到較高的濃度。潘諾威（1998／1999）認為，調製複方精油時，可以考慮「水平」或「垂直」

等兩種協同效果。當我們為了達到某個特定目的，而將幾種化學成分相似的精油調製成複方精油時，這時就可能出現**水平協同作用**。舉例來說，一個富含沉香醇、萜品烯-4-醇和 α-萜品醇等單萜醇類成分的複方精油，抗微生物的能力就可能被加強。而當我們為了達到多種不同目標，而將含有多種化學成分類型的精油調和在一起時，就可能出現**垂直協同作用**。垂直協同作用或許更適合使用在整體芳香療法的情境中，因為客戶通常不只有一種需求，而且也需要將個人的體內環境狀況考慮在內。就算只是一個單純的病症，也可能包含多種不同的病理過程，例如：感染或疼痛。由於配方中的每一種精油各自都含有不只一種化學成分，因此，彼此之間仍有機會涵蓋類似的特質。不過，水平協同作用比較容易透過研究和調查得知，像抗微生物的作用就是可以被測量的，但垂直協同作用卻不是如此。

自從官能基理論在1990年代早期被提出之後，便不乏有質疑的聲浪，這主要是因為人們過於把官能基族群的特質一概而論，同時也有和它立場相對的「全有全無」論點。最能突顯分子論優點的方式，是在適當的情境下用分子論來調配精油，也就是當個別成分具有已知的效用時，將含有該成分的精油（或是某種精油的特定化學類屬型態）加在一起，創造出一種可以察知的協同效果──例如Caplin、Allan和Hanlon（2009）用西班牙百里香的不同栽培種所作的實驗，或是de Rapper等人（2013）的研究成果。我們也可以去觀察精油中特定化學分子的已知作用（可能是，也可能不只是因為官能基族群的原因），了解精油內部協同作用[1]的潛能，然後像Harris（2002）所說的那樣，去創造一種動態的、多功能的複方精油。

不過，如果我們完全只採用分子論的方式，就可能會忽略掉精油香氣對感官和精神的影響，以及芳香療法的能量層面。因此，以精神感官取向來調製精油也是另外一個選擇。這麼一來，我們就不只是從化學／藥理學的角度在思考協同作用，也能從個人／香氣的角度來衡量──雖然後者也可能是前者的一種顯化形式！

---

[1] 史納伯特（Schnaubelt 1999）用「萬花筒原理」（Kaleidoscope Principle）來形容精油的內部協同作用。他在書中以桉油樟（Cinnamomum camphora，CT 1,8-桉油醇）、綠花白千層（Melaleuca quinquenervia）和澳洲尤加利（Eucalyptus radiata）為例，這些精油都各自展現出單萜烯（萜烯類物質）和氧化物類（CT 1,8-桉油醇）的協同作用，它稱之為「傷風感冒」協同作用，從它們像藥一樣的氣味，以及抗菌、祛痰的特質便可以得知。

從整體療法看協同效果

我們在上個段落重新回顧了分子論的觀點，也就是用最接近科學的觀點來檢視芳香療法中的協同作用機制，現在我們需要看看在整體療法的情境中如何理解協同效果，因為這是現代芳香療法最廣泛採用的治療方式。在實際操作時，我們等於是把協同作用這個假設，放在一個能無限擴展的領域中，幾乎沒有任何界限。這是一個非常有趣的哲學思想練習，因此我們必須時不時對於像精神與活力論這樣的概念進行探索——這些觀點和科學、正統醫學的概念相當不同。

我們先從香氣對心靈的影響看起。我們將從中找到一些可以支持「精神芳香療法」（psycho-aromatherapy）的有趣研究，以及說明為什麼香氣可以對人的認知和情緒產生重大影響的幾個理論。

精神性芳香療癒的觀點

氣味可以透過嗅覺直接影響人的精神，而不同的氣味可以增強、形塑或穩定我們的認知與心理狀態。芳香療法是唯一一種根據這樣的觀點衍生出來的當代治療方式，在實際的操作過程中，我們可以透過各種植物精油不同的氣味屬性，為情緒帶來正面的影響。芳香療法的這一個面向，有時被稱為是「精神芳香療法」，用這個名稱來與和更廣泛的精油保健效用做出區隔。實際上，精神芳香療法是整體芳香療法中不可或缺的一部分。

在1923年，Giovanni Gatti與Renato Cajola發表了一份綜合研究報告，探討精油在神經系統的作用，以及對心情與情緒的影響（Tisserand 1988）。這兩位研究者針對焦慮和憂鬱的狀態進行研究，發現有具有鎮定效果的精油可以中和焦慮的狀態，而具有激勵效果的精油可以抵銷焦慮的狀態。他們也首次在文獻報告中指出，一開始在低濃度施用下具有激勵效果的精油，有可能隨著時間增長、使用次數增加，轉而出現鎮定效果。米蘭大學的保羅·羅維斯第（Paolo Rovesti）教授則在1973年指出某幾種特定的精油可以被用來減輕憂鬱和焦慮的狀態（Tisserand 1988）。

於是，接下來便有無數研究者，開始針對精油對人類和動物的行為、情緒與認

知狀態等影響進行研究，其中大多數的研究都說明，精油可以作為一種嗅覺治療的媒介。有些研究探究了氣味的影響力，另外少數幾個研究則對氣味產生影響的路徑和機制進行探索。大部分的研究都證實了芳香療法的一個觀念，也就是透過特定香氣，可以達到特定（重複）的效果。Moss、Hewitt和Moss（2008）發表了一份香氣對認知影響的研究[2]，證實香氣具有類藥物性的作用，並且認為芳香物質具有特異性，也就是不同的氣味有自己獨特的影響模式。2012年，Moss與Oliver以一份研究報告，說明了桉油醇迷迭香精油和認知表現與情緒之間的關係。這項研究發現，血漿中的1,8-桉油醇濃度和認知表現具有重大的關聯——濃度越高，對於速度和準確性的表現就越好。血漿中的1,8-桉油醇濃度和情緒的關聯則不那麼明確，但是研究者仍然發現，1,8-桉油醇的濃度和個人對於「滿足感」的主觀感受變化，有顯著的相關。Moss與Oliver認為，透過擴香所吸收到的迷迭香化合物成分，對於認知與情緒都能產生影響，不過是分別以不同的神經化學路徑達到這樣的效果。但是，除了類藥物性的機制之外，還有其他因素作用於其中——我們對香氣的身體反應也會受到寓意性、愉悅性、和安慰劑性／期待性的影響[3]。

許多研究都強調，香氣能以多種方式對人的生理及心理狀態產生影響，其中的機制錯綜複雜、環環相扣，而且還相當複雜難解。一般來說，我們可以把精油分為三大類：激勵、舒緩和平衡。那麼，很明顯地，那些具有激勵、活化效用的精油適合用在憂鬱、低落的狀態；而有舒緩、平撫作用的精油對於焦慮的狀態則可能更有效果。不過，研究也發現，有許多精油都是所謂的「平衡用油」，也就是它們可以在身體上發揮放鬆舒緩的效果，卻同時讓心靈振奮、情緒提升，因此它們的效果並沒有辦法去清楚地定義，而且也絕對不是「非黑即白」的兩極化。

然而，這些研究也一再證明，能讓個人感到舒服愉悅的香氣，便有助於提升整體健康狀態——在進行整體芳香療法時，這是一個絕不可忽視的面向。簡而言之：

[2]. 這個研究主要是針對芳香療法中經常用到的依蘭和薄荷精油進行研究。研究結果顯示，依蘭是一種放鬆舒緩的香氣，而使用薄荷不會使反應時間變慢，反而可能具有增進任務動機的效果。

[3]. 愉悅性（hedonics）是指香氣的效果會因為個人對該香氣感到喜愛或不喜愛的主觀意識而受到影響。寓意性（semantics）是指我們通常是在生活情境中體驗到各式各樣的氣味，於是氣味會很快地和記憶產生不可逆的連結。因此，每一種氣味都有連帶著一種情緒記憶，而這樣的影響力將可能使個人出現生理上的變化，例如心跳加速，或是腎上腺素增加。安慰劑性／期待性（Placebo/expectation）是指，當個人被告知某種特殊的氣味會帶來某種特殊的效果，如果他們相信這樣的說法，那麼這樣的信念就可能讓該種氣味帶來該種效果的機會大增。

使用者應該要非常喜歡個人處方的香氣。家用保健處方可以是個例外，因為這類處方通常會有「像藥一樣」的氣味——不過即便如此，如果這份處方裡面含有對使用者來說具有吸引力的氣味，那麼或許使用者就會更願意去使用它；或者，我們也可能從中觀察到安慰劑性／期待性的效果，也就是當某個東西有像藥一樣的氣味時，人們可能會更相信它具有藥性，或是有治療的作用。

　　精神芳香療法最主要的目標，是要讓心理和情緒回復到平衡的狀態，或是調整焦慮、憂鬱與壓力的情形。首先必須說明的是，焦慮和憂鬱都是一種複雜的心理症狀，對我們的身體、生理、認知、情緒和靈性的健康狀態，都會產生影響。雖然經實驗證實，有多種精油的香氣都能對這樣的症狀達到改善的效果，我們卻不應該把芳香療法視為是「獨立自足」的治療手段，尤其如果個案還同時患有其他具體的、甚至是嚴重的心理疾病。這樣的提醒並不是在減損香氣能夠改善認知和情緒，進而影響身心的作用；精油的精神療癒特質絕對可以被用來改善情緒和整體健康狀態，尤其特別適用於焦慮和憂鬱的症狀。

　　當我們在選取適用的精油時，通常會以它們的精神療癒效果為依據，不過，或許我們在抉擇的過程中，也應納入使用者的意見，以配置出一份讓對方感到舒服愉悅的精油。對芳療師來說認識、熟悉植物精油的香氣是基本而重要的工夫——我們必須清楚當它們加在一起會出現什麼樣的香氣，不只是一開始的氣味，而是隨著時間變化後，會出現什麼樣的氣味。畢竟氣味對芳香療法來說是如此重要！當我們朝這個方向努力時，也應透徹地了解自己對於各種氣味的反應，這將幫助我們更了解每個人的反應和回應代表什麼意涵。

　　如果人們對於氣味的反應是正面的，那我們就可以單獨使用這些香氣，例如在每個芳香療程間隔期間，用「精油嗅棒」（aroma stick）營造正面的嗅覺條件反射作用——條件反射作用最早是從巴夫洛夫(Ivan Peteovich Pavlov)針對狗的實驗發現，這個經典概念也被衍生作為一種治療的介入方式。基本上，典型的條件反射作用必須包含一個中性的物質，以及和它產生連結的情緒與（或）生理反應。King在1983年的研究中，說明我們可以透過無意識的條件反射作用，將香氣和正面的情緒狀態連結起來。於是，以後只要聞到這個香氣，就能激起同樣的情緒反應。同樣在1983年，Kirk-Smith、Van Toller和Dodd也透過研究證明，我們也可能把香氣和負面的情緒狀態連結起來，之後聞到這個香氣時，也可能激起同樣的負面情

緒反應。King接著在1988年發現，香氣很快就能連結到某種情緒意義，這個情緒意義不僅因人而異──對個人來說，也是獨一無二的。十年之後，Alaoui-Ismaïli等人在1997年的研究中證實，愉悅感和自律神經系統的反應有強烈的連結，因此也和我們的情緒息息相關。除此之外，個人的期待感也可能會影響他們對特定香氣的反應（Knasko, Gilbert and Sabini 1990，引用自Ilmberger et al. 2001；Robbins and Broughan 2007）。所以，當香氣被用來當作一種喚起的媒介，將帶來巨大的療癒潛能，而芳療師尤其擅於此道。

直覺

我們可以說，精神芳香療法經過多年的研究和觀察，已經擁有具可信度的支持基礎。但是，我們還需要對不只在精神芳香療法中，而是在一般芳香療法中也普遍存在的「直覺」法去進行探索。針對這個主題，我們可以先從馬勒畢優（Philippe Mailhebiau）的研究來做一個簡單的探討。馬勒畢優發明了他稱之為精油**性格學**（*characterologie*）的理論，將精油的香氣特質和「個性」，與個人的嗅覺偏好和性情連結起來，他把這樣的做法稱為「芳香分類學」（Aromatic typology）。這樣的做法似乎和精神芳香療法更為密切相關，但馬勒畢優卻將香氣分類學和有科學實證基礎的醫療性芳香療法結合在一起，為他的芳香療程做更精細、更個人化的調整，讓這些處方不只是用來處理臨床症狀，也能修復個人身心狀態的平衡。不過，馬勒畢優的主要依據是直覺，而不是研究與實證，也因此他的研究經常會與德國醫師赫尼曼（Hahnemann）發明的順勢療法（Homeopathy）拿來做比較（Clerc 1995）[*]。馬勒畢優曾說：「這個做法為個人化的治療方式打開了大門，讓我們能超越對症下藥的芳香療法，在治療當中將有效的生理化學作用和具有決定性的精神感官作用結合在一起。」（Mailhebiau 1995, p.xi）這樣的說法和我們前面提到的個人處方概念互相呼應。當我們在配置個人處方時，一些微小的細節和「微觀」的觀察，有時會在最後「微調」時，扮演著重要的角色。他也認為「當我們用性格學為病人分類時，

---

[*] 譯註：赫尼曼的順勢療法概念，是將自然界中的植物、礦物或生物中的有效成分，稀釋震盪到超微含量，透過「以同治同」的概念（在健康人身上能引發某些症狀的物質，大量稀釋後就能治療他人身上具有同樣症狀的病症），來醫治疑難雜症。順勢療法所用的「小糖球」，經科學檢驗後並未發現任何有效成分，因此這樣的做法不斷引起爭議，認為患者的症狀的改善只不過是安慰劑效應。

細微的差距至關重要。」（Clerc 1995）這樣的做法和芳香療法中重視全人整體的觀點不謀而合，因此我們在配置個人處方時，可以加入精油性格學的做法，不只是處理臨床的症狀，也同時照顧個人的心理狀態——但前提是，我們必須和我們的精油和它們的香氣建立起真正「投契而融洽的關係」，並且對它們的療癒作用瞭若指掌。只有經常積極地鍛鍊嗅覺，才能和香氣建立起這樣的連結。Farrer-Halls 在 2014 的研究中引用了馬勒畢優的論點，並且探討我們可以如何透過冥想與正念（在這個當下，活在這裡，沒有評價，當你自己）來發展直覺式的芳香療法。

能量層面：活力論（vitalistic approach）

Michel Lavabre（1990）認為，我們應該以精神感官的思維作為芳香療法的核心觀念，並且應該培養自己對於芳香植物的鑑賞力——包括它們的型態、生理機制與生長習性，因為這能讓我們更加了解這些植物的自然天性與香氣特質。莫傑（Mojay）則認為，精油的香氣能對身體和心理產生最直接且最廣泛的影響。如果我們想採用精神感官的方式，那麼我們就需要直接和精油的香氣進行連結，去體驗從根／根莖、枝葉、草葉、針葉／毬果、枝幹、樹脂、花朵、果實與種籽等不同部位萃取出來的多元香氣。我們需要積極地用嗅覺感受，並且從中對香氣的影響獲得明確的體認。

在芳香療法中，有融合了科學、傳統醫學、觀察和直覺而衍生的幾種特別的作法，這些作法包括五行芳香療法（Five Elements aromatherapy）、受阿育吠陀啟發的芳香療法，以及芳香能量學（Fragrance Energetics），這些不同路徑的芳香療法有一個共同點，就是會把個人與精油的互動關係考慮在內，它們都採用整體療法的概念，且帶有活力論的元素在其中，中國五行元素和阿育吠陀的芳香療法，都是直接從完整的傳統醫學系統中衍伸而來[4]。而芳香能量學則與整體芳香療法的觀點雷同，並且包含好幾種經典的傳統醫療方式。這些不同的哲學觀點顯然為芳香療法的作法提供了另類且可行的辦法，其中也包括創造一份量身打造的個人處方。

[4.] 如果想將這樣的另類療法結合在芳香療法當中，通常會建議你必須更進一步學習相關領域的專業知識。

中國五行元素

　　五行論是傳統中醫的核心觀念。 五行分別代表著陰與陽等兩種不同能量的面向或活動方式，並且顯化在自然界（例如季節與氣候），以及人的情緒當中。這五個元素分別是土、金、水、木、火，而它們彼此也具有環環相扣的關係，在中醫理論中，以生和剋這兩種循環關係來表示。

　　莫傑是將中國五行元素運用在芳香療法中的第一人，他也相當重視香氣對於精神的重要影響力。莫傑（1996）認為，五行論的作法含括了精油的植物學、傳統和能量層面，並且融入東方醫學的觀點，進一步定義了精油獨特的療癒潛能。他用中國五行元素的架構，來探討精油的香氣能量，並且認為，五行芳香療法能幫助芳療師把精油的療效和兼顧身心靈的整體療法意圖結合在一起。

　　中醫所說的神，也就是心靈、精神，代表的是人的情緒、心理、靈魂層面。神可以透過許多情緒表露出來， 比如當看到美麗的自然景觀， 或是受到音樂的感動時，我們會感受到愛、同情和喜悅。然而，如果神的狀態受到壓力的影響，就有可能產生一系列的連鎖反應，導致最後出現心理或身體上的疾病。因此，神的狀態是非常重要的（Hicks, Hicks and Mole 2011；Mojay 1996）。五行論能幫助我們對人體的特質，以及我們和自然界的關係，有更深一層的了解。它讓我們更深刻地理解身體不和諧的狀態與功能失常的真正根源，而且也確實讓我們能用另外一種方式來看待精油以及它們彼此之間的關係。不過，中國五行論是建立在細節的觀察和對基礎理論深厚的了解之上，唯有掌握這一點，芳療師才能根據五行論的哲學觀，去配置出合理有效的個人處方以及療程計畫。

阿育吠陀療法

　　印度的阿育吠陀療法是源自古代的梵文聖書《吠陀經》（The Vedas）（Caldecott 2006）。這本經書大約出現在西元前3000年，共有四部，內容詳細地記述生而為人應如何活出自己的靈性生命——透過心靈的修煉，最終獲致啟示。阿育吠陀（Ayurveda）代表「生命的智慧」，它只是《吠陀經》中的一部分，其中仔細地說明了人能如何藉由了解自己的本質，以及自己和環境之間的互動關係，而達到身心靈的健康狀態。這是一個治療方式完全因個人而異的醫學系統。雖然其中對於如何使用藥草、油、按摩、飲食等方式來處理疾病，有著極詳細的細節說明，事實

上，阿育吠陀更強調透過改善生活方式來防止疾病出現。透過芳香精油來治療或預防疾病，在阿育吠陀療法中早有相當深厚的歷史——我們可以說，阿育吠陀療法也是芳香療法的遠祖之一，遠遠早於蓋特佛賽（Gattefossé，現代芳療之父）！有些芳療師會修習阿育吠陀療法，將這樣的療癒觀點融入在他們的芳香療程當中；也有些芳療師會透過阿育吠陀療法的基本概念，來對客戶有更深一層的認識，進而挑選適合出適合他們使用的精油。阿育吠陀就像中國五行元素，或希臘的四元素論一樣，其中部分的哲學觀點被其他領域加以取用、整合，並且對該領域的理論和實作方式帶來新的另類觀點。而阿育吠陀理論中，最常被用在精油處方中的概念，就是所謂的督夏體質（dosha）。

在阿育吠陀療法當中，元素是以兩兩成對的方式呈現，因此結合成三種督夏體質：**瓦塔**（Vata，空與風元素）、**皮塔**（Pitta，火與水元素）以及**卡法**（Kapha，水與土元素）（Frawley and Lad 1986）。這三種督夏體質在每一個人身上，天生就具有獨一無二的輕重比例，也因此造就了屬於自己的**原生體質**（pakriti）（Svoboda 1984）。我們都需要有風元素的行動力、火元素的燃照力，以及水元素和土元素的凝聚力（Pole 2006）。不過，我們的原生體質主要只會有一種或兩種具主導性的督夏體質，很少有人能達到三種督夏完美平衡的**三分督夏**（triodoshic）境界。督夏體質會反映在我們的行為、情緒、認知與身體／生理等方面，一個優秀的阿育吠陀療法實行者，會知道每一種不同督夏主導的體質，大致上會展現出何種不同的情緒反應。從這裡，我們就知道可以從何著手，去探索用精油來恢復平衡、促進健康及安適幸福的方式。

芳香能量學

彼得‧荷姆斯（Peter Holmes）認為，我們可以用一種精油芳香藥理學的能量系統為基礎來進行芳香療法（Holmes 1998 / 1999）。荷姆斯的理論觀點涵蓋了中國、希臘與阿育吠陀療法的哲學基礎[5]，他認為，這些傳統療法有一個共同的概念，也就是個人的療癒源於一種生命能量，在中醫稱為**氣**，在希臘醫學稱為**普**

---

[5]. 荷姆斯的理論涵蓋了傳統希臘醫學的四元素、四體液（體液學）與四種體質類型、傳統中醫的五行元素和八種體質類型，以及阿育吠陀療法的五種元素、三種督夏和六種原生體質類型，再加上順勢療法的具體症狀學（Specific Symptomatology）。

紐瑪（pneuma）， 在阿育吠陀療法則稱為普拉納（prana）。 荷姆斯認為， 活力論（vitalism）就是「一種讓生命得以運轉，並因此將所有生命體用一種互相關聯的網絡連結起來的原理或機制。」（Holmes 2001）

芳香能量學（Holmes 1997）是一種把精油的氣味對應到特定心靈作用的模式。荷姆斯認為，是香氣的能量讓個人產生反應，並且具體展現在個人的認知、情緒與靈性層面當中。 他認為， 如果疾病的根源來自精神， 那麼精油的香氣可以透過心理－神經－內分泌的路徑來對身體進行療癒。同樣地，如果疾病的根源來自身體層面，那麼精油也可以反過來透過身體的生理機能去影響心理和情緒層面，進而對個人進行全面的療癒（Holmes 2001）。

荷姆斯這種融合了傳統醫術的觀點，以及對芳香藥理學的獨特見解，為具有整體觀點的臨床芳香療法帶來一種更綜合且具有可行性的治療模式。或許他早已發現芳香療法獨特而混雜的哲學本質，並將它含納其中。他一直堅稱，我們應該「讓科學留在科學領域，而整體論就留在整體論的領域中。」（Holmes 2001）他也認為，我們不應只憑著對精油化學成分的知識來選擇精油。我們應該以一種整體的系統觀來實行芳香療法，因為如果我們錯把精油的療癒作用視為只是藥理作用，那麼芳香療法就只是「降為一種以科學為依據的治療方式而已了。」（Holmes 2001,）

分子能量學

馬爾特‧荷索博士（Dr Malte Hozzel）是一位傳授精油知識的老師和講師，也是精油品牌Oshadhi的創辦人。 他對精油的開發和推廣功不可沒， 致力於綜觀精油的能量和化學層面，來了解精油的作用。

他曾說到，我們可以把酮類看成是擁有一種「反物質」（antimatter）的能量。如果從震動或能量場的角度來看，酮類精油可以讓我們從單純物理性的存在，提升到更高的層次，讓我們能對「靈魂」和靈性體驗更加敞開。難怪古代神聖儀式中使用的植物，有許多都是酮類含量高的植物。例如：菊科艾屬的植物、艾蒿（sagebrush）、側柏木和牛膝草等。不過，像薰衣草棉和鼠尾草等富含酮類的植物，也可以單純用來幫身體清理腸道，驅除寄生蟲，也因此讓人類（和動物）的身體系統在短時間內獲得淨化的效果。

我們也可以把酮類比喻成大自然中的「去形體物質」（dis-incarnators）。舉例

來說，隨著人的年齡增加，體內的酮類也會自然增加；或是，當我們禁食，體內的酮類也會增加。如果從這個方向來思考的話，這樣的比喻似乎不無道理。而且從這個角度來看，就不難理解為什麼小孩（也就是正在形塑形體的人類）應避免使用酮類精油。同樣的原則也適用於孕婦和哺乳期的母親。酮類精油適用的情境，是當我們希望能減少／降低「肉身形體」（physicality）的時候。這就可以說明它們消解黏液、脂肪以及化痰等作用。

從能量的觀點來看，酮類精油對於冥想和靈性追求的作用特別受到重視，也就是，能讓人的意識從肉身轉向靈性層次。值得一提的是，當耶穌基督被釘在十字架上時，有人為他遞上牛膝草，這是一種希伯來人的神聖植物，讓我們可以脫離肉身，將靈魂提升到神性的層次。用牛膝草精油冥想可以對酮類的能量屬性有更深一層的認識：

> 我在手上倒了一些牛膝草精油，精油流出來的量比我想像的多得多。我在兩手掌心間深深呼吸了幾次。大概十分鐘之後，我就覺得我的身體從裡面被撼動著，就好像我在敲打這個裝載著我的肉身，而在視覺上，我所在的房間看起來也有點像在搖動的樣子。我坐下來休息了一下。大概二十分鐘之後，我們開車回到飯店，在嗅聞過牛膝草的一小時之內，我們就躺上床了。

> 我躺下來，把頭枕在伴侶的肩膀上，突然之間，房間的屋頂就不見了，我和星星一起飄到天上。我徜徉在夜晚的天空中，身邊盡是夜空的星光。我原本可以更進一步探索這個地方，不過我選擇和星星一起停在這裡，沉浸在這難以言喻的平靜和撫慰的感覺當中。

> 當我張開眼睛，馬上就回到了飯店的房間裡，天花板在我頭上，四周圍著牆。當我再次閉上眼睛，我就又回到那寬廣的星空中，夜空的星星環繞著我。我感覺非常舒服，我發現自己不覺得熱也不覺得冷，我的身體感覺非常舒適，而心靈則受到撫慰，無比平靜。（Hinde and Hozzel 2015）

從這裡可以看到，當我們透過嗅覺來進行冥想和正念，精油的化學成分和能量作用就被融合在一起，讓我們能對精油在自己身上的作用有更深一層的體會——我們的感官就是物質世界和非物質世界的接口。

── 反思點 ──

在第三章，我們檢視了幾種東西方普遍常見的精油哲學思維。或許這些思想看似各有千秋，而且似乎來自完全不同的領域，不過它們彼此之間的確有一定程度的關聯性——從荷姆斯、辛德和荷索的角度來思考更是如此。這是一個很好的時間點。讓我們暫停下來，重新反思我們自己採用的哲學觀點，以及現在進行芳香療法的方式。我們應該用以下問題反問自己：

* 我對於分子論本身化約論的特質感覺如何？這樣的觀點跟我自己對於療癒的哲學觀有違背嗎？或者是否為我需要的科學信度提供了支持？

* 我對於精油的化學成分是否具有一定的熟悉程度，並且用這樣的知識來配置出具有疊加作用或協同作用的精油處方？

* 分子論是否能為我提高臨床上的使用效果？

* 我有多看重精神芳香療法？

* 我對精油的香氣付諸了多少注意力？我是否會，或者是否應該讓我的客戶參與精油的挑選過程？

* 我對活力論有什麼看法？我能如何做？或者是否願意，為融入活力論觀點的芳香療法進行說明、辯解？

* 我對直覺有什麼看法？直覺是否會以有意識或無意識的方式影響我的芳療施作？我是否需要一個可以參照的模型，為這種運用直覺的治療方式提供基礎和依據？直覺是否會因我現有的知識而受到影響？

* 在這個章節當中，曾不只一次提到，積極運用嗅覺更深一層地了解精油是非常重要的。我是否同意這樣的說法？我是否覺得嗅覺能力的增強有助於發展直覺的能力？

* 有沒有任何一種能量方面的論點讓我深感共鳴？我是否能看出這樣的觀點如何對我的芳療施作產生助益？

* 我對於從傳統醫學博大精深的知識中，擷取或選擇幾個小部分來達到療癒目的有什麼樣的看法？如果其他領域的施行者沒有正式學習芳香療法，就把精油用在自己的工作領域中，我會有什麼感覺？

* 荷姆斯（2001）曾問：「科學的領域該在哪裡停止，而芳香療癒又該從哪開始呢？」你會怎麼回答他的問題？

調配芳香療癒處方

前面幾章討論了協同作用在芳香療法領域中矛盾的重要性（協同作用的重要性似乎因為缺乏實證資料的基礎而被削減，尤其在整體芳香療法的領域當中），並且接著檢視了各式治療典範的幾種基礎哲學觀。現在，我們要進一步討論支撐芳香療癒配方實踐的基本原則。這些原則有些以實用性為考量，有些則聚焦於理論，所以我們也不免將面臨「雞生蛋，蛋生雞」的問題。我們先從理論性的基礎原則看起，接著再討論實用性的原則。

評估：個人處方的核心關鍵

決定精油處方的基礎是來自芳療師對於客戶的評估。評估的方式各有不同，但是基本上不脫三種方法。首先，「**生物醫學**」（biomedical）方法著重在功能失常與身體疾病的層面，芳療師必須辨識並詳細描述出發生在個人身上的症狀。第二，「**生物心理社會**」（biopsychosocial）方法則把身體、生理現象和認知、情緒與行為等面向都考慮在內——或許還帶有人道主義的關懷，關注客戶的生活經驗，並且以幫助客戶發揮所有潛能為目標。第三種方法是「**能量**」或是「**活力論**」，這種治療方式讓治療師能夠從另類的觀點來對客戶進行評估，並進而制定治療計畫——可能是根據東方的傳統醫學，或是活力論的哲學觀點。

在整體臨床芳香療法當中，客戶可能經常會獲得兩種以上的芳療處方，一種是專業治療時使用的配方（通常搭配按摩或是相關的身體工作方式），一種是療程間隔期間可以在自家使用的配方，例如：止痛、激勵免疫或是改善心理問題的嗅聞配方（例如：緩解失眠、焦慮或情緒低落）。值得強調的是，治療師必須建立起適當的治療成果評估方式，而且最好選擇治療師與被治療者雙方意見都能含括在內的評估工具，這麼做才能確保治療方式能夠動態地進行調整，並且隨著客戶的進展而改變。

為客戶整理出優先順序是件困難的事。有些時候，客戶可能會一股腦地提供非

常多的訊息，有時則恰好相反。這跟客戶本身的特質有關──有些客戶很容易就能「敞開心房」，有些人則不然；有些人能夠高度的自我覺知，有些人則不是。客戶的陳述和你自己的觀察以及對客戶的印象，是否存在著某種張力，或是有哪些一致的地方呢？比較好的做法是雙方對療程的短期或中期目標取得共識，一次著重在一個或兩個問題上，而且如果可能的話，最後試著尋找造成問題的根源，並且除了舒緩症狀以外，也同時試著處理這些根本性的問題。舉例來說，如果客戶的問題在於疼痛，發炎就有可能是造成疼痛的原因之一。那麼，是什麼造成發炎呢？這個問題是在哪裡、以何種方式呈現出來？它以什麼方式對客戶造成影響？換句話說，我們應該去探索客戶的體內環境。

接下來，我們會討論製定個人處方的實際方式，以及能夠幫助我們做出精微調整的嗅覺、生理和能量反應。

量身訂做下處方

如果我們重新檢視哈里斯（Harris）的指導方針，會發現提供兩個以上的處方有時候是很有幫助的──因為這能避免我們把太多目標強加在一個配方當中。不過許多時候，尤其當配方的主要目的是在維繫或加強整體身心狀態時，那麼提供一份個人處方就足夠了。除了要釐清芳香處方的（一個或多個）目標之外，整體的治療「方向」也應該梳理清楚。這可能意味著整個處方是針對一個身體系統來做治療，因此選用的是對該系統具有作用的精油（或化學成分），或者處方的整體導向是激勵或舒緩、活化或平撫的效果等。

從精油的化學成分、已知的療癒作用，或是它們的能量屬性來看，基本上就可以大致推測配方將出現協同作用、疊加作用或抵銷作用。有時你可能發現有某一兩種精油足以涵蓋數種你所需要的療癒特質，那麼你的配方就可以以這些精油為主要的核心元素。如果能為你的處方找到密切相關的精油，即便只是一種，或是少數幾種，你也可以接著尋找創造協同作用的機會。以這些精油為基礎，再加上幾種精油進行調整，就能製定出一份對應個人整體狀態的精油處方。

創造芳香療癒處方的三種模式

製定個人處方的方式有很多種，下面這三種參考模式是既簡單又實用的方式，無論你是採取生物醫學／臨床方法、生物心理社會方法或是活力論方法，都可以加以運用。

精油的療癒角色

莫傑（1996）曾經根據精油在配方當中各自具有的「療癒角色」（therapeutic positions），對於如何建構一個具有協同效果的臨床處方，提出清楚而富想像力的建議。各種療癒角色的概念是受到中醫理論的啟發（「官」[1]的概念），莫傑認為每一個配方都應該有一個對整體狀況帶來全面性助益的「君藥」，加上能針對君藥的一個或多個特質進行強化的「臣藥」，以及能針對君藥和臣藥的效果再加強的「佐藥」，和為整體配方指引方向的「使藥」。

協同和音

我們也可以試著在調製配方時創造一個和諧完整的協同和音。如果我們已經找到一種作用能夠涵蓋我們大部分療癒目標的精油，那麼可以接著再選取一種或兩種和它的主要成分或療效特質相似的精油，以上這些精油就成為這個配方的「核心」，也就是主要的和音。我們可以再接著從以上精油搭配出兩種和音（每一種精油以搭配兩種為上限），來反映出主要和音的不同面向，並且把配方引導到你希望的方向。我們還應確保配方中有所謂的「橋梁」（bridge），也就是能橋接不同和音的嗅覺性或療癒性的連接者。最後，以合適的比例混合上述精油。

斐波那契數列

我們在自然界中觀察到的斐波那契數列（1, 2, 3, 5, 8……），也可以作為我們調製精油配方的靈感和依據。

---

[1] 和道家的概念類似，在中醫理論中，人體的十二器官相當於是朝廷的十二「官」，每一個器官都有各自對應的角色和職責。根據 Hicks、Hicks 和 Mole（2011）的說法，這十二官分別是：**君主之官**（心，屬火，掌生命精神的光輝）；**臣使之官**（膻中，屬火，掌心之喜樂）；**決瀆之官**（三焦，屬火，掌和諧與平衡）；**受盛之官**（小腸，屬火，掌承接與消化）；**相傅之官**（肺，屬金，負責調節維繫生命的網絡）；**將軍之官**（肝，屬木，掌評估與謀略）；**中正之官**（膽，屬木，掌判斷和決策）；**諫議和倉廩之官**（脾胃，屬土，掌轉化、輸送、腐熟和五味）；**傳道之官**（大腸，屬金，負責運送殘渣）；**作強之官**（腎，屬水，掌精巧和能力）；**州都之官**（膀胱，屬水，掌精氣轉化之力）。

1 先從1說起。就算只使用一種精油也完全沒有任何問題，甚至在某些時候，只使用一種精油是更好的選擇。舉例來說，當我們想在療程中好好運用花朵原精獨特而純正的香氣時；或者，當我們使用的是自己就相當「完整」的精油時（例如桂花）；或者，當我們找到一種精油可以涵蓋所有我們希望的特質時，例如我們希望的有效成分達到完美的平衡，且香氣也能讓客戶產生共鳴的時候。

2 我們也可以仔細地挑選兩種精油進行搭配，它們彼此應該要能和諧地運作，同時能保有各自獨特的影響力，例如檀香和玫瑰就是一個很好的例子，我們可以從那些美妙的Attar精油中看到檀香與玫瑰的結合，這也是尤納尼醫學（Unani Tibb）中會使用到的素材。

3 就像前面所說的，當我們把三種精油調和在一起，我們仍能從中意識到每一種精油各自的特質，只不過它們也同時形成了一種新的和音，或說是一種新的「共同身分」，並且有可能出現疊加作用或協同作用。

5 我們可以把上述的三種精油當成是配方的「核心」，然後再接著加入兩種精油。這兩種精油應該要能加強核心精油的作用、療癒方向和香氣，這麼一來，就成了一個以五種精油調製的配方。

8 如果以這五種精油為基礎，再加上三種精油，就成了共有八種精油的配方。我們或許會發現，透過這八種精油，我們可以為客戶配置出獨一無二、量身訂做的精油組合，不過從分子論的角度來看，就要注意其中能對治症狀的有效成分可能會因此而降低了比重。

製定配方並不是只用大腦思考、紙上談兵的習題。我們也應該妥善運用感官，我們的嗅覺尤其可以在挑選和混合精油時發揮極大的幫助。在前面我們曾經提到從精油或原精的香氣來了解它們對精神層面的影響具有相當的重要性，同時，嗅覺在發揮直覺的過程中也扮演著重要的角色。接下來，我們就要繼續探討嗅覺如何在調製芳香療癒配方的過程中提供幫助。

精進嗅覺能力

已故的調香大師蓋‧羅伯特（Guy Robert 1998）曾經寫下這樣一句話：鼻子就是「調香師的工具」。身為芳療師，我們也同樣需要使用我們的鼻子。在我們練習使用嗅覺的過程中，有兩個不同面向需要列入考量，兩者都需要透過經驗累積，因此都是進行「深度」練習的絕佳工具，絕不只是表淺的學習。第一個面向是精進嗅覺能力，第二個面向是用精油的香氣進行冥想。

Dalton（1996）認為，嗅覺專家的特色在於氣味的記憶在腦中歸類和存放的方式有所不同，除此之外，評估和應用這些資訊的方式也有所不同。調香師需要訓練自己的認知程序，也就是當接收到氣味帶來的感官衝擊，要將這樣的氣味與辨識它、標記它的能力建立起連結，接著再去組合它。Barkat等人（2012）曾經用「同時擁有關於氣味的認知和寓意[2]知識」來形容這樣的能力。如果芳療師採取同樣的方式，精油帶來的感官衝擊，也可以和它們的化學與療癒作用進行連結。這麼一來，要挑選精油組合成一個具有協同效果的芳香療癒配方時，這樣的能力就如虎添翼。嗅覺的鍛鍊沒有捷徑，它需要付出大量的練習，用試香紙去嗅聞精油和原精，然後學習香氣的語言。

我們還需要用有意識的探尋態度去嗅聞精油。身兼精油商和調香藝匠的亞利克‧勞勒斯（Alec Lawless）曾經比較「有意識去探尋」的嗅聞經驗和「單純坐著」的冥想方式。為了讓心靈平靜下來，意識必須被刻意轉移到身體上，因為身體和我們的思緒不同，它一直都「處在當下」；透過練習，身心將達到和諧的狀態（Lawless 2010）。而當我們完全進入到香氣中，讓香氣成為我們的意識焦點，那麼我們就能從紛亂混雜的思緒，也就是Bloom（2011）所說的「心猿」（monkey mind）狀態中跳脫出來，進而體驗到完全專注的、反思性的意識狀態。

如果我們把有意識的嗅聞態度和精油研究結合在一起，那麼整個學習的體驗就能效果倍增。在香氣冥想中結合了理論素材的學生，通常都感覺更投入在自己的研究當中，並且也覺得和精油更有連結了。有意識地嗅聞[3]精油和原精更能讓我們辨

---

[2]. 寓意（semantic）這個字是來自希臘文的semantikos，也就是意義學的意思，通常用在語言學裡面，稱為語義。寓意關注的是事物彼此之間的關係，例如象徵與符號是什麼意思、代表什麼意義。嗅覺過程中的寓意機制能為氣味賦予意義和標籤，進而成為一種寓意性的氣味記憶。

[3]. 若要進行有效的嗅聞體驗，應該將精油滴在試香紙上，在嗅覺疲勞出現之前，快速而專注的吸嗅。

識這些香氣、為嗅覺感受加上語言的標記，並且讓我們有機會能透過香氣認出某些化學成分。這對於我們認識精油的化學和生物性作用提供極大的助益。

　　就拿醛類當中的香茅醛來說好了，錫蘭香茅（*Cymbopogon nardus*）、檸檬尤加利（*Eucalyptus citriodora*）和青檸葉（*Citrus hystrix*）等精油都含有香茅醛。香茅醛有一種特殊的氣味，我們可以一邊嗅聞這個氣味，一邊和它的療癒特質連結在一起——也就是顯著的中樞神經鎮定效果，鎮靜助眠、鎮痛、消炎和抗氧化的作用（Melo et al. 2010a；Quintans-Júnior et al. 2010；Quintans-Júnior et al. 2011a）。香茅醛的氣味將構成一種寓意性的記憶，如此一來，當你再遇到富含香茅醛的精油，就更容易透過嗅覺回想起它的功效特質。我們可以更進一步，用另外一個醛類成分來練習——檸檬醛。只需要聞一聞富含檸檬醛的精油，例如檸檬香茅（*Cymbopogon citratus，C. flexuosus*）、山雞椒（*Litsea cubeba*）和香蜂草（*Melissa offcinalis*），我們很容易就能理解為什麼檸檬醛和香茅醛在結構上有類似之處，因為它們都同樣帶有一種「醛類的檸檬味」。同樣地，透過嗅覺連結，我們也不難發現檸檬醛同樣具有鎮痛效果，尤其對發炎造成的疼痛很有效果（Quintans-Júnior et al. 2011b）。或許我們也會開始透過嗅覺辨識出某種危險性——香茅醛和檸檬醛都有可能造成皮膚過敏，因此將富含這類成分的精油使用在過敏性、患病或受損肌膚時，務必要謹慎[4]（Tisserand and Young 2014）。

　　當我們用精油的香氣進行冥想，將會對香氣影響精神的潛在效果蒐集到第一手的經驗。在冥想的當下，香氣是主要焦點，不僅是刻意吸嗅的氣味，包括周圍揮發的香氣，也一樣會透過呼吸進入體內。如果把呼吸的速度拉長，那麼對精神的效果就可能更顯著例如：改善困倦，或是提高感官的敏銳度。對我們大部分人來說，直接體會香氣的作用，比閱讀下面這些文字資料更有意義。例如：迷迭香（*Rosmarinus offcinalis*）有激勵活化的作用，真正薰衣草（*Lavandula angustifolia*）有安撫舒緩的作用，而依蘭（*Cananga odorata var. genuina*）則有提振情緒、催情的效果。

　　為了進行練習，我們需要更投入在自己的芳香藥典研究當中。我們必須親身體驗，必須和我們的精油建立起嗅覺關係。這樣的過程就像是學習如何準備、烹煮我們喜歡的美食一樣。據說許多知名的調香大師也都是身手了得且熱愛美食的大廚。

---

4. Tisserand 與 Young（2014）建議用在發生皮膚炎的肌膚濃度應低於0.5%，而對於過敏性肌膚則濃度不應高於1%（p.335）。

我們可以從香草和香料的搭配當中學到許多，而且通常會發現這些在廚房裡嘗試、試驗過的香氣組合，移植至精油之後，在芳療的領域裡也同樣適用！

個人處方：考慮嗅覺屬性

　　當我們為了恢復情緒或達到心理上的平衡而配置精油時，莫傑（1996）的建議是不要使用超過三種精油，因為「每一種精油獨特而細微的影響力，只有在精油成員相對精簡的時候，才能發揮出來。」不過，如果同時有臨床上的治療需求，那麼也有可能會用到七或八種精油。如果只簡單將兩種精油混合在一起，要透過嗅覺印象辨識出這兩種精油，相對來說比較容易；如果混合了三種精油，這三種精油各自的嗅覺印象和影響力依舊清晰可辨。不過如果使用四種以上的精油，通常更可能建立出新的嗅覺印象，而當精油的數量越增加，就越難辨識出其中個別精油的存在。

　　簡單地回顧幾個香水的調香原則，將能幫助我們了解在製定芳香療癒配方時，在嗅覺上有哪些需要考量的地方。香水包含前調、中調與後調，是由具有不同揮發度、擴散度與香味強度的香氣搭配而成的。某些成分可以在香水中擔任定香的角色，它們也叫做鈍香（fragrance retarders）。這些成分本身揮發速度較慢，能讓其他成分更緊密結合在一起，因此前調裡面也會含有些許中調，而後調也會含有些許中調。調製香水的這些原則，有一部分也可以運用在精油的調配當中。

　　亞利克·勞勒斯（2009）曾經寫道：「在土耳其的烹飪文化中，培養味覺比遵照食譜還重要。」而他也將這樣的前提用在嗅覺和調香的領域中。當然，這也同樣適用於芳香療癒配方的香氣搭配。我們當然需要了解芳香成分的療癒特質，但若是沒有培養嗅覺，我們將會迷失在香氣中。擁有嗅覺經驗之後，在配方組成的過程中便可以跟隨直覺的引導，配置出最理想的香氣比例。嗅覺的冶煉也能讓我們用另外一種方式欣賞香氣之美。當我們想要配置出氣味宜人的個人處方，必定需要有精準的嗅覺能力，不過，我們也需要更加了解每個人對個人處方的氣味有可能做出哪些有意識和無意識的反應？以及在處方中強行加諸的香氣，有可能對他們的行為、生理，甚至是生物性與能量上的特徵產生什麼樣的影響？

芳香處方的嗅覺、生理與能量反應

我們在前面已經了解到，芳香處方的整體氣味是很重要的——它的氣味應該要能讓使用者產生共鳴。 因此， 在客戶諮詢的過程中可以先行了解客戶對香氣的好惡，芳療師只需要提供幾種可能用到的精油或原精讓客戶試聞，請他對於聞到的香氣簡單給出喜歡或不喜歡的回應，同時觀察對方的肢體反應就可以了。

雖然許多研究都曾經透過某些工具，例如已知具有可信度的日內瓦氣味情緒量表（Geneva Emotion and Odour Scale）（Chrea et al. 2009）來測試受試者嗅聞某些香氣之後產生的情緒反應，但是透過語言的方式來描述氣味引起的感受，一直到最近才成為研究者探索的主題。Porcherot等人（2010）的研究中，就將下列這組語言使用在他們編修出來的一份簡單、快速的問卷當中[5]：

□愉快的：快樂、幸福、驚喜。
□性感的：浪漫、慾望、戀愛了。
□不愉快的：噁心、惱火、驚嚇。
□放鬆的：放鬆、寧靜、放心。
□感官享受的：懷舊、樂趣、垂涎。
□清新的：充滿活力、鼓舞、乾淨。

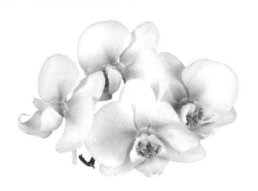

理論上，芳療師在探索顧客對香氣的好惡時，如果能將類似的詞語運用在對話當中，會比只是單純地討論喜歡或不喜歡來得好。不過，就算只是讓顧客簡單回答喜歡或不喜歡，也比完全不顧及顧客的香氣偏好來得好。芳療師是否應該在專業療程中提高顧客對於個人處方的涉入程度，目前還有爭議。毫無疑問的是，芳療師應該基於對精油的認識而主導處方製定的方向，但是（這是個很重要的但書），也有實驗證據顯示，當個人使用自己**選擇**的香氣時，效果會比別人**強加**的香氣來得好。作為芳療師的我們，是否有時會因為將某些香氣「強加」在顧客身上而出現「罪惡感」呢？

香氣的使用不僅會對個人的自我認知產生影響，也可能改變周圍他人看待個人

[5.]這份問卷是為了瞭解消費者對於芳香產品的喜好度而設計的。

的方式。表面上，香氣的選擇或許不會對社會活動產生重大的影響，但如果更深入來看，會發現比起自己主動選擇的香氣，被強加使用的香氣有可能降低社會互動的質量（Freyberg and Ahren 2011）。人類學家簡・哈夫勒契（Jan Havlíek）認為，香水和個人的體味之間有著強烈的影響關係，個人會選擇能搭配自身體味的香氣。他發現，比起使用別人選擇的香氣，當人們用的是自己選擇的香氣時，會覺得香氣帶來的效果更令人愉快（Gray 2011；Lenochová et al. 2012）。Milinski和Wedekind（2001）的研究同樣證實了，自主選擇的香氣會和個人體香搭配運作，加強個人的生物氣息。除此之外，Lenochová等人（2012）也認為，香水不是只有掩蓋的作用，而是和個人的體香有某種互動關係。他們認為，這種互動關係能創造出一種獨特的混合香氣。這些研究結果都證實了，我們會選擇對自己的體香有正面影響的氣味，因此也能說明為什麼個人對於香水氣味的偏好會高度地因人而異；與其說我們是選擇一款香水來「取代」我們原有的生物氣味，不如說我們是選擇一種氣味來加強、放大、補足我們原有的氣味。我們可以把這樣的論點看成是一種生理機制和香氣之間的協同作用嗎？如果是的話，或許我們也可以做出這樣的結論，也就是在配方配置過程中，將一部分的選擇權留給客戶是重要的，而我們必須精進自己的嗅覺能力，才能在客戶選擇的過程中提供指引。

McGeever（2014）做過一個初探性研究，探討客戶在諮詢過程中，是否能參與精油的選擇。這是一個質量並重的研究，取得的資料以主題分析法和比較分析法來分析。雖然這份研究的樣本數不多，但結果明確顯示，對於大部分的客戶來說，配方的香氣非常重要，不過表現出來的方式則因人而異。所有受試者在療程中都或多或少參與了精油的選擇，但是每個人對於參與過程的看法，則會和他們對療程經驗的觀點混雜在一起。量化部分的分析結果顯示，客戶確實希望參與精油選擇，但質化分析的結果卻顯示，客戶認為治療師在精油的選擇過程中是不可或缺的重要角色，並且也能確保配方具有正面的療效。雖然這份研究並不是針對治療關係進行提問，但這個主題卻一直在研究過程中反覆出現。於是McGeever做出這樣的結論——雖然個人處方的氣味能對療癒效果有顯著的影響力，芳香療法過程中的治療關係也可以被視為是其中「不可忽視的元素」。根據這個小型研究得出的結果，她建議芳療師應該讓客戶有機會參與精油選擇的過程。

於是，這又把我們帶到另外一個關於生理機制和香氣的現象。或許有許多人

都曾注意到，同樣的香氣在不同人的皮膚上，呈現出來的味道會有所不同。舉例來說，一種混合玫瑰、檀香與柑橘類香氣的氣味，用在某人身上可能出現非常甜美的氣味，而在另一個人身上則會是鮮明的木質氣味。隨著時間過去，個人處方的香氣會因為浮現不同香調而改變，但這樣的改變有時也可能快得措手不及。我們很難從新的香氣構造或是「皮膚化學作用」的角度來解釋這樣的現象，因為它出現得實在太快了。在芳香療法當中，也能看到這種突然發生且前後不一致的香氣變化（Rhind 2014）。這會不會和基因有關？或者說，這些一瞬間出現的氣味，是我們的身體氣味和個人處方中加諸的氣味彼此互相影響的表現？還是，個人處方的氣味其實是在協助擴大我們的身體氣味？畢竟透過療程中撫觸和按摩等元素的影響，氣味也一直在轉移和變化。又或者是，客戶與治療師之間的互動關係影響了氣味？這是否更進一步展現協同作用和抵銷作用？是一種更複雜且具變動性的感官協同或抵銷作用？如果是的話，那麼讓客戶在個人處方的香氣選擇上有一定程度地涉入就更合理了，因為它的作用和影響力有可能比我們以為的還要強大！

喪失嗅覺的客戶

我們偶爾會在芳香療程中遇到嗅覺喪失或嗅覺減退的客戶。然而，如果嗅覺在芳香療法中是如此重要的一環，那麼對這些客戶來說，芳香療法代表什麼意義呢？要回答這個問題，就必須先想想香氣的類藥物性影響模式，以及許多動物研究都已證實精油確實具有療癒的作用。通常很少有人會質疑嗅聞薰衣草精油在人類和動物身上出現的焦慮緩解作用，一般認為，其中的機制有兩種。第一，當芳香分子（例如沉香醇）被吸入體內，它們將被肺和鼻腔黏膜吸收，接著隨著血液被運送到中樞神經系統，然後發揮神經傳導作用。第二，它們可以直接從鼻腔和嗅覺系統穿過腦血管障壁，抵達中樞神經系統；觸發那些和大腦掌管認知與情緒的區域緊密連接的嗅覺神經細胞。Chioca等人（2013）透過實驗說明，讓喪失嗅覺的小白鼠吸入薰衣草，仍可以達到抗焦慮的作用，因此研究者認為，嗅覺上的刺激或許並非必要。他們也提到，先前有另一個以嗅覺喪失的小白鼠進行的實驗（Kagawa et al. 2003）曾指出，雪松精油中的雪松醇，不需要嗅覺作用就能發揮效果，不過混合了薰衣草和羅馬洋甘菊的精油，其鎮定效果確實會因為嗅覺喪失而受到影響。基本上，嗅覺喪失的客戶依然能夠透過芳香療法感受到情緒的變化，即便嗅覺在其中並沒有發揮

任何作用。不過他們感受到的體驗會有所不同。有些嗅覺喪失的客戶也可能透過三叉神經體驗到像嗅覺一樣的感覺，不過通常要使用具有穿透性的香氣才會出現這樣的現象，例如：胡椒薄荷或樟腦。

反 思 點

在這一章，我們討論了調製芳香療癒配方的哲學和理論觀點，其中有非常多值得思考的地方。身為芳療師，我們應該針對前人的做法不斷探索、評量和提出質疑。我們或許會對沒有堅實依據可以佐證的協同作用感到有所顧慮，尤其在芳療施作上，並沒有實證資料可以說明它的效果。但是這並不代表協同作用就不存在，當我們配置芳療處方時，它依然是一個相當合理的基礎假設。

另一項顧慮可能是配方中使用的精油數量。顯而易見的是，如果我們在一個配方中加入三種以上的精油，就有可能創造出某種有趣或美妙的氣味。不過Bowles（2003）卻認為，這樣的做法「採取的是調香的觀點，而不是科學」，當我們在一個配方中使用多種精油，就表示我們「正以一種主流藥學也無法想像的規模在進行多重用藥」。Bowles甚至提出一個令人不得不嚴肅以待的數據資料來支持自己的觀點。如果我們在一個配方中調入數種精油，每一種精油可能各自含有多達300種成分（其中有些成分的作用至今不明），那麼，我們面臨的狀況就是，其中許多成分有可能以極微量的方式存在（可能只能以毫微克，也就是0.000000001克來計算）。這樣的話，我們要怎麼確定這份混合物可能出現的疊加或是協同作用呢？於是，我們可以說，如果你打算採取分子論的方式，或是根據某些化學成分的已知效果來挑選精油，那麼你所配置的精油數量就應該明智地加以限制。不過，如果你採用的是精神感官的方式，也就是透過嗅覺來對整體狀態發揮影響，那麼使用多種精油也是完全可以接受的。

然而，近年有一項研究卻對Bowles的顧慮提出相反意見，這讓我們得以從另外一個角度來思考這個問題，也讓我們在芳香療法中經常多重用藥的傾向獲得支持。Komeh-Nkrumah等人在2012年針對精油油膏對於大鼠的抗關節炎效果，做了一個以安慰劑對照的實驗。這個實驗選用具有止痛和抗發炎效

果的精油，並將精油加入用玉米油與蜂蠟製成的油膏當中。實驗的結果相當正面——將油膏局部塗擦患部，能在大鼠身上降低佐劑性關節炎[6]的嚴重程度，關節炎的臨床和組織學徵兆都獲得控制，而且免疫性和生物化學性的發炎介質也大幅減少。這項研究的結果相當顯著，因此研究者也做出結論，認為精油具有能治療人類關節炎的可能性。然而，實驗中所使用的精油配方和一般芳香療癒配方所遵守的配置方式並不一致，至少從使用的精油數量和塗擦的濃度來說是如此。這項實驗使用的精油油膏含有16種精油，以20–40%的濃度進行實驗。這些精油包括：羅勒、苦橙、黑胡椒、快樂鼠尾草、薑、肉豆蔻與丁香，各占8.9%；尤加利、瓊崖海棠[7]、甜茴香、永久花、薰衣草、松、迷迭香和真正鼠尾草，各占4.4%；以及維吉尼亞香柏占2.2%。實驗證明，精油濃度在20%的油膏最為有效，使用的方式是每天兩次塗抹在大鼠的腳爪上。從這個研究可以發現，儘管我們試著用理論來歸納精油配置的原則，但就算只是從消炎和止痛的角度選擇出許多種精油，在高濃度調製使用之下，依然可以在臨床上看到效果，連協同作用都不用特別考慮進去！

---

[6] 佐劑性關節炎是一種人工誘發的亞慢性關節炎。

[7] Calophyllum inophyllum。

配方的用法、稀釋介質、劑量和比例

Chapter 5

為了運用芳香療癒配方的理論原則，在這一章我們需要討論配方的用法、稀釋介質、劑量和比例。精油處方通常是透過按摩或局部塗抹的方式塗擦在皮膚表面，也可透過嗅聞的方式使用。

按摩與基底油

用精油按摩的時候，植物性的固定油（fixed oil）*是最適合的稀釋介質；油脂的「觸感」、延展性和吸收度都很重要。基底油的選擇將根據個人的膚質狀況，以及按摩的手法和時間長短而有所不同。在身體局部使用摩擦技法，或是用手指進行揉捏和揉壓時，需要使用可以快速吸收，卻不會太滑的基底油；如果是進行慢速的滑推或以長推為主的按摩時，就需要吸收度較慢的基底油來提供良好的潤滑度。

在選擇基底油時，選擇符合療癒目標的固定油也相當重要。在本書的附錄有常見植物油和藥草浸泡油的介紹，可供參閱。從基底油中選擇適合的幾種來混合使用是常見且恰當的做法。

局部塗抹與嗅聞

將精油用在局部塗抹，比如居家使用或是強度更高的身體工作方式時，也同樣可以使用植物油和藥草浸泡油，或許可以裝在「滾珠棒」裡面使用。不過，乳霜、凝膠、香膏與貼片也是可以使用的介質。於是，我們也需要針對居家使用的配方來思考合適的裝載容器。舉例來說，精油嗅棒就是一個方便又安全的工具，適合用來嗅聞精油。

不過，如果要用精油來做天然且有療效的個人香水時，用外觀具有吸引力的容

---

*譯註：即不會揮發的油質，例如各種基底油。

器裝盛，會讓使用者更願意去使用它（James 2014）；同時，也應該將文化期望考慮在內。在植物美容學（phytocosmetology）的領域中，許多研究都證實了這樣的觀點。Lodén、Buraczewska與Halvarsson（2007）就建議在實驗中應該將對照用的安慰劑和測試的產品裝在同樣的容器中，而且這個容器應該在外觀上具有吸引力、容易使用、並且像是高級藥用化妝品的樣子──因為產品的樣貌確實有可能影響使用的意願，不過對於自我評價的影響相對來說小多了。

劑量

　　不同精油成分的經皮吸收率有極大的差異，而且我們很難去估測塗擦在皮膚上的精油有多少會被身體吸收，許多內在和外在的因素不只會影響精油的吸收程度，也會影響它們在體內的分布和新陳代謝。

　　針對精油使用的劑量，Bowles（2003）提出了相當實用的參考數據。透過一般的芳香按摩[1]，可能吸收的劑量介在1.2–16mg/kg之間。持續嗅聞5到15分鐘，可能吸收的劑量是0.7–1.1mg／kg；芳香泡浴介在1.1–3.7mg／kg之間；如果單純在局部使用1至2毫升的純精油，吸收的劑量最高，介在12.8–25.7mg／kg之間。Tisserand與Young（2014）則建議我們將身體吸收的劑量預設在10%左右。也就是說，當我們用基底油稀釋了精油，再塗擦到身體上，實際上吸收到的精油「劑量」是相當低的（一般來說不會高於0.1ml），這比Bowles（2003）提出的數據低了許多。

　　然而，當我們檢視芳香療法的研究文獻，會發現不同的作者和施作者，對劑量和使用方式的看法也有極大的不同。Tisserand與Young（2014）建議當進行大範圍的身體按摩時，濃度通常可以用到2.5–3.0%，最高不超過5.0%。對幼兒與年長者，最好使用1.0–2.0%的濃度；如果按摩的目的只在放鬆，或是對方有定期接受按摩的習慣，那麼2.0–2.5%的濃度也足夠了。我們無法確定這樣的劑量是否未達到所謂「有療效的」劑量標準；而事實上，即便使用非常低的濃度，在某些情況下也可能和更高的濃度一樣有效。舉例來說，Boyd與Pearson（1946）的一個初期

---

[1] 這裡對於芳香按摩的定義是使用的按摩油精油濃度在1-5%之間，基底油的用量在10-25ml之間，按摩時長介在5到90分鐘之間，吸收的方式包括經皮吸收（主要）和肺部吸收（次要）。

研究中，曾經研究過檸檬精油的祛痰效果，他們發現最理想的劑量是50mg／kg，不過即便只是0.01mg／kg也能觀察到效果，介在這個範圍之內的劑量效果比較不明顯。Balacs（1995）則提出另外一個觀點，他在實驗中針對薰衣草精油的成分在血漿中的濃度，和多種心理疾病藥物的有效標準比較，做出了這樣的結論：「人們經常認為精油成分進入血液的量微乎其微，因此在療程中能發揮的藥理作用有限，這樣的說法和本實驗的結果並不相符。」換句話說，芳香按摩就可以提供足夠有效的成分引發身體的生理反應。

在上一個章節我們曾經提過，Komeh-Nkrumah等人（2012）以一項動物實驗證明了精油處方的抗發炎效果，他們也發現最理想的劑量濃度是20%。因此，很可能所謂「理想的」或具有療效的劑量，是根據期望的效果而有所不同──低劑量可以用來發揮心靈療癒效果、舒緩某些臨床症狀（例如祛痰），或是用在主要透過吸嗅進入體內的處方；而較高的劑量可以用在某些臨床症狀上（例如消炎）。的確，在芳香研究中融合了科學、臨床與活力論的史納伯特（Schnaubelt 2011）也建議可以在某些特殊情況下以高劑量使用精油，包括直接使用未經稀釋的精油[2]。法國芳療師內莉・葛羅斯金（Nelly Grosjean 1992）採用的芳香「摩擦」（aromatic frictions）[3]技法，也會直接將高達30滴的精油使用在皮膚上，通常用在太陽神經叢或腎上腺區域，為了增加「保護、和諧、活力和再生效果」，或是達到某些特定目的，例如：舒緩疼痛或增進循環。

雖然並沒有嚴謹的科學資料能解答劑量的問題，在芳療施作者之間也沒有明確的共識，不過，將以下幾個面向列入考慮是合乎邏輯的做法，包括你希望達到的療癒效果、會以何種方式將處方用在身體的哪一區塊，以及有哪些限制條件。顯然，當我們在決定精油濃度時，如果假設我們的客戶並不是需要特別注意的特殊族群[4]，那麼你需要考慮的限制條件就是安全性、毒性，以及配方中的精油是否有可能造成皮膚刺激和過敏。相關的科學資料和專業文獻都建議：

[2]. 可以使用的精油種類有明確地界定出來，並且通常是自行施用（例如在淋浴時使用），是一種個人選擇的生活方式。

[3]. 這個字是來自法語，代表搓擦（rubbing）的意思。

[4]. 例如特定年紀（15歲以下的孩童或是年長者），皮膚健全度與膚質健康狀態，以及是否具有某些身體疾患（例如肝臟或腎臟的疾病）。

- 低濃度／低劑量：也就是濃度介在1.0-2.5%之間，使用在體表，或是短暫／斷續地暴露在純精油揮發的香氣中——這樣的濃度適合經由嗅覺系統吸入／吸收，來產生心理療癒的效果。

- 小劑量：包括直接用純精油揮發擴散，這樣的方式適合透過吸入的方式對呼吸系統產生作用。

- 中等濃度：也就是濃度介在2.5-5.0%之間。這樣的濃度適合用在以系統性方式吸收的芳香按摩，其中吸收的方式包括透過皮膚、呼吸吸入與嗅覺。

- 較高濃度：濃度在20%左右，這樣的濃度適合局部塗抹，以達到某些臨床效果，例如：發揮止痛或消炎的作用。

- 高濃度：某些特定類型的純精油可以直接以1.0-2.0ml小範圍塗擦在皮膚表面，用來達到例如止痛的效果。

　　用精油進行芳香按摩時，普遍可接受的濃度在2.5-3.0%左右。基於實際操作的考量，精油通常以滴來計算。這是一種方便、快速、衛生並且相當精確的取用方式，適用於大部分的使用目的。我們都知道，每一滴精油的量，會因為個別精油或原精的黏稠度與重量，以及滴頭的尺寸，而有所不同（Svoboda et al. 2001）。一般來說，一滴精油的體積相當接近0.05ml。為求準確，最好利用實驗室天秤根據重量配置配方，或是用專業滴管和校準過的玻璃器皿根據體積配置配方，這無庸置疑是用來實驗的精油配方必須採用的配置方式。不過，用在治療或是準備個人處方時，用滴數來計算就足夠了。每個芳療施作者應根據自身的知識來決定配方濃度和使用方式，並根據自己擅長的領域和訓練與實作經驗的範圍來考量。

比例

　　我們可以從香水的調香方式來了解比例的概念。知名調香師與調香理論家尚‧蓋赫勒（Jean Carles）曾經發展出一個根據香調（accord）來調製香氛的系統性作

法（Lawless 2009）。 香調的概念很簡單， 就是將兩個以上的香氛材料組合在一起，不過香調的氣味會因每種材料在其中所占的比重而有所不同，也就是它們各自的比例。蓋赫勒會先用大量的比例試驗，分別創造出後調、中調與前調，當他透過嗅聞的方式來做最後決定時，他會像決定各香調比例時一樣，再一次進行試驗，以確保最後組合出來的香氣具有最完美的比例。

　　比例通常用「份數」（part）來表示，一份可能代表一滴，或是以毫升或公克、公升或公斤為單位。用什麼單位並不重要，只要每一份都用同樣的單位來取量就可以了。如果我們想把三種精油用相同的比例混合在一起，例如每種一滴，那麼它們的比例就會是1：1：1。不過，如果我們想把氣味溫和的檀香（*Santalum album*）和氣味特殊且擴散性較強的波旁天竺葵（*Pelargonium × asperum*）， 以及氣味非常強烈且擴散性極高的羅馬洋甘菊（*Anthemis nobilis*）調配在一起，那麼我們或許會使用4：2：1的比例。 這麼一來， 很容易就可以了解精油在配方中的比例能夠如何進行變化，但我們通常是根據氣味以及安全性[5]的考量來調整比例。 不過，如果我們把de Rapper等人（2013）的研究成果列入考慮，我們就會發現，成分的比例也會影響協同效果的可能性，而且偶爾也可能造成抵銷作用，至少從抗微生物的角度來看是如此。 目前還沒有研究者從芳香療法的角度來探討這個主題， 不過de Rapper等人的研究確實支持配製複方的做法。

　　在比例的領域當中，有所謂的「酚類原則」（phenol rule），能為我們提供使用酚類精油的參考依據。常見的酚類精油有百里香（*Thymus vulgaris*）、西班牙百里香（*T. zygis*）和野地百里香（*T. serpyllum*）、丁香花苞（*Syzigium aromaticum*）、野馬鬱蘭（各種牛至屬植物和西班牙野馬鬱蘭*Thymus capitatus*）、 香薄荷（夏季香薄荷*Satureia hortensis*與冬季香薄荷*S. montana*）。除了抗微生物作用之外，某些酚類精油也以止痛和消炎作用聞名，不過它們也對皮膚和黏膜具有刺激性。為了妥善運用它們的療癒效果，同時降低危險性，Guba（2000）提出了所謂的「酚類原則」。以酚類原則調製的精油可以達到10%的濃度，並且只能以皮膚塗抹的方式使用。這個規則就是，酚類精油對無刺激性的精油比例應不高於1：9，同時，酚類精油在整體配方的濃度不應超過1%。不過，其中還有但書：如果配方中使用到富

---

[5] 舉例來說，我們會想要把像丁香這種具有刺激性或可能導致過敏的精油比例調低，並且讓像薰衣草這種不刺激的精油佔有較高的比例（例如用1:9的比例）。

含肉桂醛的錫蘭肉桂（*Cinnamomum zeylanicum*）或中國肉桂（*C. cassia*或*C. aromaticum*），那麼整體配方的濃度不應超過5%，它們可以和富含丁香酚的精油（例如丁香花苞），或是富含右旋檸檬烯的精油搭配使用，因為丁香酚和右旋檸檬烯可以抑制肉桂醛中的致敏成分（Guin et al. 1984）。

當我們要計算配方中有效成分的百分比時，比例的概念就可以派上用場。這樣的做法或許對於採用分子論的調配方式更為重要，不過採用其他論點的調配方式也可以透過檢視比例，來確認配方中可能出現的協同作用或疊加作用。計算的方式很簡單，最好透過實例來說明，請參閱表5.1。

表 5.1　快樂鼠尾草、真正薰衣草和佛手柑混合後的精油成分（比例 1：2：2）

精油比例	成分1的百分比與實際含量（在100ml當中）	成分2的百分比與實際含量（在100ml當中）	成分3的百分比與實際含量（在100ml當中）
快樂鼠尾草（*Salvia sclarea*）1份	乙酸沉香酯 65%（65ml）	左旋沉香醇 10%（10ml）	大根老鸛草烯 D *9%（9ml）
真正薰衣草（*Lavandula angustifolia*）2份	乙酸沉香酯 42%（42ml）（42×2=84）	左旋沉香醇 45%（45ml）（45×2=90）	乙酸薰衣草酯 3%（3ml）（3×2=6）
佛手柑（*Citrus aurantium subsp. bergamia*）2份	乙酸沉香酯 30%（30ml）（30×2=60）	左旋沉香醇 15%（15ml）（15×2=30）	右旋檸檬烯 35%（35ml）（35×2=70）
總計 5 份	乙酸沉香酯 在 500ml 當中有 65+84+60=209ml (209/500)×100=41.8%	左旋沉香醇 在 500ml 當中有 10+90+30=130ml (130/500)×100=26%	大根老鸛草烯 D (9/500)×100=1.8% 乙酸薰衣草酯 (6/500)×100=1.2% 右旋檸檬烯 (70/500)×100=14%
混合後的精油成分	乙酸沉香酯	41.8%	其他成分
	左旋沉香醇	26.0%	
	右旋檸檬烯	14.0%	
	大根老鸛草烯 D	1.8%	
	乙酸薰衣草酯	1.2%	
	總計	**84.8%**	**15.2%**

*大根老鸛草烯 D 是一種倍半萜烯；它在化學結構上和杜松烯的同分異構物有關；這是一種普遍常見的化學成分；目前尚未查到和它的療癒作用有關的資料。

Chapter 6

青春痘 /
塔瑪拉・艾格紐案例探討

在第一部的最後，我們將用一個案例探討來思考如何創造一份具有療效的芳香精油配方。芳療師塔瑪拉・艾格紐將和我們討論在配方製定過程中遇到的挑戰、分析治療的成果，並且為創造具有協同作用的精油配方提供一個可行的模式。

引言

身體的健康狀態是一個複雜的現象。單一的症狀常常涵蓋許多不同的面向；身體的徵狀，也就是我們「肉眼」觀察到的狀況，涵蓋了病因學和病理生理學的面向；此外還有看不見的症狀，或是所謂的合併症狀（comorbid symptoms），這些也都同樣是沉重的負擔，對患者的社會、情緒和精神層面構成影響。我們或許可以說，精油是來自大自然的完美良藥，僅僅一小瓶精油裡面就含有數百種完美協同的化學分子，可以帶來多重的療癒功效。這一小瓶精油有可能對單一症狀的不同層面發揮療癒效果，無論你是根據什麼樣的理念來配置它。

在芳香療法的臨床施作中，我們盡所能地增強精油配方的療癒功效，並且把可能的傷害降到最低。但是，治療的成敗要用什麼方式來評估呢？是從是否減輕症狀來看，還是從生活品質是否改善來看呢？當然，這個問題的答案沒有絕對的對錯，就像每個人在患病過程中都是以非常個人的方式在經歷這些症狀，所謂的「療癒」也是一種獨一無二的體驗。在芳香療法當中，有一些顯著且有說服力的證據可以說明協同作用的存在，然而這卻是一個難以測量評估的理論概念，因此，當我在2011年開始攻讀博士，這就是我最感興趣的研究主題。

在進行芳香療法時，我們都希望在配方中創造出正面的協同效果，強化配方的整體療效，同時希望抑制成分的刺激性，並且避免抵銷作用產生。我更傾向於把協同作用想成不只是在精油瓶裡面發生的現象，因此，下面這個協同作用的定義涵蓋了我對這個概念的看法：「是各個要素之間的互動關係，當它們組合在一起，發揮

的效用比個別效果的總和還要巨大。」（Dictionary.com n.d.）從這個定義來看，人也是整體協同作用的一部分。

對於芳香療法研究的批評之一，就是這些研究通常不夠透明化。研究者可能並未說明完善的施作方法、將資料完整呈現出來，或者是只選擇性地公開研究的成果（Cooke and Ernst 2000；Posadzki, Alotaibi and Ernst 2012）。透明性對於實證研究來說是至關重要的（Rennie 2001），對於芳療施作也是一樣。除此之外，我們也必須具有評判的能力，決定哪些精油可以加入配方當中，而那些精油不需加入，以避免造成傷害或損害。我們應先對療程提供明確而清楚的解釋，然後才向個人取得療程同意書。最後，根據法律規定，治療的紀錄必須保留一定時間（根據你所在的國家／州省區域，規定也有所不同）。

CLEANsE試驗

CLEANsE試驗是一種用三種併行方式進行的隨機對照試驗（randomised controlled trial，RCT）。受試者會被隨機分配到以下三個組別的其中一組：

- **精油治療組：**受試者會得到一份根據青春痘的生理症狀事先調配好的精油產品。

- **芳香療法組：**受試者將進行一次私人諮詢療程，並且獲得一份根據個人需求量身打造的精油產品。

- **照常治療組：**受試者按照自己原本的治療方式進行治療（但在觀察期間即將結束時，會獲贈一份精油產品）。

這個研究的目的，是要以照常治療組作為對照，來評估前兩個組別的治療干預效果。這是一個針對社群實際操作的隨機對照試驗，會在「真實環境」的設定下進行，以盡可能反映芳療消費者的真實經驗，並且評估兩種干預方式的效果。

本研究以三個月為期蒐集資料，蒐集到的資料透過AACNE（阿德萊德痤瘡臨床評估量表）來評估青春痘的生理症狀嚴重程度，此外也透過ASQoL（痤瘡生活質量調查工具）來調查患者的生活質量。（這試驗的精油是雪梨公司慷慨捐贈www.seoc.com.au）

青春痘

青春痘（尋常性痤瘡）（Acne vulgaris）是一種涵蓋多個面向的生理狀況，而且沒有所謂的「解藥」。青春痘的症狀通常會在青春期的尾聲自己消失，不過，現在有越來越多的成人也受青春痘問題所苦，甚至有些人過了20歲才開始發作，這樣的現象在女性身上尤其常見（Agnew, Leach and Segal 2013；Dréno et al. 2012；Khondker et al. 2012；Perkins et al. 2012）。一般青春痘的症狀包括：發炎、皮脂溢出、粉刺、丘疹、膿皰、囊腫，通常也會出現疤痕（Fabbrocini et al. 2012）。造成青春痘的主要原因有四個：皮脂溢出（皮膚分泌過多油脂）、過度角化（生成過多角質）、痤瘡桿菌（Propionibacterium acnes，P. acnes）滋生造成毛囊感染、以及皮膚發炎（Thiboutot et al. 2009；Williams, Delavalle and Garner 2012）。

青春痘是一種沒有生命危險的慢性症狀，不過一旦狀況爆發，通常會相當嚴重。患者的心理社會生活可能會出現極大的打擊，有可能出現生活品質降低（Hanstock and O'Mahony 2002；Mallon et al. 1999）、自尊降低、羞於見人、感到壓力、挫折和憤怒的情形（Hassan et al. 2009；Magin et al. 2006；Mulder et al. 2001；Papadopoulos et al. 2000），還可能出現身體畸陋恐懼症（body dysmorphic disorder）（Bowe et al. 2007；Dalgard et al. 2008；Uzun et al. 2003），出現社會退避（包括人際關係、運動與就職）、人際疏離和霸凌等現象（Joseph and Sterling 2009；Magin et al. 2008；Timms 2013），甚至出現自殺的意圖與行動（Halvorsen et al. 2011；Purvis et al. 2006）。

消費者平時能接觸到的抗痘產品可說是多不勝數，從不須處方箋即可購買的各種洗面乳產品、乳霜和乳液（Bowe and Shalita 2008），到醫生開立的各種內服或外用藥物（Thiboutot et al. 2009）。通常醫生為了對治多種成因，會採取多管齊下的治療方式。不過藥物的副作用風險很高，從局部的皮膚刺激、發紅或脫屑，到不可逆的皮膚色素沉澱。藥物對孕婦體內的胎兒也可能造成危害，或甚至為患者帶來憂鬱症和自殺傾向（Joint Formulary Committee 2010）。

CLEANsE試驗與協同作用

下面這個協同作用配方流程圖，以及其中羅列出來的各階段檢查項目，可以說明我在為CLEANsE試驗調配精油處方時經歷的過程。

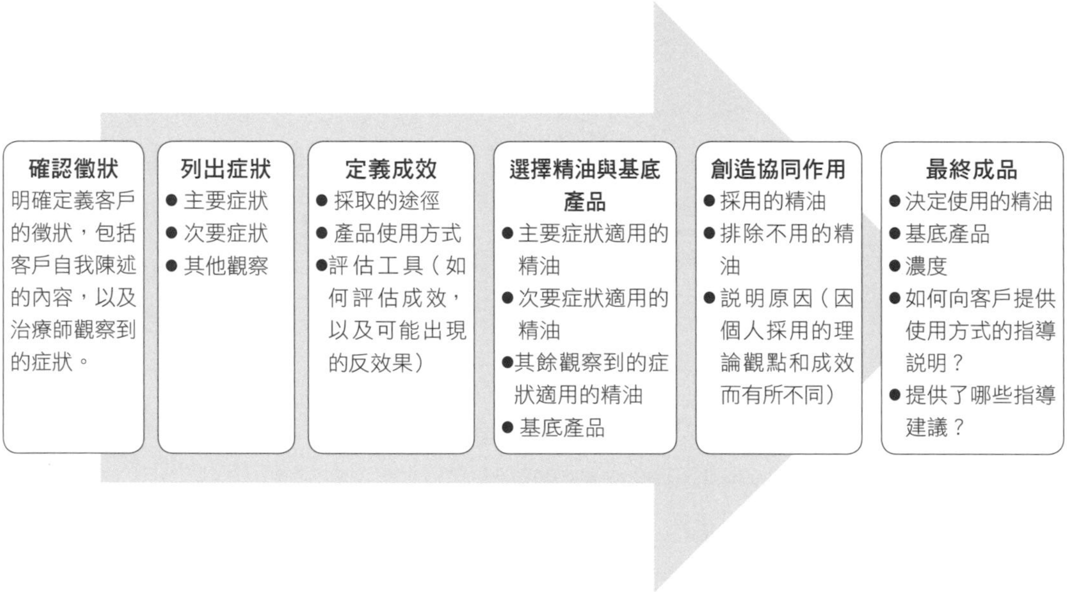

確認徵狀	列出症狀	定義成效	選擇精油與基底產品	創造協同作用	最終成品
明確定義客戶的徵狀，包括客戶自我陳述的內容，以及治療師觀察到的症狀。	●主要症狀 ●次要症狀 ●其他觀察	●採取的途徑 ●產品使用方式 ●評估工具（如何評估成效，以及可能出現的反效果）	●主要症狀適用的精油 ●次要症狀適用的精油 ●其餘觀察到的症狀適用的精油 ●基底產品	●採用的精油 ●排除不用的精油 ●說明原因（因個人採用的理論觀點和成效而有所不同）	●決定使用的精油 ●基底產品 ●濃度 ●如何向客戶提供使用方式的指導說明？ ●提供了哪些指導建議？

圖 6.1　協同作用配方流程圖

試驗的協同作用配方流程

1. **確認徵狀**：確認當前需要改善的病症是配置配方的第一步。顧客／患者的病症有可能清楚而明確，也可能需要在諮詢過程中做進一步的探索，以決定哪一項是目前最需要優先處理的症狀。為了避免發生抵銷作用，值得採納的基本作法是「單一目標」準則，也就是每一個配方只用來處理一個療癒目標。

2. **列出症狀**：在諮詢過程中，可以和顧客一起討論出針對目前的情況最需要改善的主要症狀和次要症狀。這些症狀有可能是生理上的，也可能是情緒上的症狀。或許你也會想針對你觀察到的狀況進行改善，這可能是顧客並沒有說出來的部分。在這個階段，你或許會想含括超過兩種主要症狀，也可以把你觀察到的症狀排除在外。

3.定義成效：成效是指配方的療癒效果。顧客／患者希望本次的治療和你提供的治療產品達到什麼樣的效果呢？同樣地，你可能需要稍微下點工夫才能了解顧客真正的期望，當你這麼做的同時，也就等於一邊在決定配方中的精油類型、在幫助顧客釐清病症的多種面向，並且試著對最緊急的部分進行處理。在這個階段，你也會開始思考本次治療應採用的理論途徑、產品施用的方法，以及可以用來評估成效的工具。

4.選擇精油與基底產品：在這個階段，你已經開始思考配方可以使用哪些精油可以來達到希望的療癒成效。當你想要創造一個具有協同作用的配方時，想想可以用哪些精油來處理個別的症狀，將會有所幫助。基底產品的選擇也同樣重要。當我們以協同作用為主要考量時，必須記得，基底產品的特質也可能影響精油配方的整體療癒效果（Harris 2002）。備選的產品清單因人而異，長短不拘。

5.創造協同作用：在這個階段，開始決定將哪些精油列入配方，哪些精油則被排除不用，把你的篩選理由記錄下來將可能產生幫助。直接按照優先順序選擇配選列表中的前七種精油是最簡單的作法，不過如果希望配方出現協同作用，就需要將你採用的理論途徑考慮進去，然後看看這些精油對於你希望達到的成效會是加分或減分。協同作用是一種難以計算衡量的概念，不過，如果你按照Harris的配置原則，只選擇三到七種精油，並且專注於你希望達到的療癒目標，那麼配置出來的精油將會具有特定的療效。

6.最終成品：在這個階段，你將配置出最終的產品，並且把配置方式記錄下來，包括在基底產品中加入的精油濃度，以及產品的詳細使用方式。這是一個相當重要的臨床診療紀錄，對於你和這位顧客／患者未來的後續諮詢，以及個人基於法律應留有的診療資料都將有所幫助。

❀ 個案研究

女性，20歲

確認徵狀：尋常性痤瘡（Acne vulgaris），即青春痘。

列出症狀：

主要症狀——明顯可見的臉部皮膚損傷、粉刺。

次要症狀——情緒經常感覺「低落」。

其他觀察——T字部位膚質偏油；皮膚泛紅。

定義成效： 平緩青春痘症狀。我採取的是生理－心理－社會方法，也就是對身體症狀採用分子論的方式，再加上Michel Lavabre（Rhind 2012）提出來的精神芳香療法來改善情緒。調製好的產品直接塗擦在青春痘出現的區域，評估的工具則使用AACNE量表和ASQoL。

選擇精油和基底產品： 各化學成分對於青春痘各個面向能發揮的治療效果（表6.1）將決定哪些精油最適合用來處理個案的生理症狀（表6.2）

表 6.1　化學成分與療效作用

官能基族群	療效作用	化學成分
萜烯類		
單萜烯	一般滋補、止痛、平撫、調理荷爾蒙（Price and Price 2007）；增加皮膚穿透性（Bensouilah and Buck 2006）。	檸檬烯、月桂烯、α-蒎烯、δ3-蒈烯、檸檬烯＋α-水茴香萜、檜烯、β-蒎烯、樟烯、萜品烯。
倍半萜烯	消炎、鎮定、止痛（Price and Price 2007）；抗菌防腐、消滅細菌、抗組織胺、抗過敏（Bensouilah and Buck 2006）。	E-β-金合歡烯、γ-喜馬拉雅烯、α-喜馬拉雅烯、大根老鸛草烯-D、(E-E)-α-金合歡烯、α-布藜烯、α-癒創木烯。
酯類	鎮定、滋補；消炎。	乙酸沉香酯、α-乙酸萜品酯、乙酸牻牛兒酯、乙酸薄荷酯、水楊酸苄酯、苯甲酸萜酯。
酮類	修復傷口（Bensouilah and Buck 2006）。	樟腦。
醇類		
單萜醇	抗細菌、血管收縮、止痛、滋補與提振、鎮靜。	沉香醇、喜馬拉雅醇、香茅醇、牻牛兒醇、α-萜品醇、薄荷腦、萜品烯-4-醇。
倍半萜醇	一般滋補、滋補靜脈、滋補心臟、滋補神經、雌激素作用、消炎、抗病毒、抗瘧疾。	廣藿香醇、t,t-金合歡醇、α-沒藥醇、α-檀香醇。
氧化物	祛痰、抗痙攣。	1,8-桉油醇、α-沒藥醇氧化物。
醛類	鎮定中樞神經系統、消炎、抗微生物、抗真菌。	檀香醛、橙花醛、香茅醛。
環醚類	尚未有針對療效進行的研究（Bowles 2003）。	薄荷呋喃。

表 6.2　用來治療青春痘的精油

俗名與學名	主要化學成分	消炎	抗菌	退紅	傷口癒合	收斂止血	修復傷口	舒緩	提振情緒
佛手柑 *Citrus bergamia*	檸檬烯 38% 乙酸沉香酯 28% 沉香醇 8% （Bowles 2003；Russo et al. 2012）	●			●			●	
荳蔻 *Elattaria cardamomum*	1,8-桉油醇 48.4% α-乙酸萜品酯 24% 檸檬烯 6%（Bowles 2003）	●							
大西洋雪松 *Cedrus atlantica*	喜馬拉雅醇 42.20-46.32% γ-喜馬拉雅烯 13.95-15.80% α-喜馬拉雅烯 6.10-8% （Saab, Harb and Koenig 2005）				●				
快樂鼠尾草 *Salvia sclarea L.*	乙酸沉香酯 29.5–51.6% 沉香醇 17–28.8% 乙酸牻牛兒酯 1.7–2.8% （Cai et al. 2006）	●	●						
絲柏 *Cupressus semipervirens*	α-蒎烯 21.4–46.0%； δ3-蒈烯 16.0–27.0% 大根老鸛草烯-D 2.1–13.0% （Emami et al. 2006）				●	●			
乳香 *Boswellia carteri*	α-蒎烯 37.3% 檸檬烯＋α-水茴香萜 14.4% 月桂烯 7.3% （Woolley et al. 2012)	●	●		●				
天竺葵 *Pelargonium graveolens*	香茅醇 33.9–42.1% 牻牛兒醇 7.2–14.9% 沉香醇 0.8–2% （Nejad and Ismaili 2013）	●	●		●	●			
德國洋甘菊 *Matricaria chamomilla*	E-β-金合歡烯 42.6% α-沒藥醇氧化物 A 21.2% (E,E)-α-金合歡烯 8.32% （Heuskin et al. 2009）	●			●				
杜松果 *Juniperus communis*	α-蒎烯 51.4% 月桂烯 8.3% 檸檬烯 5.1% （Höferl et al. 2014）						●	●	
真正薰衣草 *Lavandula angustifolia*	沉香醇 33.35–52.59% 乙酸沉香酯 9.27–25.73% 樟腦 6.81–8.79% （Danh et al. 2013）	●	●				●	●	

植物	主要成分	1	2	3	4	5	6	7	8
綠花白千層 *Melaleuca quinquenervia*	1,8-桉油醇 53.8% 檜烯 14.9% α-萜品醇 8.1% （Sfeir et al. 2013）	●	●						
廣藿香 *Pogostemon cablin*	廣藿香醇 36.6% α-布藜烯 13.95% α-癒創木烯 11.96% （Albuquerque et al. 2013）	●	●		●				
胡椒薄荷 *Mentha piperita L.*	薄荷腦 53.28% 乙酸薄荷酯 15.10% 薄荷呋喃 11.18% （Saharkhiz et al. 2012）	●	●	●				●	
苦橙葉 *Citrus aurantium var. amara*	沉香醇 34.4–36.8% 乙酸沉香酯 11.3–22.1% α-萜品醇 6.6–11.7% （Boussaada and Chemli 2006）	●	●					●	
迷迭香 *Rosmarinus offcinalis*	α-蒎烯 43.9–46.1% 1,8-桉油醇 11.1% 樟烯 8.6–9.6% （Jamshidi, Afzali and Afzali 2009）	●	●		●				
花梨木 *Aniba rosaeodora*	沉香醇 82.15% α-萜品醇 3.6% 牻牛兒醇 1.33% （Fidelis et al. 2012）				●	●		●	
澳洲檀香 *Sandalwood spicatum*	t,t-金合歡醇 31.6% α-沒藥醇 10.7% α-檀香醇 9.1% （Brophy,Fookes and Lassak 1991）	●	●		●			●	
甜橙 *Citrus sinensis*	檸檬烯 90.66% 乙酸沉香酯 2.8% β-月桂烯 1.71% （Singh et al. 2010）		●						●
茶樹 *Melaleuca alternifolia*	萜品烯-4-醇 40.1% γ-萜品烯 23.0% α-萜品烯 10.4% （Carson, Hammer and Riley 2006）	●	●						
依蘭 *Cananga odorata*	苯甲酸苄酯 33.61% 沉香醇 24.5% 水楊酸苄酯 12.89% （Sacchetti et al. 2005）	●	●					●	

創造協同作用：這個配方（參見表6.3）是以處理青春痘的生理症狀為目標，包括皮膚發紅、細菌孳生和發炎。雖然這位受試者提到濕疹和皮膚炎的情況，但我還是在配方中加入了胡椒薄荷，因為它具有顯著的清涼效果，可以減輕皮膚發紅的情況；此外，胡椒薄荷也有輕微的皮膚刺激性（Bowles 2003），不過真正薰衣草的倍半萜烯成分，應該能發揮抗組織胺／抗過敏的特質，抑制胡椒薄荷當中薄荷腦的刺激性（Harris 2002）。雖然許多研究都證明茶樹可以有效消減青春痘症狀，但這位受試者本身並不喜歡茶樹像藥一樣的氣味。杜松果有淨化的作用，因此也可以用來處理青春痘的情況（Rhind 2012）。這個配方可能具有的協同效果包括強大的抗菌力、消炎作用和顯著的鎮定效果。從Lavabre的精神芳香療法理論觀點來看，這個配方也能對情緒產生影響；其中選取的精油主要來自花朵、果實和葉片，加總起來應該能夠舒緩壓力和焦慮感—尤其讓使用者修補自我形象、恢復自信，並且達到激勵和恢復生氣的效果（Rhind 2012）。

表 6.3　採用的療癒配方

配方組成	消炎	抗菌	退紅	傷口癒合	收斂止血	舒緩
佛手柑 ×12		●		●		●
快樂鼠尾草 ×16	●	●				
絲柏 ×12		●			●	
杜松果 ×12						●
真正薰衣草 ×12	●	●		●		●
胡椒薄荷 ×16	●	●	●			●

基底產品：CLEANsE試驗所使用的基底產品已經預先調製好，每一位受試者使用的基底產品都是完全一致的。我們所使用的基底產品包括荷荷芭油（*Simmondsia sinesis*）、葵花籽油（*Helianthus annuus L.*）、月見草油（*Oenothera biennis*）和葡萄籽油（*Vitis vinifera*）。

產品配置：濃度5%，產品容量100ml。請受試者每天使用兩次，在清潔過後塗擦在皮膚上。

成效評估

表 6.4　AACNE 和 ASQoL 數據

	第 1 次診療	第 2 次診療	第 3 次診療
AACNE	4/7	4/7	3/7
ASQoL	38.5	123	132

　　請參考表6.4。在第二次診療的時候，受試者提到使用產品後臉部的發紅狀況幾乎馬上能獲得消退，使用到第三週時整體症狀也獲得改善。她也提到，臉上傷口恢復的速度變快了，而且在月經期間，皮膚的狀況也沒有變糟。她對這個產品相當滿意，認為它讓她感覺愉快，也讓皮膚氣色變好、質地變軟。因此，她不希望配方有任何改動。

　　最後一次診療時，她提到皮膚一直持續在變好，感覺「棒極了」。她認為產品的使用方式很簡單，只需要洗完臉直接擦用就可以，這樣的使用方式很符合她的生活習慣。這位受試者體驗到的瞬間症狀消退，在評量數據上或臨床觀察上都無法顯著表現出來；不過，她的生活質量評估分數有大幅的提升（分數越高表示生活品質越好）。

結論

　　青春痘是一種嚴重、慢性的皮膚狀況，問題可不只在皮膚表面而已。心理社會層面的後遺症相當可觀，而主要對此症狀進行治療的第一線人員卻經常忽略這方面的重要性。常見且容易購買到的抗痘產品可能出現的副作用相當多，雖然這些產品宣稱能到達到抗痘功效，但青春痘依舊是人們普遍常見的皮膚困擾。

　　芳香療法是一種注重全人整體的治療方式。在皮膚表面塗擦芳療產品可能出現的副作用多半和過敏有關，而過敏的狀況在諮詢過程中就可以梳理出來；萬一確實出現輕微的不良反應，專業的芳療師也可以加以處理，根據個人需求調整配方。因使用精油而出現的嚴重不良反應並不常見，而且通常和使用方式不當有關，因此在專業芳療師指導下造成不當危害的機率非常小。

　　我們很難對協同作用進行測量，在沒有氣相層析儀的情況下，我們只能試著去

預估配方的整體效用。我們也很難判斷是否出現抵銷作用──畢竟，究竟要達到多少才算是太多呢？

對於執業芳療師來說，協同作用是否出現，可以從產品在顧客身上呈現的效果來評估。重要的是，我們必須記得製定一份具有協同作用的精油處方，不代表用在顧客身上就一定也會產生協同作用。因此，顧客的治療忠誠度或許是評估協同作用的一個簡單方法。文獻資料顯示，當顧客持續進行療程，就表示他們對於治療師與治療的產品感到滿意；這樣的滿意度來自有同理心的聆聽，沒有出現任何負面的不良反應，並且看到症狀改善（Baldwin 2006；McEvoy, Nydegger and Williams 2003；Renzi et al. 2002）。如果這些需求沒有被滿足，那麼對方就不容易聽從指示，產品也就更無法發揮效用。於是，從這個角度來看的話，協同作用的等式或許會是這樣：

協同作用＝（顧客＋治療師＋治療產品＋治療效果）

其中每個部分都同樣重要，因此焦點應該放在治療的整體。

上述個案研究中的受試者並沒有出現症狀惡化的情形，也沒有出現不良反應。我想我和這位受試者建立了良好的關係，她願意敞開心胸跟我分享生活中非常私人的問題，也願意告訴我她認為這個產品很容易使用，而且她也很喜歡使用它。這份個案研究呈現出一個正面的結果，對這位受試者來說，雖然只是皮膚狀況的微小轉變，也能讓她感覺生活品質大幅提升。

或許是因為青春痘如此棘手，才使得這份個案研究如此困難？不過，無論如何，這位小姐在試驗結束後對自己、對她的生活、她的皮膚都感覺更好了。那麼，我們是否創造了一個正向的協同作用呢？我想是的。

第二部

精油和原精的
實證效用

第二部將羅列整理出精油的實證效用，以及可能具有的療癒效果。這部分的資料依據不只來自傳統民間使用方式和芳香療法的實際臨床觀察，也包括從各領域蒐集得來的實證文獻資料。你會發現，某些來自社會與生活科學領域的研究，也為精油的效用提供了高度相關且具支持性的證據；此外，某些體外實驗與體內實驗的證據資料也被包括在內＊，以上這些資料提供讀者用來作為整體芳香療法的直接參考依據。這部分整理的文獻資料結果並非絕對，也並未完全窮盡，不過它卻能為目前市面上常見或不常見的多種精油和原精，呈現出代表性的療癒特質。

　　我將明確整理出某些精油和原精的特定作用。包括普遍常見的，以及較為罕見，但具有療癒可能性的精油和原精。我儘可能以學術研究和普遍認可的傳統民間用法作為佐證依據，說明這些精油的芳香療癒作用。這樣的整理將有助於我們辨識出具有同樣重要功效的精油，這些精油或許可以加在一起使用，帶來出現協同或疊加效果的可能性。如果你想對個別精油有進一步的認識、了解搭配上的建議，或者想要為目前的配方尋找可能進一步提升效用或能改善香氣的精油，這方面的資訊可以參考本書的第三部。

　　在第二部，我會用一系列的簡短篇章以及參考用的表格，呈現精油的效用與實證依據，表格中的精油資料是按照英文俗名的字母順序來排列。

　　為了對精油的療癒作用或特定成分的效用有更深一層的認識，在每一個表格的最後，都或多或少加上了附註作為說明。一般認為當精油透過呼吸進入身體或是被塗擦在皮膚上，其中脂溶性的成分會在細胞膜的脂質部分產生作用，進而影響鈣離子通道和鉀離子通道，改變細胞膜的滲透性，於是這些物質就可以透過細胞膜進出。不過，這些互動關係的性質會因為個別精油成分的特質而有所不同，而它們對於多種細胞功能的影響力是可以被見證的——例如對於細胞傳輸系統、酶、離子通道和受體的影響（Saad, Muller and Lobstein 2013）。這些附註與分子論的理論途徑格外相關，或許也可以在臨床施作上作為實證路徑的參考依據。然而，請記得，雖然精油的成分可以幫助我們掌握它的作用，但精油實際的療癒效果卻往往超乎我們的想像！

*譯註：體外實驗（*in vitro*）是指在實驗器具中進行的、細胞層級的實驗；活體／體內實驗（*in vivo*）指的是，以活體動物或人類為受試對象所進行的實驗。

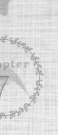

7 疼痛與發炎

Chapter

在這個章節，我們將看看精油和其中的化學成分在疼痛和發炎的狀況下，可以透過哪些方式發揮作用。這些止痛和消炎的作用對於身體各個「系統」都能發揮影響力，不過或許對於肌肉與關節的問題更加適用。我們將在第8章進一步探討內臟的疼痛，第11章討論呼吸系統的發炎狀況，在第12章針對皮膚和軟組織進行討論。

疼痛

常見的止痛藥（analgesic）包括有鴉片類藥物（opioids，例如嗎啡和可待因〔codeine〕）和非鴉片類藥物（non-opioids，例如阿斯匹林與非類固醇類消炎藥〔NSAID〕）。鴉片類藥物的作用方式是與中樞神經系統中的鴉片類受體結合，而非鴉片類藥物則是透過抑制前列腺素生成和周邊神經系統中環氧合酶（cyclooxygenas enzymes，簡稱COX）的生成，達到止痛的效果。止痛藥經常出現副作用，尤其是鴉片類止痛藥[1]，因此人們一直以來都在尋找更新的止痛媒介，其中就包括對於精油中的單萜烯和單萜烯衍生物的研究。

止痛藥的作用機制可以大致分成兩種。第一種是「守門」機制，讓疼痛的脈衝在脊椎和脊椎以上（延腦與中腦）的層級被阻斷。第二種機制，是周邊神經系統抑制痛覺脈衝[2]湧入。這就是所謂的鎮痛效果（anti-nociceptive effect）——當鴉片類藥物或腦內啡等物質與受體結合的時候，能降低神經元的疼痛敏感度。許多研究都指出，精油和其中的化學成分能發揮鎮痛的效果，其中，有少數幾則研究曾經針對精油分子的作用機制進行探討，而精油的鎮痛效果通常會伴隨著止痛作用和消炎作用同時出現。

---

[1] 這些副作用包括噁心、嘔吐、搔癢、便祕、瞳孔縮小、困倦、呼吸抑制和對使用的藥物不斷增加的抗藥性。

[2] 痛覺受體是一種疼痛感的接受器，受到刺激之後，會向脊椎神經和大腦發送神經訊號。

某些精油成分具有多重的作用模式，這也表示，這些精油或許對於許多不同種類的疼痛都能發揮效果。Guimarães、Quintans和Quintans-Júnior在2013年時，曾經針對從1990年到2012年的相關研究文獻，做過一次系統性的文獻探討整理，這份文獻研究把目前透過體外研究和體內實驗所得到的實證結果，進行了概要性的總結。從芳療師的角度來看，這份研究的結論真是令人樂見，因為其中討論的27種單萜類成分[3]當中，只有一種不具有止痛效果，也就是右旋薄荷腦。作者表示，「這些單萜類成分透過止痛效果所表現出來的多樣機制實在令人驚嘆。」接下來，我將簡單地為這些單萜烯成分和它們的氧化衍生物在止痛效果方面的實證資料，做一個摘要介紹。

　　左旋沉香醇（l-Linalool）可能是最多研究探討過的非環式單萜類化合物，它的效用多元，可以作用在許多不同區域，它能調節高達十種的人體系統[4]（Guimarães et al. 2013）。目前已有研究證實，左旋沉香醇（以及左旋香芹酮）能透過非鴉片類的中樞神經機制，對於以麩胺酸（glutamate）在小白鼠身上引致的疼痛，展現出色的鎮痛效果（Batista et al. 2008）。研究者認為，左旋沉香醇對於因發炎或水腫而引起的疼痛，是透過抑制一氧化氮（NO）的合成與釋放，來防止它在組織中的累積。一氧化氮會刺激細胞激素（cytokines）與自由基等促發炎介質的釋放，因而造成水腫、痛覺與疼痛（Rivot, Montagne-Clavel and Besson 2002，引用自Guimarães et al. 2013）。許多其他研究也探討了左旋沉香醇在痛覺效應背後的分子作用機制[5]（Behrendt et al. 2004；Batista et al. 2011）。

　　乙酸沉香酯（Linalyl acetate）是沉香醇的衍生物，同樣也具有鎮痛的作用；

---

[3]. 這些成分包括非環式單萜烯和相關衍生物（monoterpenoids）：檸檬醛、香茅醛、香茅醇、右旋與左旋沉香醇、乙酸沉香酯、月桂烯；以及單環單萜烯和相關衍生物：香荊芥酚、右旋與左旋香芹酮、對傘花烴、羥基二氫香芹酮（hydroxy-dihydrocarvone）、右旋檸檬烯、右旋與左旋薄荷腦、α-水茴香萜、右旋胡薄荷酮、百里酚、乙酸百里酚酯（thymol acetate）、百里醌（thymoquinone）；雙環單萜烯和相關衍生物：香芹酮環氧化物（carvone epoxide）、1,8-桉油醇、左旋小茴香酮、檸檬烯氧化物、α-和β-蒎烯、胡薄荷酮氧化物和圓葉薄荷酮。

[4]. 包括影響毒蕈鹼（muscarinic）、鴉片、多巴胺、腺苷酸（adenosine）和麩胺酸的受體系統，ATP敏感性鉀離子通道，以及神經肌肉接合處的尼古丁受體離子通道（和某些止痛藥的作用相仿）。

[5]. 左旋沉香醇可以抑制痛覺神經元當中的TRPA1（瞬態電壓感受器陽離子通道，子類A，成員1；也叫做芥末受體）和NMDA（N-methyl-D-aspartate，N-甲基-D-天門冬胺酸）等受體通道，進而降低痛覺感應（Batista et al. 2011）。Behrendt等人（2004）以及Proudfoot、Garry與Cottrell（2006）也認為，慢性的神經疼痛可以藉由左旋沉香醇對於TRPM8（瞬態電壓感受器陽離子通道，子分類M，成員8；也叫做薄荷醇受體、冷受體）的活化作用而受到控制。

不過它的消炎效果並不如左旋沉香醇，也不如由左旋加上右旋沉香醇產生的消旋沉香醇來的強大（Peana et al. 2002，引用自 Guimarães et al. 2013）。

乙酸牻牛兒酯（Geranyl acetate）是牻牛兒醇[6]的衍生物；它的在實驗中呈現出「離散」（discrete，即不連續）的止痛數據資料[7]，伴隨著鎮痛和些許的抗氧化作用；它不會影響到肌肉活動功能（Guimarães et al. 2013）。

右旋樟烯（d-Camphene）是一種雙環單萜烯，有顯著的鎮痛效果；它在體外實驗中展現出良好的抗氧化和清道夫（scavenge）潛力。這些作用和它在消炎方面的功效，都和抑制前列腺素的生成有關。它不會影響到肌肉活動功能（Guimarães et al. 2013）。

β-月桂烯（β-Myrcene）是一種非環性單萜烯。它的鎮痛功能是作用在中樞和周邊神經的部位，主因可能是它作為內源性類鴉片受體[8]和$\alpha 2$–腺甘酸受體系統[9]的媒介，因此發揮了效果（Rao, Menezes and Viana 1990，引用自 Guimarães et al. 2013）。從實驗資料中可以看到，β-月桂烯對於實驗測試的多種不同疼痛類型都能發揮強大的止痛效果，只不過效果會根據使用的途徑而有所不同。研究者曾經做出這樣的假設，認為月桂烯能使環磷酸鳥苷（cGMP）增加[10]，進而對離子通道產生調控作用（Guimarães et al. 2013）。β-月桂烯也有消炎的作用，這或許是因為它能對脂多醣（lipopolysaccharide）誘發的炎症、細胞移動，以及對一氧化氮、c-干擾素（c-interferon）和介白素-4（interleukin-4）[11]的合成與釋放，發揮抑制的作用（Souza et al. 2003，引用自 Guimarães et al. 2013）。

香茅醛（Citronellal）對中樞神經有顯著的鎮靜作用，同時也有鎮定和助眠的

---

[6]. 牻牛兒醇是沉香醇和橙花醇的同分異構物。

[7]. 這是一個體外實驗，當乙酸牻牛兒酯的劑量比右旋樟烯（同一實驗中檢測的另一項成分）更高時，出現了這樣的結果。

[8]. 內源性類鴉片（endogenous opioids）是一種可以透過心理和藥學作用啟動的人體類鴉片化學物質，例如腦內啡。

[9]. 這些受體出現在中樞神經系統以及血管上。

[10]. 環磷酸鳥苷（Cyclic guanosine monophosphate，cGMP）是一種能調控離子通道的傳導物質，作用於細胞表面。

[11]. 介白素-4與c-干擾素都是會促進發炎的細胞激素，會傳遞訊號給與發炎和免疫反應有關的化學物質。

特質，以及鎮痛的作用（Melo et al. 2010a；Quintans-Júnior et al. 2010）。針對香茅醛的進一步研究也發現，它也是一種消炎劑和抗氧化劑[12]（Quintans-Júnior 2011a）。研究者認為它的抗氧化作用可能跟鎮痛和消炎的機制有關。

香茅醇（Citronellol）具有止痛特質。Brito等人（2012）認為這可能和周邊與中樞神經系痛的痛覺抑制有關。

檸檬醛（Citral）是由兩種對掌性的同分異構物組成——橙花醛（neral，順式檸檬醛）與牻牛兒醛（geranial，反式檸檬醛）結合而成的。Stotz等人（2008）曾經提出，檸檬醛能夠刺激TRP通道族的某些成員，可以延長對其中某些通道類型的抑制效果。於是，研究者認為，既然檸檬醛具有廣效且延時的感覺抑制作用，它或許就可以被用來處理體表感覺神經和皮膚有關的疼痛，例如異位疼痛（allodynia）[13]，或是搔癢的情況。Quintans-Júnior等人（2011b）也透過研究證實，檸檬醛確實具有鎮痛的作用，而且可以降低實驗誘致的水腫與發炎症狀。因此，檸檬醛對於和水腫與發炎有關的疼痛，或許能發揮相當程度的幫助。

香荊芥酚（Carvacrol）是一種透過萜烯途徑衍生出來的酚類物質，以顯著的抗氧化作用聞名（Mastelic et al. 2008）。Guimarães等人（2013）的文獻回顧中提到香荊芥酚也具有鎮痛的效果，再加上它的抗氧化作用，將構成「顯著」的止痛效果，很可能透過抑制前列腺素合成、抑制促發炎細胞激素，以及抑制一氧化氮釋放的方式來達到效果，以上三種作用也同時具有消炎的效果。香荊芥酚也很可能是TRPV3離子通道的強效觸發劑。TRPV3分布在背根神經節、大腦和脊椎神經當中，和痛覺過敏、發炎與皮膚敏感等症狀有關（Xu et al. 2006）。

百里酚（Thymol）是香荊芥酚的同分異構物，也具有鎮痛的作用。Guimarães等人（2013）引用的研究文獻表示它的鎮痛作用很可能是來自調節離子通道、受體和前列腺素合成的效用。

[12] Bhardwaj等人（2009）在研究中發現，當疼痛的成因與氧化壓力（oxidative stress）有關，那麼使用抗氧化劑就有可能透過和鎮痛與消炎類似的機制來紓解疼痛。

[13] 異位疼痛是一種由一般狀況下不會造成疼痛的刺激源（例如溫度，或是像擦刷等身體刺激）所造成的疼痛。患者可能會出現「灼燒」的感覺。異位疼痛也可能是纖維肌痛、偏頭痛和帶狀疱疹後神經痛等痛症的特徵。

對-傘花烴（para-Cymene）是一種單環單萜烯分子，具有止痛作用，並且對於神經疼痛和發炎疼痛展現出「極佳的」鎮痛潛力。 對傘花烴的鎮痛效果是來自於對鴉片反應系統的影響（Santana et al. 2011， 引用自 Guimarães et al. 2013）。Santana等人（2011）也提到對傘花烴不會影響肌肉活動功能，這推翻了之前認為它可能對肌肉產生鬆弛作用的假設。Quintans-Júnior等人（2013）的研究指出，對傘花烴有強力的鎮痛效果，不過在抗氧化方面則表現較弱[14]，對一氧化氮也不會產生作用；不過，它能對超氧化物（superoxide）發揮輕微的作用，並因此削弱一氧化氮帶來的損害。

　　香芹酮（Carvone）是一種單環單萜酮，有兩種不同對掌形式，兩者都具有止痛的作用。左旋香芹酮的鎮痛作用和鴉片反應系統無關，右旋香芹酮則具有降低痛覺的作用。一般認為，兩者都能夠調控鈉離子通道。De Sousa等人（2007）發現左旋香芹酮止痛的作用比右旋香芹酮稍微強一些。

　　右旋-胡薄荷酮（*d*-pulegone）也是一種單環單萜酮，似乎和香芹酮有類似的作用。右旋胡薄荷酮對於COX有抑制的效果，並且可能抑制促發炎媒介的生成。

　　右旋和左旋-薄荷腦（*d*- and *I*-Menthol） 都是單環單萜醇。 薄荷腦具有知名的局部止痛效果， 幾項人類實驗也都證明， 它對頭痛（Gobel, Schmidt and Soyka 1994）和帶狀疱疹後神經痛（Davies, Harding and Baranowski 2002）都能發揮止痛的作用。 然而， 在Guimarães等人的系統性文獻整理中， 右旋薄荷腦是唯一沒有顯示出止痛作用的成分， 左旋薄荷腦則對促發炎介質與細胞激素有壓制的作用。然而，薄荷腦最知名的作用就是能在皮膚表面帶來清涼和麻木的感覺（在低濃度時具有這樣的效果），這是因為離子通道被啟動了。不過，如果以高濃度使用，薄荷腦將帶來溫暖或灼燒的感覺，甚至帶來疼痛感；這是因為高濃度的薄荷腦會對離子通道帶來可逆的阻斷作用（Guimarães et al. 2013）。

　　檸檬烯（Limonene）是一種單環單萜烯，有右旋和左旋兩種形式。比較常見的是右旋檸檬烯，它具有柑橘類的檸檬香氣，多數的柑橘屬精油中都含有這

[14.] 這是一個體外實驗，這樣的結論是和實驗中共同測試的其他化合物（右旋樟烯和乙酸牻牛兒酯）相較之下得來的結果。

個成分。左旋檸檬烯則出現在松科、柏科與禾本科植物中，以及八角茴香、胡椒薄荷、綠薄荷和史泰格尤加利當中，味道接近松節油。檸檬烯通常會和萜品油烯（terpinolene）與 α-萜品烯一起出現，有可能很難將這些成分區分開來。左旋和右旋檸檬烯加在一起自然出現的消旋檸檬烯，有時也被稱為雙戊烯（dipentene）。目前已知右旋檸檬烯具有顯著的鎮痛效果，可以不刺激鴉片類受體就能達到效果。Hirota等人（2010）認為，這可能是因為它具有強大的消炎作用，它能降低細胞移動和細胞激素分泌，同時還具有「強大」的抗氧化效果。

α-**萜品醇**（α-Terpineol)是一種單環單萜醇，可以透過中樞神經系統和周邊神經系統等途徑發揮鎮痛效果，也有消炎的作用（Quintans-Junior et al. 2011c）。

α-**水茴香萜**（α-Phellandrene)是一種單環單萜烯，它的鎮痛效果似乎牽涉到多種不同系統，包括對於麩胺酸、鴉片、氮、膽鹼能（cholinergic）和腎上腺素等反應系統的影響（Lima et al. 2012a，引用自Guimarães et al. 2013）。

1,8-桉油醇（1,8-cineole）是一種雙環單萜烯氧化物，早先也被稱作是尤加利醇（eucalyptol），因為它廣泛地出現在多種尤加利屬植物精油當中。1,8-桉油醇具有許多知名的作用，包括能增加皮膚穿透度、解充血、止咳，它也是一項獲得專利的產品，可以用來治療支氣管炎、鼻竇炎、呼吸道感染和風濕病等症狀。1,8-桉油醇的鎮痛效果和鴉片反應系統無關，不過若是濃度過高（400mg/kg，400mg相當於10滴）有可能對運動功能（locomotion）造成不良反應（Santos and Rao 2000），Liapi等人（2007）的實驗則顯示，低劑量的1,8-桉油醇在大鼠身上幾乎等同於嗎啡的作用，能減輕脊椎和脊椎以上的痛覺。不過，在小白鼠身上，脊椎以上的作用卻很微弱。Santos和Rao（2000）則在實驗報告中指出，1,8-桉油醇具有「強大」的消炎作用[15]，並且在周邊神經系統的止痛效果上，有「優秀」的表現。Guimarães等人（2013）則提到，1,8-桉油醇具有麻醉的特質，能直接作用於感覺神經，阻斷它的應激性，不過效果和使用的濃度有關。此外，1,8-桉油醇呈現出來的「清涼」感，則可能和它對特定離子通道的驅動作用有關。

[15.] 1,8-桉油醇對於COX有抑制作用，並且能壓制花生四烯酸的新陳代謝與細胞激素的生成。

α-和β-蒎烯（α- and β-pinene）也是許多研究探討的對象，而且結果有時會出現意料之外的結果。例如Guimarães等人（2013）就提到，α-蒎烯只有輕微的鎮痛作用，不過由於它也有消炎的作用，所以這可能是它能止痛的原因；β-蒎烯甚至會把嗎啡的鎮痛作用逆反過來（Liapi et al. 2008），但是由於它也具有消炎的作用，所以或許也是因此而達到了止痛的效果。

左旋小茴香酮（*I*-fenchone）是一種雙環單萜酮，也具有鎮痛的作用（Him et al. 2008，引用自Guimarães et al. 2013）。

圓葉薄荷酮（Rotundifolone）是一種帶有α,β-不飽和酮和一個環氧基的單萜類化合物[16]。圓葉薄荷酮也具有鎮痛作用，環氧基和單萜酮在其中扮演同樣重要的角色。研究者認為，環氧基的位置會對分子的鎮痛效果產生影響（de Sousa et al. 2007）。圓葉薄荷酮的止痛效果會因為在治療前施用鴉片拮抗劑納洛酮（naloxone）而被阻斷，因此，它的鎮痛作用很可能是透過鴉片機制達到的效果（Almeida, Hiruma and Barbosa-Filho 1996，引用自de Sousa et al. 2007）。

無庸置疑地，單萜烯成分和單萜烯類衍生物在止痛上有極強大的潛力，而且重要的很可能不只是官能基本身，而是官能基在碳結構上的位置。

某些**苯基丙烷衍生物**[*]也有著名的止痛效果，包括酚類的**丁香酚（eugenol）**，它的短時麻醉效果已經相當為人所知，它也能帶來止痛和消炎的效果（Daniel et al. 2008）。**水楊酸甲酯（Methyl salicylate）**屬於酯類，它同樣也具有止痛和消炎的作用（Bowles 2003）。從這許多的例子中，我們可以發現，疼痛的紓解很可能與消炎作用有密切的關連。

---

[16]:這是許多薄荷屬植物當中的重要成分，尤其是莫吉托薄荷（M.×villosa），以及圓葉薄荷（M. rotundifolia）、蘋果薄荷（M. suaveolens）、綠薄荷（M. spicata）和馬薄荷（M. longifolia）（Guedes et al. 2004a）。

[*] 譯註：精油分子的主要形成途徑有萜烯途徑（從萜烯類衍生而來），以及苯丙烷途徑（從肉桂酸衍生而來）。苯丙烷類衍生物帶有苯環，主要包括有苯基酯、酚醚類與香豆素等。

發炎

　　發炎是人體遭遇傷害性刺激時產生的保護反應，這些刺激可能是來自病原體侵入，或是細胞受傷或受損。激烈的急性炎症是身體修復過程的最初階段，是人體內部的免疫機制被觸發所引起。發炎介質（inflammatory mediators）包括能造成腫瘤細胞死亡的腫瘤細胞壞死因子-α（TNF-α）、各種介白素（interleukin）、前列腺素E2（PGE 2）以及組織胺等血管活性胺（vasoactive amines）；其他可能造成發炎的因子包括環氧合酶-2（COX-2）、5-脂氧合酶（5-LOX）、特定的某些激酶（kinase），以及磷脂酶（phospholipase）。舉例來說，磷脂酶A_2就是一種能把細胞膜上的磷脂轉變為花生四烯酸的酵素，花生四烯酸是一種反應性代謝物，會不斷被環氧合酶（COX）代謝成前列腺素。某些發炎介質，例如介白素-1β和TNF，會刺激額外的發炎路徑，使前列腺素、白三烯（leukotriene）和一氧化氮增生，形成黏著分子（adhesion molecules）和更多的細胞激素。然而，時間拉長的「慢性」炎症是身體對持續性刺激源的一種失調反應，可能導致自體免疫疾病、過敏、關節炎、癌症和動脈硬化症。

　　近年來，多數探討精油和精油成分抗發炎（消炎）效果的研究都認為，精油成分要不是提高或削減發炎介質的形成，就是能抑制特定酵素的作用（例如COX-2、5-LOX和磷脂酶A_2）（Adorjan and Buchbauer 2010；Baylac and Racine 2003；de Cássia da Silveira e Sá et al. 2014；Kumar et al. 2009）。某些精油和它們的成分（例如茶樹和萜品烯-4-醇）可以透過抑制組織胺釋放和抑制細胞酵素生成，舒緩過敏的狀況（Edris 2007）。

　　我們在「疼痛」的部分已經探討過某些單萜類分子的消炎效果，除此之外，精油當中還有其他的化學分子，它們也被證實具有消炎的作用。我們將在接下來的篇幅加以討論。

單萜烯和單萜類衍生物

　　檜烯（Sabinene）是一種具有消炎作用的雙環單萜烯。它在肉豆蔻（*Myristica fragrans*）、西洋蓍草（*Achillea millefolium*）和泰國蔘薑（*Zingiber cassumunar*）中有顯著的含量，在芳香羅文莎葉（*Ravensara aromatica*）有超

過10%的含量、也存在佛手柑（*Citrus bergamia*）、黑胡椒（*Piper nigrum*）、黑醋栗花苞（*Ribes nigrum*）、青檸葉（*Citrus hystrix*）、杜松果（*Juniperus communis*）、月桂葉（*Laurus nobilis*）、桉油樟（*Cinnamomum camphora* CT 桉油醇）等精油中；較為罕見的精油，例如濟州柑橘花（hallabong flower）（[（*Citrus unshiu*×*Citrus sinensis*）×*Citrus reticulata*]）當中也含有檜烯。單體的檜烯有強大的消炎作用，能夠清除並抑制一氧化氮的生成（Kim et al. 2013a；Valente et al. 2013）。

香茅醇（**Citronellol**）和**牻牛兒醇**（**Geraniol**）的消炎作用來自抑制巨噬細胞中的一氧化氮和PEG2（Su et al. 2010）。

萜品烯-4-醇（Terpinen-4-ol） 可以透過抑制組織胺的釋放來達到舒緩過敏的效果（Edris 2007）。

乙酸龍腦酯（Bornyl acetate） 是一種從雙環單萜烯——右旋樟烯衍生而來的酯類，同樣具有消炎作用。Wu等人（2004）探討陽春砂（*Amomum villosum*）[17] 當中的乙酸龍腦酯，對於被實驗誘致了疼痛和發炎症狀的小白鼠能發揮何種作用。透過這項實驗，他們發現，乙酸龍腦酯同時具有止痛和消炎的作用。Matsubara等人（2011a）則引用了一份2008年的研究，這項研究探討了台灣特有植物品種土肉桂（*Cinnamomum osmopheloeum*）[18] 當中乙酸龍腦酯的消炎作用，並且再一次確認了它的消炎效果。

倍半萜烯和倍半萜類衍生物

***α*-沒藥醇（*α*- Bisabolol）、*β*-丁香油烴（*β*-caryophyllene）、反式橙花叔醇（trans-nerolidol）和金合歡醇（farnesol）** 都對5-LOX有抑制的作用。（Baylac and Racine 2003）。

---

[17] 陽春砂是一種薑科植物，東南亞和中國南方為取果實而進行栽培，它的果實乾燥後可以作為烹飪用香料，類似荳蔻。它也是當地傳統民俗療法會使用的藥材。

[18] *Cinnamomum osmopheloeum* 被稱為「偽肉桂」（pseudocinnamon）或土肉桂，在台灣被用來治療痛風。

苯基丙烷類衍生物（Phenylpropanoids）

　　肉桂醛（Cinnamaldehyde）、乙酸肉桂酯（cinnamyl acetate）、肉桂酸（cinnamic acid）、丁香酚（eugenol）、肉豆蔻醚（myristicin）、欖香脂醚（elemicin）、反式洋茴香腦（trans-anethole）和苯乙基醇（phenylethanol） 都具有消炎的作用。這些化學分子的消炎作用可能和它們的極性（polarity）[19]有關，研究也指出，它們的消炎作用是通過許多不同的作用機制產生的。肉桂醛有卓越的消炎作用，可以用來處理慢性發炎症狀，同時它也具有抗神經發炎的作用，因此是處理神經退化性疾病時可以列入考慮的選擇（de Cássia da Silveira e Sá et al. 2014）。

丁二烯類（Butadienes）

　　反式-1-（3,4-二甲基苯基）丁二烯（trans-1-(3,4-dimethoxyphenyl) butadiene，簡稱為DMPBD），是泰國蔘薑當中含有的成分，比例約佔1–16%。這個化合物具有強大的消炎作用（Jeenapongsa et al. 2003），它對COX-2和PGE2都有抑制的效果。

薑黃素類（Curcuminoids）

　　研究也顯示，泰國蔘薑根莖萃取物當中含有叫做cassumunin A, B與C的酚類化合物。這些成分是一種薑黃素類物質，泰國蔘薑的許多效用（例如抗氧化、消炎、抗過敏等作用），都是這個成分帶來的效果（Bua-in and Paisooksantivatana 2009）。

---

[19].化學分子的極性越高，表示越容易溶於水。然而，就算是精油裡面極性較高的成分，水溶性依然不高，不過在酒精裡面可以溶解得很好。

表 7.1　止痛、鎮痛、消炎作用的精油

精油	作用	實證資料
非洲青香茅 African bluegrass *(Cymbopogon validus)*	消炎 止痛	主要成分為 β- 月桂烯（15–20%），因此可能具有消炎和止痛的效果——可參見前文說明。
距花山薑（根莖） Alpinia calcarata *(rhizome)*	鎮痛 消炎 止痛	取自根莖部位的距花山薑，是斯里蘭卡、印度和馬來西亞傳統民俗療法中，用來治療關節炎的藥物。它的水劑和酊劑萃取物都具有抗氧化與鎮痛的作用（Arambewela, Arawwawala and Ratnasooriya 2004）。此外，它也有消炎的作用，這很可能是透過抑制組織胺和前列腺素的合成達到的效果（Arawwawala, Arambewela and Ratnasooriya 2012）。距花山薑精油同樣也展現出消炎和止痛的作用（Rahman et al. 2012）。
丁香羅勒／非洲羅勒 Basil, African *(Ocimum gratissimum)*	止痛 消炎	Prabhu 等人（2009）特別在研究中強調了丁香羅勒的作用。它含有甲基醚蔞葉酚，雖然這個成分有致癌的可能性，但也同時含有能夠抗癌的右旋檸檬烯與 α- 丁香油烴。Tisserand 與 Young（2014）建議外用濃度最高不超過 0.2%。
甜羅勒／沉香醇羅勒 Basil, CT linalool *(Ocimum basilicum)*	止痛 消炎	甜羅勒當中大約有 53–58% 的沉香醇，以及 9–15% 的丁香酚。這兩種主要成分都具備鎮痛（Batista et al. 2008；Daniel et al. 2008）和消炎（Daniel et al. 2008；Rivot et al. 2002）的作用，因此，很可能甜羅勒精油也會發揮同樣的效果。也有幾項研究（Behrendt et al. 2004；Batista et al. 2011）探討過沉香醇鎮痛效果背後的分子作用機制[1]。
神聖羅勒 Basil, holy *(Ocimum sanctum)*	止痛 消炎	神聖羅勒的主要成分是丁香酚（30–50%）（Prakash and Gupta 2005），而丁香酚有止痛和消炎的作用（Dusan et al. 2006）。 神聖羅勒萃取物和其中的丁香酚成分，可以降低尿酸濃度，因此或許可以用來處理類風濕性關節炎（Sarkar et al. 1994；Sen 1993）。
月桂 Bay laurel *(Laurus nobilis)*	止痛 鎮痛 消炎	一項動物實驗（Sayyah et al. 2003）顯示，萃取自月桂葉的精油具有止痛（鎮痛）和消炎的作用，效果可以媲美傳統的止痛藥物和非類固醇類消炎藥物。
佛手柑 Bergamot *(Citrus aurantium var. bergamia fruct., C. bergamia)*	止痛 鎮痛	一項動物實驗顯示，佛手柑具有鎮痛的效果，它能抑制小白鼠身上被實驗誘發的疼痛和刺激（Sakurada et al. 2009）。這個實驗也證實，沉香醇在刺激 TRPA1 的過程中扮演了重要角色，此外，乙酸沉香酯也具有鎮痛劑的效果（參見前文說明）。研究發現，佛手柑精油能釋放透過胞吐作用（exocytotic）和載體傳遞的離散氨基酸，這些物質能在海馬迴發揮神經傳導功能。佛手柑在局部缺血（ischaemia）和疼痛的情況下也能發揮神經保護的作用。這些結果都支持了用佛手柑來處理癌症疼痛、情緒失調和壓力導致的焦慮症等使用方式（Bagetta et al. 2010）。

黑種草 Black cumin (Nigella sativa)	鎮痛 消炎	黑種草精油和其中的百里醌(thymoquinone)具有鎮痛作用（Abdel-Fattah, Matsumoto and Watanabe 2000）。其中的另外兩個主要成分，對傘花烴和 γ- 萜品烯，也有同樣的功效。實驗證明，黑種草當中的百里醌，能抑制實驗誘致於大鼠身上的風濕性關節炎（Adorjan and Buchbauer 2010）。
黑胡椒 Black pepper (Piper nigrum)	止痛 鎮痛	一般認為黑胡椒精油有促進局部血液循環和溫暖的效果，它的主要成分（β- 丁香油烴、右旋檸檬烯、α- 和 β- 蒎烯）也很可能具有止痛、鎮痛和消炎的作用。 在一個隨機對照試驗研究中，研究者將黑胡椒和甜馬鬱蘭、真正薰衣草與胡椒薄荷精油混合（以 3% 的濃度混入乳霜中，每日使用），結果發現，這個配方消除頸部疼痛的效果比控制組明顯更有效果。這項實驗的評估方式是以視覺類比量表（visual analogue scale）來對壓痛閾值和動作進行分析（Ou et al. 2014）。
樟樹 CT 橙花叔醇 Cinnamomum camphora Camphor, CT nerolidol (Cinnamomum camphora)	消炎	橙花叔醇樟樹精油當中含有 40–60% 的橙花叔醇，此外，單萜類與倍半萜類成分各占 20% 左右（Behra, Rakotoarison and Harris 2001）；Baylac 和 Racine（2003）認為橙花叔醇有抑制 5-LOX 的作用，因此橙花叔醇樟樹精油可能具有消炎的功效。
金合歡原精 Cassie absolute (Acacia farnesiana)	消炎	金合歡醇和水楊酸甲酯使得金合歡原精可能發揮消炎的作用；金合歡醇也有抑制 5-LOX 的作用（Baylac and Racine 2003）。
喜瑪拉雅雪松 Cedar, Himalayan (Cedrus deodara)	消炎 止痛	喜瑪拉雅雪松精油可以抑制5-LOX（Baylac and Racine 2003），因此可能具有消炎的作用。 研究已證實喜瑪拉雅雪松當中的喜瑪拉雅醇和其他倍半萜類成分，有解痙攣的作用（Kar et al. 1975；Patnaik et al. 1977，引用自 Burfield 2002）。此外，喜瑪拉雅雪松也在動物實驗中呈現出止痛和消炎的效果（Schinde et al. 1999a and 1999b，引用自 Burfield 2002）。
德國洋甘菊 Chamomile, German (Matricaria recutita)	消炎	德國洋甘菊當中含有能抑制 5-LOX 的 α- 沒藥醇（Baylac and Racine 2003）和母菊天藍烴。 Bowles（2003）曾在書中引用 Safayhi 等人（1994）的研究，認為德國洋甘菊精油能在生物體中發揮消炎的效果。Safayhi 等人認為，這個作用是因為德國洋甘菊能阻斷白三烯 B4 的生成，這是嗜中性白血球（neutrophil）在發炎部位生成的發炎介質。
錫蘭肉桂葉 Cinnamon leaf (Cinnamomum verum , C. zeylanicum)	消炎 止痛	丁香酚是錫蘭肉桂葉精油的主要成分，也是肉桂葉能發揮消炎作用的主要原因。此外，肉桂葉精油中的肉桂醛，也可能和其他微量成分（例如沉香醇和 β- 丁香油烴），產生協同作用，因此可以用來處理神經性疼痛。請參見前文說明。
柑橘屬植物 Citrus species （含右旋檸檬烯80%以上）	鎮痛 消炎	Hirota 等人（2010）以及 Guimarães 等人（2013）所引用的研究都指出，右旋檸檬烯有顯著的鎮痛、消炎和抗氧化效果。因此，富含右旋檸檬烯的柑橘類精油很可能也能發揮同樣的功效。 不過，Sakurada 等人（2009）所做的動物實驗當中，甜橙精油（C. sinensis）卻沒有呈現出任何鎮痛效果。因此我們不能假定柑橘屬植物一定具有這樣的作用。

快樂鼠尾草 Clary sage *(Salvia sclarea)*	止痛 鎮痛	Sakurada 等人（2009）的研究顯示，快樂鼠尾草精油對於小白鼠身上由實驗誘致的疼痛，能發揮鎮痛效果。 在一個隨機、雙盲的實驗中，研究者混合了真正薰衣草、快樂鼠尾草和甜馬鬱蘭（比例為 2：1：1，以 3% 的濃度混入基底乳霜進行腹部按摩[2]），結果顯示，將這個配方用在因原發性痛經前來求診的門診病患身上，能發揮緩解疼痛、縮短疼痛時長的效果（Ou et al. 2012）。
丁香花苞 Clove bud *(Syzygium aromaticum)*	止痛 消炎	主要成分為丁香酚，這個成分有消炎的作用。
青檸果 Combava peel *(Citrus hystrix peel)*	鎮痛 消炎	青檸果精油當中含有 α- 萜品醇，這個成分能透過中樞和周邊神經系統起到鎮痛的作用，同時也有消炎的效果（Quintans-Júnior et al. 2011c）。
青檸葉 Combava petitgrain *(Citrus hystrix leaf)*	鎮痛 消炎	青檸葉的主要成分是香茅醛，它具有鎮痛和消炎的作用（Melo et al. 2010a；Quintans-Júnior et al. 2010；Quintans-Júnior 2011a；請參見前文說明）。
芫荽籽 Coriander seed (Coriandrum sativum)	止痛	取自種籽的芫荽精油含有右旋 - 沉香醇、α- 和 β- 蒎烯、γ- 萜品烯、對 - 傘花烴以及其他成分，因此這支精油可能具有止痛的效用。在芳香療法中，芫荽精油對於骨性關節炎和風濕性疼痛的止痛效果有不可取代的作用（Price and Price 2007）。
絲柏 Cypress *(Cupressus sempervirens)*	止痛 消炎	地中海地區的絲柏在當地傳統療法中，被用來治療疼痛和發炎；絲柏精油也是極佳的一氧化氮清道夫（Aazza et al. 2014）。
尤加利屬植物 Eucalyptus species （富含 *1,8 - 桉油醇*）	止痛 鎮痛 消炎	Santos 和 Rao（2000）、Liap 等人（2007）以及 Guimarães 等人（2013）的研究都說明了 1,8- 桉油醇的相關作用。（請參見前文說明）。
河岸紅尤加利 Eucalyptus camadulensis	鎮痛	河岸紅尤加利在一項動物研究中發揮了鎮痛的效果，有可能是基於其中的 1,8- 桉油醇成分（Liapi et al. 2008）。
藍膠尤加利 Eucalyptus globulus	止痛 鎮痛 消炎	一項動物實驗（Silva et al. 2003）指出，藍膠尤加利根據使用的劑量，可能出現中樞神經止痛、周邊神經鎮痛和消炎的作用。
甜茴香 Fennel, sweet *(Foeniculum vulgare var. dulce)*	消炎	甜茴香精油中的反式洋茴香腦對於骨骼肌能發揮解痙攣的作用，因此可以解釋它的止痛效果（Albuquerque, Sorenson and Leal-Cardoso 1995）。反式洋茴香腦也可能為這支精油帶來消炎的效果（de Cássia da Silveira e Sá et al. 2014）。
韓國冷杉 Fir, Korean *(Abies koreana)*	消炎	Yoon 等人（2009a）的研究說明韓國冷杉精油（乙酸龍腦酯、檸檬烯和 α- 蒎烯）能夠抑制促發炎介質，這可能和它對酵素表現（包括 COX-2）的調節作用有關。
乳香 Frankincense （*包括東非乳香 Boswellia carterii 神聖乳香 B. sacra 印度乳香 B. serrata 等*）	消炎 抗關節炎	乳香在傳統療法中是具有消炎和抗關節炎效果的藥材（Hussain et al. 2013）。

波旁天竺葵 Geranium （*Pelargonium* × *Asperum* 或玫瑰天竺葵 *P. roseum*（*P. capitatum* × *P. radens* 的混種） 以及 *P.capitatum*、*P.* *radens*、*P. odoratissimum* 等天竺葵）	止痛 消炎	Maruyama 等人（2006）研究天竺葵精油的效用，他們用注射的方式，觀察天竺葵精油對於被實驗誘致水腫和關節炎症狀的小白鼠，具有何種作用。結果顯示，天竺葵精油減緩了發炎反應前期和末期的腫脹和發炎情況，嗜中性白血球累積的數量也獲得減少。不過，這些腹腔內的注射也帶來毒性。研究者認為，天竺葵精油可以透過皮膚塗擦的方式來治療風濕性關節炎。 另一個以多中心收案和雙盲方式進行的交叉研究（Greenway et al. 2003）顯示，天竺葵（以 10%–100% 的比例混合於礦物油中）可以「在幾分鐘內」紓解帶狀疱疹後神經痛，有 25% 的病患都表示「自發性疼痛獲得了大幅的舒緩」。天竺葵精油的耐受性非常好，就算以 100% 純精油的方式使用，也只有幾個病患出現輕微的皮膚刺激。
薑 Ginger （*Zingiber officinale*）	止痛 消炎	傳統療法會用薑來紓解疼痛和發炎（Carrasco et al. 2009）。讓患有嚴重慢性佐劑性關節炎的大鼠以口服方式服用薑精油，對於腳掌和關節的腫脹有顯著的消腫效果（Sharma, Srivastava and Gan 1994）。 薑能壓制／抑制促發炎細胞激素的合成，也可以抑制 COX 和 5-LOX 的作用（Rahmani, Al Shabrmi and Aly 2014）。 對於骨性關節炎的治療有相當的重要性（Rahmani, Al Shabrmi and Aly 2014）。
加拿大鐵杉 Hemlock （*Tsuga canadensis*）	止痛 消炎	加拿大鐵杉含有 41–43% 的乙酸龍腦酯，這個成分具有著名的止痛和消炎特質（Wu et al. 2004）。
大麻 Hemp（*Cannabis sativa*）	止痛 消炎	有止痛和消炎的可能性（Tubaro et al. 2010）；Baylac 和 Racine（2004）的體外實驗說明它有抑制 5-LOX 的作用。
義大利永久花 Immortelle （*Helichrysum angustifolia*）	止痛 消炎	Voinchet 和 Giraud-Robert（2007）曾經以義大利永久花（*Helichrysum italicum var. serotinum*）調和玫瑰果浸泡油（*Rosa rubiginosa*），探討它在整容重建手術後的治療效果，以及相關的臨床應用方式。這個組合減輕了發炎、水腫和瘀傷的情況，研究者認為是因為義大利永久花當中含有義大利酮（italidione），同時，永久花精油中的主要成分乙酸橙花酯，也被認為是止痛效果的主要來源。
大花茉莉原精 Jasmine absolute （*Jasminum grandiflorum*）	止痛	Holmes（1998/1999, 2001）曾多次提到大花茉莉具有止痛效果。傳統療法會用大花茉莉來放鬆肌肉，而阿育吠陀療法則用它作為溫和的止痛劑（Shukla 2013）。
杜松果 Juniperberry （*Juniperus communis*）	止痛 鎮痛 消炎	杜松果精油的主要成分（α- 蒎烯、β- 月桂烯、檜烯、萜品烯 -4-醇）和其他成分（左旋檸檬烯、β- 蒎烯、γ- 萜品烯和對傘花烴）都有著名的止痛、鎮痛和消炎作用，因此，杜松果精油可以用來紓解疼痛和炎症。 杜松果精油也在一項動物實驗中展現出卓越的消炎和鎮痛效果（Akkol, Güvenc and Yesilada 2009）[3]。
露兜花 Kewda （*Pandanus odoratissimus,* *P. fascicularis*）	鎮痛 消炎 （潛力）	露兜花精油的主要成分是苯乙基甲醚（phenylethyl methyl ether），此外有高達 22% 的萜品烯 -4- 醇，以及對傘花烴和 α-萜品醇這些成分都有消炎、止痛和鎮痛的作用（參見前文說明）。

真正薰衣草 Lavender, true (Lavandula angustifolia)	止痛	真正薰衣草在一項體內實驗中（Sakurada et al. 2009），展現出鎮痛的作用。透過氧氣面罩使用薰衣草精油，可以減少剛結束手術的病患需要使用的鴉片類止痛藥物（Kim et al. 2007）。 在一個隨機、雙盲的實驗中，研究者混合了真正薰衣草、快樂鼠尾草和甜馬鬱蘭（比例為2：1：1，以3%的濃度混入基底乳霜進行腹部按摩），結果顯示，將這個配方用在因原發性痛經前來求診的門診病患身上，能發揮緩解疼痛、縮短疼痛時長的效果（Ou et al. 2012）。 在一個隨機對照試驗研究中，研究者將真正薰衣草和甜馬鬱蘭、黑胡椒與胡椒薄荷精油混合（以3%的濃度混入乳霜中，每日使用），結果發現，這個配方消除頸部疼痛的效果比控制組明顯更有效果。這項實驗的評估方式是以視覺類比量表來對壓痛閾值和動作進行分析（Ou et al. 2014）。
醒目薰衣草 Lavandin (Lavandula hybrid)	鎮痛	醒目薰衣草在一項動物研究中呈現出鎮痛的效果（Sakurada et al. 2009）。
檸檬 Lemon (Citrus limon)	消炎	可以抑制 5-LOX（Baylac and Racine 2003）。
香蜂草 Lemon balm (Melissa officinalis)	消炎 止痛	根據 Bounihi 等人（2013）的研究，讓大鼠以口服方式使用來自摩洛哥的香蜂草精油，對於用角叉菜膠和外傷所引致的腳掌水腫，具有消炎的效果，因此香蜂草精油或許可以用來治療和發炎與疼痛有關的病症。研究者認為，香蜂草精油的作用有部分是來自其中的檸檬醛（27%）。這項研究使用的摩洛哥香蜂草精油主要成分是橙花醇（30.44%）；順式胡薄荷酮也占 22%。
檸檬香茅（西印度） Lemongrass (Cymbopogon citratus)	止痛 鎮痛	主要成分是檸檬醛，這項成分擅長處理與體表感覺神經和皮膚有關的疼痛，例如：異位疼痛與搔癢。Quintans-Júnior 等人（2011b）的研究也說明它具有鎮痛的作用，可以降低人工誘致的水腫和發炎症狀。因此，如檸檬香茅等富含檸檬醛的精油，可以用來處理伴隨著水腫和發炎的疼痛。
菩提花原精 Linden blossom absolute (Tileavulgaris)	消炎	主要成分為金合歡醇，可以抑制 5-LOX（Baylac and Racine 2003）。
長胡椒 Long pepper (Piper longum)	消炎 止痛 緩解與 發炎有 關的水 腫情況	長胡椒在阿育吠陀療法中是一種反刺激劑（counter-irritant）和止痛劑，以外用方式處理肌肉疼痛和發炎等情況。在一項體內實驗中，長胡椒精油對於以角叉菜膠誘發的腳掌水腫（大鼠）發揮了顯著的消炎作用，這樣的效果和劑量有關，以 1ml／kg 的劑量使用時（口服），降低水腫情況的效果比止痛消炎藥布洛芬（ibuprofen）還更有效（Kumar et al. 2009）。 Zaveri 等人（2010）提到，長胡椒的止痛作用只有輕微的類鴉片效果，不過在非類固醇類消炎止痛藥的止痛機制上，卻呈現出強大的效果。
橘（桔） Mandarin (Citrus reticulata)	消炎	可以抑制 5-LOX（Baylac and Racine 2003）。

甜馬鬱蘭 Marjoram, sweet *(Origanum majorana)*	止痛	甜馬鬱蘭的主要成分和微量成分當中，許多都有顯著的止痛、鎮痛與消炎效果（萜品烯-4-醇、乙酸沉香酯、γ-萜品烯和對傘花烴），因此這支精油可適用於疼痛與發炎的情況。 在一個隨機、雙盲的實驗中，研究者混合了真正薰衣草、快樂鼠尾草和甜馬鬱蘭（比例為2：1：1，以3%的濃度混入基底乳霜進行腹部按摩），結果顯示，將這個配方用在因原發性痛經前來求診的門診病患身上，能發揮緩解疼痛、縮短疼痛時長的效果（Ou et al. 2012）。 在一個隨機對照試驗研究中，研究者將甜馬鬱蘭和黑胡椒、真正薰衣草與胡椒薄荷精油混合（以3%的濃度混入乳霜中，每日使用），結果發現，這個配方消除頸部疼痛的效果比控制組明顯更有效果。這項實驗的評估方式是以視覺類比量表來對壓痛閾值和動作進行分析（Ou et al. 2014）。
莫吉托薄荷 Mojito' mint （*Mentha × villosa*,[4]*Cuba*）	鎮痛	莫吉托精油和它的主要成分胡椒酮氧化物（piperitone oxide）都具有鎮痛的效果，也可能間接帶來消炎效果，這項作用與中樞神經系統無關。在一項動物實驗中，莫吉托薄荷精油和胡椒酮氧化物都沒有出現止痛的效果（Sousa et al. 2009）。
沒藥 Myrrh *(Commiphora myrrha)*	消炎 止痛	可以抑制5-LOX（Baylac and Racine 2003）。 具有止痛和消炎的作用（Su et al. 2011）。 中醫用來治療關節炎，而阿育吠陀療法則用來處理炎症（Shen et al. 2012）。
莎草 Nagarmotha *(Cyperus scariosus)*	止痛 鎮痛	Bhwang等人（2013）在一項針對各種莎草植物和莎草精油進行的研究中提到，莎草精油具有止痛和鎮痛的作用。
橙花精油 Neroli *(Citrus aurantium var. amara flos.)*	鎮痛 消炎	Khodabakhsh等人（2015）以小白鼠和大鼠研究了橙花精油對於實驗誘致的疼痛和發炎是否具有止痛和消炎的作用。結果顯示，橙花能在中樞神經系統發揮止痛效果，也能在周邊神經系統發揮鎮痛作用，並且表現出良好的消炎效用。對照組使用的是鎮痛消炎藥雙氯芬酸鈉（diclofenac sodium）（劑量50mg／kg）。這個結果支持了傳統民俗療法中用橙花來處理急性與慢性炎症的作法。
肉豆蔻 Nutmeg *(Myristica fragrans)*	消炎	肉豆蔻醚有消炎的作用（de Cássia da Silveira e Sá et al. 2014）。而其他成分中，有許多也具有止痛、鎮痛和／或消炎的效果（α-與β-蒎烯、萜品烯-4-醇、γ-萜品烯、沉香醇、β-月桂烯、對-傘花烴、檜烯）。
橙花原精 Orange blossom absolute *(Citrus aurantium var. amara flos.)*	止痛 鎮痛 消炎	從化學成分來看，橙花原精的主要成分是左旋-沉香醇（32%）和乙酸沉香酯（16.8%），橙花叔醇與金合歡醇大約占7%，另外有4.5%的苯乙醇。這些成分顯示，橙花原精應該具有止痛、鎮痛和消炎的作用。
甜橙 Orange, sweet *(Citrus sinensis)*	消炎	可以抑制5-LOX（Baylac and Racine 2003），因此可能具有消炎的作用。

玫瑰草 Palmarosa *(Cymbopogon martinii)*	消炎 鎮痛 （潛力）	玫瑰草精油的主要成分是牻牛兒醇（75–80%），牻牛兒醇能對巨噬細胞中的一氧化氮和 PGE2 起到抑制的作用，因此具有消炎的效果（Su et al. 2010）。此外，它也含有乙酸牻牛兒酯（10%），這項成分有止痛和鎮痛的作用，並且不會影響到肌肉活動功能（Quintans-Júnior et al. 2013）。
廣藿香 Patchouli *(Pogostemon. cablin, P. herba)*	消炎	Raharjo 和 Fatchiyah（2013）在研究中運用了一種電腦對接技術，能將分子間的互動視覺化。他們用這個方法篩選出廣藿香精油中能抑制 COX-1 的成分。結果發現，在廣藿香的主要成分當中，α-廣藿香醇具有抑制 COX-1 的作用，因此能作為消炎劑使用。
胡椒薄荷 Peppermint *(Mentha × piperita)*	止痛	Gobel、Schmidt 和 Soyka（1994）以及 Davies、Harding 和 Baranowski（2002）的研究都說明薄荷腦有止痛的作用（參見前文說明）。 在一個隨機對照試驗研究中，研究者將胡椒薄荷和甜馬鬱蘭、真正薰衣草或黑胡椒精油混合（以 3% 的濃度混入乳霜中，每日使用），結果發現，這個配方消除頸部疼痛的效果比控制組明顯更有效果。這項實驗的評估方式是以視覺類比量表來對壓痛閾值和動作進行分析（Ou et al. 2014）。
蘇格蘭赤松 Pine *(Pinus sylvestris)*	止痛 消炎	土耳其的傳統民俗療法會以松樹的樹脂、柏科植物和矮接骨木（Sambucus ebulus）一起熬汁，加在泡澡水中治療風濕症（Süntar et al. 2012）。 蘇格蘭赤松精油的主要成分是 α- 與 β- 蒎烯。α- 蒎烯有消炎作用和些微的鎮痛效果（Guimarães, Quintans and Quintans-Júnior 2013）；β- 蒎烯則有消炎的作用，因此蘇格蘭赤松精油或許能發揮止痛的效果（Liapi 2008）。
粉紅胡椒 Pink pepper *(Schinus molle)*	消炎	研究證實，粉紅胡椒精油具有抗氧化和消炎的特質（Marongiu et al. 2004）。
泰國蔘薑 Plai *(Zingiber cassumunar)*	止痛 消炎	泰國蔘薑含有好幾種消炎成分，包括檜烯和 DMPBD。泰國蔘薑精油有高度的抗氧化效果和消炎作用（Leelarungrayub and Suttagrit 2009）。 實驗證明，對於人類關節炎也同樣有效（Chiranthanut, Hanprasertpong and Teekachunhatean 2014；Loupattarakasem et al. 1993；Niempoog, Siriarchavatana and Kaisongkram 2012）。 類風濕性關節炎發作時，體內的促發炎細胞激素和基質金屬蛋白酶的表現量會增加，進而使關節發炎、軟骨遭到削蝕與破壞。Chaiwongsa 等人（2013）曾經以一項體外實驗，評估 DMPBD 這項成分是否能抑制人類滑膜成纖維細胞株（synovial fibroblast cell line）當中因細胞激素導致和軟骨削蝕有關的基因分解代謝情況。結果顯示，DMPBD 在這一連串的分解代謝作用中，能在上游階段起到抑制的作用，並且也具有保護關節的特質。這項研究結果證實了泰國蔘薑可以用來治療關節的慢性發炎問題。

大馬士革玫瑰原精 Rose absolute (Rosa damascena)	消炎 止痛	含有具消炎作用的苯乙基醇（de Cássia da Silveira e Sá et al. 2014）以及能抑制 5-LOX 的金合歡醇（Baylac and Racine 2003）。因此玫瑰原精可能具有消炎的作用。
大馬士革玫瑰精油 Rose essential oil (Rosa damascena)	止痛 消炎	研究顯示，大馬士革玫瑰精油具有止痛的效果（Hosseini et al. 2003，引用自 Boskabady, Kiani and Rakhshandah 2006）。大馬士革玫瑰精油的主要成分是香茅醇，香茅醇有消炎的效果，而它的止痛作用很可能是來自於周邊和中樞神經系統中的痛覺抑制作用（Brito, Guimarães and Quintans 2012）。
迷迭香 Rosemary (Rosmarinus officinalis)	止痛 鎮痛 消炎	不只一項動物研究指出迷迭香能在周邊神經系統發揮鎮痛作用，此外也有消炎的效果，這可能是來自它對白血球的趨化作用的抑制效果（Takaki et al. 2008）。 迷迭香精油可以緩解大鼠的關節炎疼痛，根據劑量也能透過鴉片反應系統和血清素反應系統發揮鎮痛效果。其中的樟腦成分也有調控 TRP 通道的作用（Martinez et al. 2009）。
鼠尾草 Sage, Dalmatian (Salvia officinalis)	止痛 消炎	鼠尾草精油含有超過 50% 的樟腦，對於 TRP 通道具有調節作用（Martinez et al. 2009），其他的成分也有類似的特質，包括 α- 側柏酮、龍腦和 1,8- 桉油醇。
檀香 Sandalwood (Santalum album)	消炎	可以抑制 5-LOX（Baylac and Racine 2003），因此可能具有消炎的作用。
綠薄荷 Spearmint (Mentha spicata)	鎮痛	綠薄荷精油中的左旋香芹酮可以發揮和鴉片反應系統無關的鎮痛效果，研究者認為它可以調節鈉離子通道（de Sousa et al. 2007）。
八角茴香 Star anise (Illicium verum)	消炎	八角茴香中含有大約 70% 的反式洋茴香腦，這個成分有消炎的作用（de Cássia da Silveira e Sá et al. 2014）。
茶樹 Tea tree (Melaleuca alternifolia)	消炎 止痛 鎮痛	茶樹精油和其中的萜品烯 -4- 醇都能抑制組織胺釋放和抑制細胞激素生成，這兩者正是造成過敏的原因（Brand et al. 2002；Koh et al. 2002）。 茶樹精油的成分還包括具有鎮痛、消炎效果的 α- 萜品醇，以及能夠鎮痛、消炎，並在周邊神經發揮止痛作用的 1,8- 桉油醇。茶樹精油和萜品烯 -4- 醇可以降低發炎介質介白素 -8 的表現（Ramage et al. 2012）。

百里香 Thyme (*Thymus vulgaris*)	止痛 鎮痛	沉香醇百里香對實驗誘致於小白鼠身上的疼痛能發揮鎮痛效果（Sakurada et al. 2009）。 百里酚和它的同分異構物香荊芥酚，都有著名的鎮痛作用。
薑黃 Turmeric (*Curcuma longa*)	止痛 鎮痛 消炎 抗關 節炎	薑黃對於急性和慢性的炎症具有顯著的抗氧化和消炎作用（Liju, Jeena and Kuttan 2011）。 Funk 等人（2010）的實驗顯示，雖然薑黃精油能緩和體內實驗中類風溼性關節炎的發炎和關節腫脹，但如果透過腹腔注射的方式施用，將伴隨顯著的致病與致命影響。如以高濃度方式口服並不具有毒性，但對於關節則只有輕微的保護作用（20%）。這項研究結果顯示，若要使症狀好轉，必須使用相對較高的劑量，但同時也將引發安全性的顧慮。 Jacob 和 Badyal（2014）在研究中比較了口服薑黃精油加上魚油，和服用阿斯匹林的消炎、止痛效果。比起阿斯匹林和魚油，薑黃精油具有更強大的消炎效果，當薑黃精油加上魚油，消炎效果與阿斯匹林相當，但止痛效果卻會降低。
西洋蓍草 Yarrow (*Achillea millefolium*)	消炎	西洋蓍草精油是經常被提及的消炎用精油（Price and Price 2007），這可能和其中含有母菊天藍烴、檜烯和 1,8- 桉油醇等成分有關（參見前文說明）。
日本柚子 Yuzu (*Citrus × junos*)	止痛 消炎	研究證實具有止痛和消炎作用（Hirota et al. 2010）。

---

1. 左旋-沉香醇可以抑制TRPA1離子通道和NMDA通道，因此達到消滅痛覺的作用（Batista et al. 2011）。Behrendt等人（2004）和Proudfoot 等人（2006）則認為，慢性的神經痛可以通過它對於TRPM8離子通道的啟動效果來進行控制。

2. 這項實驗混和的精油配方當中，乙酸沉香酯、沉香醇、1,8-桉油醇和 β-丁香油烴等四個主要的止痛成分共占79.29%。

3. 這項實驗使用的杜松品種是Juniperus communis var. saxatilis；J. oxycedrus subsp. Oxycedrus 也呈現出值得注意的消炎和鎮痛效果。

4. 這種薄荷也叫做「hortelã-da-folha-miúda」，大量種植於巴西的東北部，植物療法經常用它來達到抗寄生蟲、鎮定的效果，也用來處理胃部不適和經痛等狀況（Guedes et al. 2004a）。

Chapter 8

舒緩功能：
抗痙攣與抗癲癎作用

具有抗痙攣（解痙攣或舒張）效果的精油，對於隨意肌（骨骼肌）和非隨意肌（內臟肌）的痙攣與疼痛能發揮舒緩的療癒效果。不過，這樣的舒張作用也會延伸到血管（造成血管舒張、血管擴張），因此能對心血管系統造成影響，所以這個章節也應該把可以治療或預防心血管疾病的精油含括在內。（關於低密度脂蛋白〔LDL〕抗氧化劑與動脈硬化症則在第9章進行討論）。這一章也會討論到精油的抗癲癎作用。

抗痙攣作用

平滑肌的收縮與舒張，是由細胞質當中的鈣離子濃度變化和鈣離子訊息傳導機制（稱為鈣敏感性）來進行調節的。鈣離子濃度增加會造成的收縮效果，是因為鈣敏感的狀態活化了肌凝蛋白輕鏈激酶（MLCK）。目前已證實，某些精油和其中的成分具有抗痙攣（解痙攣）的效果，也就是說，它們能夠抑制鈣離子穿透細胞膜進入細胞，進而防止肌肉收縮。這樣的作用是發生在神經元、心肌和平滑肌當中的鈣離子通道。在某些情況下，精油甚至有可能抑制細胞內鈣離子的釋放（Guedes et al. 2004a）。

舉例來說，胡椒薄荷精油就有抗痙攣的效果，許多體外實驗也證實了這樣的說法。胡椒薄荷尤其著名的作用是用在腸道，這樣的效果有部分是來自它對鈣離子的抑制作用（Heinrich et al. 2004）。而例如像反式洋茴香腦、甲基醚蔞葉酚[1]和丁香酚等成分，也有體外實驗證實，能對骨骼肌發揮解痙攣的效果（Albuquerque, Sorenson and Leal-Cardoso 1995，引用自Bowles 2003）。

De Sousa等人（2008）曾以研究探討單萜烯類成分的分子結構和解痙攣效果的關係，結果發現，是官能基和它們在分子結構上的位置造成了解痙攣的效果，而單萜烯不帶氧的分子結構，並不是解痙攣作用的必須條件。

[1.] 也叫做龍艾腦（estragole）。

對心血管系統的影響

Edris（2007）在研究中提到，有幾項實驗都證實精油或許能在心血管疾病的治療上發揮一定的作用。舉例來說，讓大鼠以口服的方式使用野馬鬱蘭、肉桂和小茴香會出現降低血壓的效果，使收縮壓降低（Talpur et al. 2005）。此外，Guedes等人（2004b）也研究了在靜脈中注射莫吉托薄荷（*Mentha × villosa*）精油的效果。在這項研究中，研究者認為莫吉托薄荷精油的效果是來自其中的胡椒酮氧化物（在該精油中占55.4%的比例），或許是因為它直接抑制了心臟功能，因此能造成周邊血管擴張。也有研究發現，以靜脈注射方式使用非洲羅勒（*Ocimum gratissimum*）能造成血壓降低和心搏徐緩（bradycardia）的效果，這可能是因為非洲羅勒在血管平滑肌發揮了擴張作用。研究者認為，是非洲羅勒精油中的丁香酚造成了這樣的效果（Lahlou et al. 2004）。另外一項研究也指出，用茶樹精油和甜馬鬱蘭精油都含有的萜品烯-4-醇進行靜脈注射，能使平滑肌鬆弛，進而帶來降低血壓的效果（Lahlou, Leal-Cardoso and Duarte 2003）。

香茅醇是玫瑰精油（大馬士革玫瑰〔*Rosa damascena*〕與千葉玫瑰〔*R. centifolia*〕含量可達45%）、天竺葵精油（波旁天竺葵精油〔*Pelargonium × asperum*〕含20%–48%）和香茅精油（錫蘭香茅〔*Cymbopogon nardus*〕含量可達22%）的主要成分。Bastos等人（2010）以香茅醇作為研究對象，研究它在降低血壓和血管舒張方面的作用。結果顯示，香茅醇可以對血管平滑肌造成直接的血管擴張效果，進而降低血壓。

乙酸沉香酯是佛手柑、佛手薄荷、快樂鼠尾草和真正薰衣草等精油的主要成分，它對於平滑肌也有鬆弛的效果，可能是（至少部分原因是）透過內皮的依賴機制[2]達到血管舒張的效果。Kang等人（2013）曾針對佛手柑精油（*Citrus bergamia Risso*）對人類臍內皮細胞（human umbilical endothelial cell）的細胞內鈣離子影響性進行研究，結果發現，佛手柑精油能調動胞內鈣庫，進而促進鈣離子湧入，達到血管舒張的效果。

Silva等人（2011）針對圓葉薄荷酮在降低血壓、心搏徐緩和血管舒張方面的

---

[2]. 在內皮細胞中，鈣離子濃度的增加意味著一氧化氮和前列腺素的合成與釋放，這會改變平滑肌細胞的鈣敏感性（一種關於收縮／舒張機制的信號機制）。

藥理效果進行了研究。圓葉薄荷酮是莫吉托薄荷（*Mentha×villosa Hudson*）的主要成分。這群研究者發現，圓葉薄荷酮的血管擴張效果，源自於它能抑制鈣離子透過L型[3]電壓依賴型鈣離子通道進入細胞。同時，它也能抑制L型鈣通道的電流，從而對這些電流的電壓依賴型活化作用以及穩定的未激活狀態發揮影響。這項研究也指出，這兩種互補性的作用機制和使用的劑量有關。

Lima等人（2012b）則以研究探討了單萜類分子的結構關係和血管舒張效果，其中探討的分子包括：圓葉薄荷酮、右旋檸檬烯環氧化物、胡薄荷酮環氧化物、香芹酮環氧化物、右旋胡薄荷酮和未氧化的右旋檸檬烯。這群研究者發現，無論是氧化或是未氧化的化學分子都具有血管舒張的效果，因此官能基中是否帶氧並不是必要的條件，同時，酮和氧化物在官能基中的位置會影響對血管的作用效力與功用。研究者也認為，造成這些作用的生理機制應該和它們的代謝物有關。舉例來說，右旋檸檬烯會經過代謝被轉換成右旋檸檬烯環氧化物、右旋香芹烯和紫蘇醇，而紫蘇醇是一種能夠降低血壓的分子（Miyazawa, Shindo and Shimada 2002，引用自Lima et al. 2012b）。

Yvon等人（2012）發表了他們針對六種精油的化學組成、抗氧化作用和抗高血壓作用之間的關係所做的研究，這六種精油包括：腓尼基柏（*Juniperus phoenicea*）的葉片和漿果、西班牙野馬鬱蘭（*Thymus capitatus*）、月桂（*Laurus nobilis*）、下垂白千層（*Melaleuca armillaris*）和白尤加利（*Eucalyptus gracilis*）。其中，抗高血壓的作用是來自血管舒張的效果（事先施打於大鼠的主動脈），研究者也發現精油的抗氧化作用和抗高血壓作用之間具有一定的相關性。這項研究的結論顯示，可以透過抗氧化作用來預防血壓升高。此外，研究者也指出，對傘花烴、β-欖香烯和β-月桂烯都和抗高血壓作用有顯著的相關性。相反地，其他精油，例如迷迭香，反而是因為提高血壓的作用而被加以研究，這樣的特性可以被用來改善原發性低血壓患者的生活品質（Fernández, Palomino and Frutos 2014）。

---

[3]. 這裡的L指的是長效性（long lasting），L型鈣離子電流與通道具有刺激骨骼肌、平滑肌和心肌收縮的作用。

抗血栓作用

實驗證明，某些精油也能對血液的凝固產生影響。Tisserand與Young（2014）將這些精油列舉在書中，並且提醒正在服用抗凝血藥物的讀者必須注意不可口服這些精油。然而，被認為具有抗血小板凝結作用的精油，則或許可以防止血凝塊的形成。曾經有兩個研究針對這樣的治療論點進行研究。在2006年，Tognolini在研究中以拍攝的方式觀察了24種精油的抗血小板作用與抑制血凝塊收縮的效果[4]。結果發現，這樣的作用和精油中的苯丙烷類成分有顯著的正相關。研究者認為，苯丙烷類含量達到54-86%的精油，扮演的角色格外關鍵。在這項研究中，抗血小板和抑制血凝塊收縮效果最顯著的三種精油是：奧寇梯木（*Ocotea quixos*）、甜茴香（*Foeniculum vulgare*）和龍艾（*Artemisia dracunculus*）。在這之後，Tognolini等人又在2007年提出一份針對甜茴香精油和反式洋茴香腦預防實驗型血栓的效果研究報告[5]。這項研究做出結論，認為甜茴香精油和反式洋茴香腦有廣效的抗血小板作用，能促使血凝塊不穩定，此外也有血管舒張的作用，因此研究者認為這些成分具有「安全的抗血栓作用」。

抗癲癇作用

癲癇是一種因中樞神經系統神經傳導失調而導致的疾病，患者會出現不自主的抽搐。這些神經傳導物質包括麩胺酸功能的、膽鹼功能的和GABA功能的神經調控系統。de Almeida等人在2011的文獻研究中，根據數種抽搐實驗模組作出的實驗結果，強調了30種精油的抗癲癇作用——這些實驗模組和抗癲癇藥物採用的測試模組是一樣的。雖然我們不能治療癲癇症，但至少我們能根據這項研究找到可以安全地使用在癲癇症客戶身上的精油。畢竟目前為止，大部分的芳香療法文獻都只指出禁止使用在癲癇症患者身上的精油。

---

[4] 以天竺鼠和大鼠的血漿進行攝影。

[5] 這項研究以天竺鼠的血漿測試洋茴香腦的作用，並發現它能防止因凝血造成的血凝塊收縮；甜茴香精油和洋茴香腦則在大鼠的主動脈進行測試（包括含內皮和無內皮等狀態），結果發現在不具細胞毒性的濃度下，能產生不受一氧化氮影響的血管舒張作用。

表 8.1　抗痙攣、護心血管和抗癲癇作用的精油

精油	作用	實證資料
歐白芷 Angelica *(Angelica archangelica)*	抗痙攣	歐白芷精油可以透過多種機制抑制子宮的收縮，因此很適合用來處理痛經（Du et al. 2005）。
羅勒 Basil *(Ocimum basilicum)*	抗癲癇	高劑量的羅勒精油在小白鼠身上呈現出抗癲癇的作用（Ismail 2006）；在 Oliveira 等人（2009）的研究中也發現了抗癲癇的效果。
丁香羅勒／非洲羅勒 Basil, African *(Ocimum gratissimum)*	抗癲癇	春天收割的非洲羅勒所萃取出來的精油可以用來預防抽搐（Freire, Marques and Costa 2006）。
熱帶羅勒 Basil, CT methyl chavicol *(Ocimum basilicum)*	抗痙攣	熱帶羅勒的抗痙攣作用來自其中的甲基醚蔞葉酚（龍艾腦）（Albuquerque, Sorenson and Leal-Cardoso 1995，引用自 Bowles 2003）。
神聖羅勒 Basil, holy *(Ocimum sanctum)*	抗癲癇 保護心臟 血管擴張 抗氧化 抗高血脂	經研究證實，神聖羅勒精油（以及其中的丁香酚成分）能對突觸、紅血球和肥大細胞發揮穩定胞膜的作用，因此可以用來治療抽搐、癲癇和發炎與過敏等疾患（Prakash and Gupta 2005）。 神聖羅勒精油也可以用來保護心臟、抗高血脂，它的主要成分丁香酚有血管舒張的作用（Prakash and Gupta 2005）。 它的抗氧化作用在體內實驗中為受到氧化壓力的大鼠提供了保護，使心臟（和肝）組織不受到損傷（Suanarunsawat et al. 2010）。
月桂 Bay laurel *(Laurus nobilis)*	抗癲癇 抗高血壓	Sayyah、Valizadeh 和 Kamalinejad（2002）的研究證實，月桂精油具有抗癲癇的作用，不過當使用能發揮效果的劑量時，也觀察到鎮定和肌肉運動功能受損的現象。 Yvon 等人（2012）的研究則發現月桂精油有顯著的抗高血壓作用。
佛手柑 Bergamot *(Citrus aurantium var. bergamia fruct.; C. bergamia Risso)*	血管舒張	在 Kang 等人（2013）的研究中觀察到血管舒張的效果。
黑種草 Black cumin *(Nigella sativa)*	抗癲癇 抗氧化 降低血壓	黑種草精油在某一種實驗抽搐模組中，發揮了防止抽搐的作用，顯著地降低了對大鼠大腦的氧化傷害（Ilhan et al. 2005）。 Huseini 等人（2013）在一個雙盲、區集隨機的研究中發現，讓健康的受試者每日服用 5ml 的黑種草油（植物油），持續 8 周之後，能降低血壓的收縮壓（平均降低 8.17%）和舒張壓（平均降低 12.46%），並且對肝臟和腎臟功能沒有不良反應。研究者認為，這是因為其中的百里醌發揮了抗氧化作用，而黑種草油本身也能透過大腦達到心血管的鎮靜效果。

喜馬拉雅雪松 Cedar, Himalayan (*Cedrus deodara*)	抗痙攣	實驗證實，喜瑪拉雅雪松當中的喜馬拉雅醇和其他倍半萜類成分有解痙攣的作用（Kar et 1975；Patnaik et al. 1977，引用自 Burfield 2002）。
德國洋甘菊 Chamomile, German (*Matricaria recutita*)	抗痙攣	Mills（1991）認為母菊天藍烴和 α- 沒藥醇具有抗痙攣的作用。Price 和 Price（2007）則提到母菊天藍烴（和 α- 沒藥醇）不只有消炎效果，也可以抗痙攣。
羅馬洋甘菊 Chamomile, Roman (*Anthemis nobilis*)	抗痙攣	Bowles（2003）在書中引用法蘭貢和潘諾威醫師（Franchomme and Pénoël 1990）的說法，認為羅馬洋甘菊中的酯類（例如歐白芷酸異丁酯）具有抗痙攣的作用。
爪哇香茅 Citronella, Java (*Cymbopogon winterianus*)	抗癲癇 血管舒張 降低血壓	巴西的民俗傳統治療師會用爪哇香茅來處理癲癇症。Silva 等人（2010）的實驗證實爪哇香茅精油具有鎮定中樞神經系統和抗癲癇的作用。 Quintans-Júnior 等人（2008）的實驗也證實了它的抗癲癇作用。Bastos 等人（2010）針對其中的香茅醇進行了一項動物實驗，發現它有降低血壓和血管舒張的效果。
丁香花苞 Clove bud (*Syzygium aromaticum*)	血管舒張	由於其中的主要成分為丁香酚，因此丁香花苞精油很可能可以用來預防動脈硬化症，而它的抗氧化作用對於因氧化壓力導致的心臟（與肝臟）組織損傷也可能帶來保護的效果。
芫荽籽 Coriander seed (*Coriandrum sativum*)	抗痙攣	在芳香療法當中，會使用芫荽籽來達到解痙攣和維持腸道功能的效果（Price and Price 2007）。
小茴香 / 孜然 Cumin seed (*Cuminum cyminum*)	抗癲癇	小茴香精油對於實驗誘致的抽搐有防護的效果（Janahmadi et al. 2006）。
甜茴香 Fennel, sweet (*Foeniculum vulgare var. dulce*)	抗痙攣 抗血栓 血管舒張	甜茴香的主要成分之一，反式洋茴香腦，能在骨骼肌發揮解痙攣的作用（Albuquerque, Sorenson and Leal-Cardoso 1995）。 甜茴香精油能在子宮肌肉發揮直接的舒張效果（Ostad et al. 2001）。 Tognolini 等人（2007）的體外研究顯示，甜茴香精油和洋茴香腦有抗血小板的作用，能促使血凝塊不穩定，帶來血管舒張的效果。
波旁天竺葵 Geranium Pelargonium × Asperum 或玫瑰天竺葵 P. roseum （*P. capitatum* × *P. radens* 的混種） 或其他天竺葵 P.capitatum、 P. radens、P. odoratissimum	降低血壓 血管舒張	天竺葵精油含有大量的香茅醇（高達 48%），香茅醇有血管舒張和降低血壓的特性（Bastos et al. 2010）。（可參照前文說明。）

薑 Ginger (Zingiber officinale)	止吐 抗痙攣	Geiger（2005）的實驗發現，將薑以 5% 的濃度與葡萄籽油混合塗擦在鼻部皮膚，能對手術過後容易出現噁心嘔吐的高好發患者產生幫助。 de Pradier 在 2006 進一步以一項實驗觀察了精油的止吐效果。他混合了等量的薑、荳蔻與龍艾精油，以外用的方式塗擦在 86 名手術後患者身上。整體來說，有 75% 的患者出現正面反應——尤其是那些同時服用了一劑催吐劑的患者。使用超過一劑催吐劑的患者，也有 50% 的正面回饋，例如在 30 分鐘之內就完全阻止了噁心嘔吐的反應。有 19 位受試者出現負面反應。我們不清楚這樣的反應是皮膚塗擦所導致的，還是對於精油氣味的反應。 研究者認為，薑的止吐效果來自其中的薑酚（gingerol）、薑烯酚（shogaol）和高良薑內酯（galanolactone）。也有體內實驗發現生薑萃取物具有抗血清素和刺激 5-HT3 受體的效果，這些效用對於手術後的噁心和嘔吐都具有重要的影響。薑的味道可能也具有一定的影響性（Rahmani, Al Shabrmi and Aly 2014）[1]。 Riyazi 等人（2007）發現薑精油以及其中的某些成分（萜品烯、β- 蒎烯和 α- 水茴香萜）能作用於血清素系統和 5-HT3 的受體複合物，誘發迴腸出現解痙攣效果。
茉莉原精大花茉莉 Jasmine absolute Jasminum grandiflorum 或 小 花茉莉 J. sambac	抗痙攣	傳統民俗療法用來作為子宮的滋補劑和舒張劑（Potterton 1983）。阿育吠陀療法用來抗痙攣、助產和滋補子宮（Shukla 2013）。
葛羅索醒目薰衣草 Lavandin (Lavandula hybrid Reverchon 'Grosso')	作用於腸胃道	吸聞或口服薰衣草精油可以帶來鎮痛和保護腸道的作用，這樣的效果可能來自於對迷走神經的激勵作用，並進而促進腸胃道吸收食物（Barocelli et al. 2004）。
頭狀薰衣草 Lavender, French (Lavandula stoechas)	抗癲癇	吸聞頭狀薰衣草精油能發揮抗癲癇的效果，相關的作用機轉可能和鈣離子通道的調控有關（Yamada, Mimaki and Sashida 1994）。
香蜂草 Lemon balm (Melissa officinalis)	抗痙攣	在摩洛哥的傳統民俗療法當中，香蜂草是一種具有鎮定效果的抗痙攣劑（Bounihi et al. 2013）。
檸檬香茅（西印度） Lemongrass (Cymbopogon citratus)	抗癲癇	在實驗中觀察到抗癲癇的效果（Blanco et al. 2009）。 在巴西的民俗療法中，是一種鎮定劑。Silva 等人（2010）認為檸檬香茅能在癲癇發作時扭轉抽搐的狀態，能干預抽搐閾值以及阻斷抽搐衍生。其中，檸檬醛和月桂烯並未發現有相關的作用，因此，這樣的效果可能是來自精油成分彼此之間的協同作用。
萊姆 Lime (Key lime,Citrus aurantifolia)	抗痙攣	Spadaro 等人（2012）的實驗顯示，蒸餾萃取的萊姆精油擁有重要的解痙攣特性（這是一個針對兔子空腸、主動脈和子宮細胞進行的體外實驗），這樣的作用可能是來自其中的檸檬烯（58.4%）、β- 蒎烯（15.4%）、γ- 萜品烯（8.5%）和檸檬醛（4.4%）。

甜馬鬱蘭 Marjoram, sweet *(Origanum majorana)*	舒緩平滑肌 血管擴張	以甜馬鬱蘭當中的萜品烯 -4- 醇進行靜脈注射，可以使平滑肌舒張，進而降低血壓（Lahlou, Leal-Cardoso and Duarte 2003）。這項實驗結果可以為甜馬鬱蘭作為一種放鬆、舒放的精油提供佐證，它也可能具有血管擴張的功效。
莫吉托薄荷 'Mojito' mint *(Mentha × villosa)*	降低血壓 血管擴張 血管舒張 抗痙攣	Sousa 等人（2009）在研究中提到，莫吉托薄荷是傳統民俗療法中用來抗痙攣的藥草之一。 Lahlou 等人（2001）以靜脈注射的方式在麻醉的大鼠身上施打莫吉托薄荷精油，並觀察它對於心血管的作用。結果發現，它能降低血壓。這樣的效果很可能是因為它能在血管平滑肌發揮擴張的作用。 Guedes 等人（2004a）針對圓葉薄荷酮的血管舒張效果進行研究（莫吉托薄荷精油中含有 63.4%），結果發現，它是一種能刺激鈣離子的興奮劑，無論在體外實驗或體內試驗中，都能在大鼠的主動脈觀察到血管舒張的效果。 De Sousa 等人（2008）從精油中單獨萃取出圓葉薄荷酮進行研究，發現它對於天竺鼠的迴腸能發揮顯著的解痙攣效果。
莎草 Nagarmotha *(Cyperus scariosus)*	抗痙攣	Bhwang 等人在 2013 年對莎草和莎草精油的效用進行了文獻探討，其中提到莎草精油具有抗痙攣 的效果。
橙花精油 Neroli *(Citrus aurantium var. amara flos.)*	抗癲癇 抗高血壓 減輕更年期症狀	在伊朗，會用橙花精油來預防抽搐。橙花精油可以預防實驗誘致於小白鼠身上的抽搐，其中的機轉可能與 GABA 系統有關（Azanchi et al. 2014）。 吸聞混合了真正薰衣草、依蘭、甜馬鬱蘭和橙花的精油，可以立即且持續地對血壓的收縮壓產生影響。這個配方降低了高血壓前期病患和高血壓患者的日間動態血壓，患者的唾液皮質醇也出現降低的情形。研究者認為，這個配方可以作為一種對患者有幫助的「放鬆」介入方式，發揮防止血壓升高的作用（Kim et al. 2012）。 Choi 等人（2014）以一項隨機控制的試驗研究，調查了吸聞橙花精油對更年期症狀、壓力與雌激素的影響，研究對象是已停經的健康女性。結果發現，橙花對於許多症狀都有舒緩的效果，尤其是和生理機制有關的症狀，例如熱潮紅或性欲降低的情形。研究者也特別提到它改善收縮壓的效果。熱潮紅是一種複雜的現象——血管收縮是其中一項重要元素。這項研究顯示，橙花精油顯著地改善了血管收縮的情況，這可能是因為它能調節血清素，而血清素與體溫的調控有關。
肉豆蔻 Nutmeg *(Myristica fragrans)*	抗癲癇	肉豆蔻精油對於數種抽搐模式，都能展現出顯著的抗癲癇作用，即便只以低劑量使用。在某些抽搐模式中，高劑量反而會出現輕微的促癲癇效果。研究者認為肉豆蔻精油可以用來處理重癲癇症與局部癲癇，但不適合用於肌肉陣攣性癲癇或意識喪失型癲癇（Wahab et al. 2009）。
苦橙（果皮） Orange, bitter *(Citrus × aurantium subsp. amara peel)*	抗癲癇	在 Carvalho-Freitas 與 Costa（2002）的研究中展現出抗癲癇的作用。
廣藿香 Patchouli *(Pogostemon cablin)*	抗血小板	廣藿香精油中的 α- 布藜烯有抗血小板的作用（Hsu et al. 2006；Tsai et al. 2007，引用自 Tisserand and Young 2014）。
胡椒薄荷 Peppermint *(Mentha × piperita)*	抗痙攣	胡椒薄荷對於胃腸道具有出名的解痙攣效果（Heinrich et al. 2004）。

粉紅胡椒 Pink pepper (*Schinus molle*)	抗痙攣	研究發現，粉紅胡椒精油有消炎和抗痙攣的特質（Marongiu et al. 2004）。
泰國蔘薑 Plai (*Zingiber cassumunar*)	抗痙攣抑制 COX-2 和 PGE2	泰國蔘薑是泰國傳統古方 Prasaplai 中的藥材之一（此外還有黑種草籽和其他的芳香藥草與香料）。這個藥方主要用來治療原發性痛經和調理經期。 痛經的特徵是前列腺素高於正常指數，泰國蔘薑精油可以抑制 COX-2，進而對 PGE2 也產生抑制作用（Aupaphong, Ayudhya and Koontongkaew 2013）。 泰國蔘薑萃取液對於平滑肌有鬆弛的效果（Aupaphong Ayudhya and Koontongkaew 2013），泰國蔘薑精油很可能具有解痙攣的作用。
大馬士革玫瑰 Rose （*Rosa damascene*, 千葉玫瑰 *R. centifolia*）	血管舒張降低血壓抗癲癇	玫瑰精油可能具有血管舒張和降低血壓的特質，因為其中含有左旋香茅醇，根據玫瑰的品種和來源，比例可能高達 43%（Bastos et al. 2010）。 實驗發現，大馬士革玫瑰能在於天竺鼠的氣管發揮鬆弛的效果，效用可以媲美支氣管擴張劑茶鹼（theophylline）（Boskabady, Kiani and Rakhshandah 2006）。 大馬士革玫瑰精油也具有抗癲癇和助眠的效果，這是因為它能夠與 GABAA 受體結合（Rakhshandah, Hosseini and Dolati 2004）。
迷迭香 Rosemary (*Rosmarinus officinalis*)	抗痙攣抗低血壓	Takaki 等人（2008）曾經提到，民俗療法會用迷迭香精油來達到抗痙攣的效果。 Fernández、Palomino 和 Frutos（2014）的研究顯示，迷迭香精油有顯著的抗低血壓效果，能改善低血壓患者的生活品質。
西班牙野馬鬱蘭 Spanish oreganum (*Thymus capitatus*)	抗氧化抗高血壓	Yvon 等人（2012）的研究顯示，西班牙野馬鬱蘭精油有顯著的抗高血壓效果，這和它的抗氧化作用有關。
綠薄荷 Spearmint (*Mentha spicata*)	抗痙攣	Souza 等人（2013）的研究報告指出，綠薄荷（M. spicata var. crispa）當中的左旋香芹酮比右旋香芹酮有更顯著的腸道抗痙攣效果。他們也透過研究 [2] 發現，左旋香芹酮和綠薄荷精油之所以有這項作用，是因為在鈣離子通道發揮了類似阻斷的效果。
穗甘松 Spikenard (*Nardostachys jatamansi*)	抗癲癇	在研究中觀察到抗癲癇的效果，不過其中的纈草酮比精油本身的效用更高（Arora, Sharma and Kapila 1958）。
山椒 Szechuan (Japanese) pepper (*Zanthoxylum piperitum*)	促進腸胃蠕動	山椒是日本傳統藥方 Daikenchuto 當中的藥材之一（此外還包括薑與人蔘）。這個藥方被用來處理各種腸胃道疾病。山椒因為能促進腸道平滑肌的收縮與舒張，於是被認為具有加速腸道運作的效果（Munekage et al. 2011）。
龍艾 Tarragon (*Artemisia dracunculus*)	抗癲癇抗血小板	在一份針對抗癲癇效用的文獻資料當中提到了龍艾的效果（de Almeida et al. 2011）。 在 Tognolini 等人（2006）的實驗中抗血小板的表現最顯著，也被認為有預防血凝塊形成的效果。
百里香 Thyme (*Thymus vulgaris*)	抗痙攣	一項體外實驗發現，百里香對胃腸道組織具有抗痙攣的效果（Meister et al. 1999）。

[1.] 味道和香氣是緊密關聯的，因此，如果味道具有相當的重要性，那麼我們也可以說薑的氣味在其中也有一定的影響性。

[2.] 這是一個用天竺鼠迴腸進行的藥理效果研究。

身體保健：
抗氧化與抗癌作用

Chapter
9

　　精油和精油成分的許多療癒特質，包括好幾種能夠「對抗癌症」的功效，都是來自它們的抗氧化作用。雖然癌症的治療並不在芳香療法的範疇之內，但有不少研究都強調了精油在抗癌過程中可能發揮的作用。我們可以在配方中用這些精油來達到事先防範的作用，或者當我們的主要目標是想維持或改善健康時，也可以使用這些精油。

抗氧化作用

　　從治療的角度來看，抗氧化作用或許是精油最重要的生物作用之一。抗氧化物能夠清除自由基和其他的活性氧化物，這些氧化物會破壞身體中的蛋白質、胺基酸、脂質與DNA。Miguel（2010）認為，如果精油能夠清除自由基，那麼它們就也能達到消炎的效果，因為發炎的其中一項身體反應就是發生在免疫系統細胞（包括單核白血球、嗜中性白血球、嗜酸性白血球和巨噬細胞）當中的「氧爆現象」（oxidative burst）。巨噬細胞能吞噬體內的細菌病原體，在吞噬的過程中會消耗大量的氧，並形成超氧化自由基（superoxide anion radicals），這些自由基會隨即轉化成過氧化氫（hydrogen peroxide），接著再變成氫氧自由基（hydroxyl radical）。這些自由基的傷害力相當強大，它們能引發一連串的反應，使其他具有毒性的自由基（包括「活性氧化物」，以及如一氧化氮等「活性氮化物」）得以生成。活性氧化物被認為是最強力的發炎刺激物質之一。這些自由基之所以形成，是為了中和體內的病原體和訊號呈遞分子，但若達到一定的數量，也可能對發炎處的細胞造成傷害。

　　這種傷害可以被視為是發炎、老化和許多退化性疾病（例如：癌症、肝臟疾病、關節炎、糖尿病[1]、帕金森氏症和動脈硬化症）的根源。雖然人體中具有平息自由基的內在防禦系統，但當自由基的生成和削除出現不平衡，就會形成一種叫做「氧化

壓力」（oxidative stress）的情況，這時唯有外來的抗氧化物，才能解除這樣的現象（Edris 2007）。Shaaban、El-Ghorab和Shibamoto（2012）曾經就近年探討精油生物作用的體外實驗和體內實驗，做過一項文獻探討研究，其中也包括對精油抗氧化作用的討論。他們做出這樣的結論，認為在治療退化性疾病的過程中，可以用精油來取代某些化學合成的抗氧化劑。這群研究者特別提到的幾種成分包括：

- 茶樹精油中的 α-萜品烯、β-萜品烯和 β-萜品油烯。
- 水薄荷（*Mentha aquatica*）、馬薄荷（*M. longifolia*）與胡椒薄荷（*M. piperita*）精油當中的1,8-桉油醇。
- 馬薄荷與胡椒薄荷精油中的薄荷酮與異薄荷酮。
- 黑種草、肉桂（樹皮）和薑精油中的百里酚、丁香酚與沉香醇。
- 百里香、丁香葉精油中的百里酚與丁香酚。
- 多種百里香精油（如西班牙野馬鬱蘭*Thymus caespititius*、樟腦百里香*T. camphorates*、熏陸香百里香*T. mastichina*）當中的沉香醇與1,8-桉油醇。
- 香蜂草（*Melissa offcinalis*）精油中的檸檬醛、香茅醛、異薄荷酮與薄荷酮。

Adorjan和Buchbauer（2010）則認為，如百里酚、香荊芥酚和丁香酚等酚類化合物，以及芳香植物萃取物當中「幾乎是非揮發性的類黃酮化合物」（nearly non-volatile flavonoids），這些成分的抗氧化作用，比單萜類或倍半萜類成分還要顯著。Shaaban、El-Ghorab和Shibamoto（2012）在研究中引用了幾項實驗的結果，提出抗氧化作用最顯著的幾種精油。例如Wei與Shibamato（2010a, b）曾針對25種精油進行抗氧化效果的研究，其中，百里香的作用最顯著，接著是丁香葉、肉桂葉、羅勒、尤加利與洋甘菊；其他的研究則指出，芫荽、尤加利、杜松、小茴香、羅勒、肉桂、丁香和百里香都具有可觀的抗氧化作用。

---

[1] 第二型糖尿病和自由基的生成增加，以及抗氧化防禦系統的功能失常有關。處理第二型糖尿病（以及高血壓）的另類／自然療法方式，是在飲食中補充抗氧化劑（能清除自由基的清道夫），並且抑制 α-澱粉酶（α-amylase）與 α-葡萄糖苷酶（α-glucosidase），這是兩種和澱粉消化有關的重要酵素。高血壓患者還需要抑制血管收縮素I轉化酶（angiotensin-I converting enzyme），這種轉化酶將形成具有強力血管收縮作用的血管收縮素II。抑制 α-澱粉酶和 α-葡萄糖苷酶可以延緩葡萄糖的吸收。某些精油可以運用在這樣的情況中；舉例來說，幾內亞胡椒（*Piper guineense*）就具有抑制 α-澱粉酶、α-葡萄糖苷酶以及血管收縮素I轉化酶的作用，效果與劑量有關（Oboh et al. 2013）。

低密度脂蛋白（LDL）抗氧化劑

　　動脈硬化症是一種因血管內層聚積斑塊，導致血流降低，並引發嚴重心血管疾病的一種病症。它最初的起因，是因為膽固醇當中氧化的低密度脂蛋白（low density lipoproteins，LDL）數量增加，因此使用抗氧化劑可以減緩這樣的情形。降血脂藥物史他汀（statins）經常被用來降低LDL膽固醇，雖然其中也出現過成功的例子，不過有些患者的身體難以耐受史他汀，而且史他汀也並不一定有效。因此，研究者一直致力於發展出更有效、更能被人體耐受的植物性藥物，例如Vallianou等人（2011）就曾針對生長在希臘奇歐島的熏陸香樹脂（*Pistacia lentiscus var. chia*），以及樟烯作為抗血脂替代物的可能性進行研究，並且發現，兩者都具有強大的降血脂作用，而且其中的作用機制與史他汀藥物並不相同[2]。

　　由於精油也能對LDL發揮抗氧化作用，因此也可以為預防動脈硬化症貢獻一臂之力。Edris（2007）引用了幾則文獻的研究結果，提到有幾種精油成分可能在這些方面發揮治療的潛能，不過是作為膳食補充，而不是就芳香療法的做法進行討論。這些精油成分包括：萜品油烯、γ-萜品烯、丁香酚和百里酚。也有實驗發現其他精油與精油成分具有降低血漿膽固醇和三酸甘油脂濃度的作用，其中最著名的就是黑種草[3]（Nigella sativa）以及它的主要成分百里醌。研究也發現，吸聞薰衣草和麝香薄荷屬植物（即蜂香薄荷，但未說明確切品種）的精油，可以降低主動脈和動脈粥樣硬化患者血管斑塊中的膽固醇含量（精油在空氣中的濃度為0.1–0.2mg/m^3），並且不會影響血液中的膽固醇含量（Nikolaevskii et al. 1990，引用自Shaaban, El-Ghorab and Shibamato 2012）。由於精油分子會在芳香療程中透過呼吸吸入，並被人體吸收，因此芳香療法能預防動脈硬化症的說法是很有道理的。除了薰衣草和麝香薄荷屬植物之外，經證明可做為LDL抗氧化劑的精油還包括：茶樹（萜品油烯、γ-萜品烯）、矮松（*Pinus mugo*，萜品油烯）、百里香屬植物（百里酚）、丁香（丁香酚）、水仙原精、桔葉，以及從日本柚子、橘（桔）、佛手柑、檸檬和萊姆的果皮萃取的精油（γ-萜品烯）。

---

[2]　史他汀是透過抑制HMG-CoA還原酶達到效果，這是一種能在肝臟合成膽固醇的速度決定階段發揮催化作用的酵素。

[3]　黑種草精油並不一定以百里醌為主要成分，它的主要成分也可能是對傘花烴；Wajs、Bonikowski 與 Kalembar（2008）曾經在研究中分析過黑種草精油的成分比例，其中對傘花烴達到60.2%，接著是12.9%的γ-萜品烯，而百里醌和百里氫醌（hydrothymoquinone）只有微量的比例。

抗癌作用

大部分的化療藥物是以細胞凋亡（apoptosis）[4]的方式來消滅癌細胞，而細胞凋亡的過程是透過一種叫做凋亡蛋白酶（caspases）的酵素作為媒介。目前普遍認為，能夠對凋亡蛋白酶產生選擇性活化作用，或是能使其降低活化標準的藥物，就能刺激癌細胞進入細胞凋亡的狀態（Itani et al. 2008）。除了細胞凋亡之外，還有其他幾種已知的獨特抗癌機制：包括抗氧化、抗突變（antimutagenic）[5]、抑制癌細胞增生（antiproliferative）、增強免疫功能和免疫監控能力、酵素誘導（enzyme induction）與加強排毒[6]、對多重抗藥性（multidrug resistance）進行調節，以達到化學預防（chemoprevention）[7]和抑制癌症[8]的效果。

Edris（2007）在研究文獻中特別提到幾個曾因癌症抑制效果被加以研究的精油成分，包括α-沒藥醇（德國洋甘菊*Matricaria recutita*）、牻牛兒醇（玫瑰草*Cymbopogon martinii*）、右旋檸檬烯（存在於許多柑橘屬植物當中）、二烯丙基二硫（*diallyl suphide*）（大蒜*Allium sativum*）、紫蘇醇（紫蘇*Perilla frutescens*）和1,8-桉油醇（存在於許多尤加利屬植物當中）。Chen等人（2013）則在文章中引用了幾項研究結果，提到以下幾種成分具有抗腫瘤的效果：杜松醇（cadinol，一種罕見的雙環倍半萜醇）、右旋檸檬烯、n-辛醇（n-octanol，一種脂肪族醇，微量存在於少數幾種精油中，例如綠薄荷）、δ-欖

[4.] 細胞凋亡是一種細胞的程序性死亡，這是一個多細胞生物能夠維持體內平衡和組織發展的正常的生理過程。癌症的特徵是細胞會不受控制的增生，但卻不會正常地凋亡，因此會在體內發生入侵或轉移的現象——因此，所謂的抗癌作用就包括能讓致使癌細胞凋亡的精油功效。例如Verma等人（2008）就曾透過研究證實，*Tanacetum gracile*（一種生長在高山的芳香植物）能經由粒線體路徑造成細胞凋亡。

[5.] Bhalla、Gupta與Jaitak（2013）曾提到一種抗突變的機制，也就是精油能抑制細胞色素P450將前突變物（promutagen）轉變為致變原（mutagen）的代謝轉換過程、透過清除的作用使致變原失去活性、活化致變原的去毒性功能、並且透過抑制新陳代謝來調節前突變物的活性。

[6.] 某些精油成分能提高肝臟生成穀胱甘肽轉移酶（Glutathione S-transferase，GST）的速度。這是一種重要的排毒酵素，能防止突變產生。能夠促進穀胱甘肽轉移酶生成的精油成分包括：右旋香芹酮、β-丁香油烴、檸檬醛、丁香酚、牻牛兒醇、右旋檸檬烯和肉豆蔻醚；代表性的精油包括歐白芷、神聖羅勒、沉香醇羅勒（甜羅勒）、藏茴香、荳蔻、芫荽籽、甜茴香、薑、葡萄柚、檸檬、檸檬香茅、肉豆蔻、橙、野馬鬱蘭、檀香（白檀*S. album*）、綠薄荷、柑（tangerine）和百里香（Tisserand and Young 2014）。

[7.] 透過誘導藥物代謝酶（drug metabolising enzyme)的方式，這是一種能預防化學致癌作用的酵素。

[8.] 這裡說的抑制癌症效果包括抗血管增生（anti-angiogenic）的作用，也就是能遏止血管異常增生。紫蘇醇在這方面的效果相當顯著。

香脂烯（一種單環的倍半萜烯，沒藥精油約含9%，某些乳香品種也含有微量）、綠花白千層烯（aromadendrene，或稱viridiflorene，這是一種三環倍半萜烯，在少數幾種精油中含有微量，例如：廣藿香、茶樹和沼澤茶樹），以及左旋-斯巴醇（l-spathulenol）。Chen等人的研究則發現，β-欖香脂烯對沒藥和乳香的抗癌效果扮演著重要的角色，事實上，他們發現β-欖香脂烯比上述兩種精油還更有效果。這樣的研究結果和植物療法與芳香療法所抱持的觀點大相逕庭，不過，這是一個針對人類癌細胞株[9]進行的體外研究，雖然這樣的研究具有價值，並且也能增進我們對生物活性與作用機制的了解，但這樣的研究卻無法將整體芳香療法情境中精油能發揮的更廣泛效用考量在內。

　　Adorjan與Buchbauer（2010）在一項文獻研究中，也引用了幾項前人研究，其中特別提到單萜醇和倍半萜烯碳氫化合物（sesquiterpene hydrocarbons）的抗癌作用，其中也發現了協同作用的證據。舉例來說，β-丁香油烴能增強α-葎草烯（α-humulene）、異丁香油烴（isocaryophyllene）與癌症治療藥物汰癌勝（paclitaxel）的抗癌效果（Legault and Pichette 2007），研究者也認為，楊蕺菜（Anemopsis californica）精油中含有的百里酚、胡椒酮（piperitone）和甲基醚丁香酚（methyl eugenol）可能有協同的效果（Verma et al. 2008）。Russo等人在2013年的一項研究中，探討了佛手柑精油和其中的成分對於人類神經母細胞瘤（human neuroblastoma cell）的抗癌效果。他們發現，當右旋檸檬烯、乙酸沉香酯、沉香醇、γ-萜品烯、β-蒎烯和佛手柑內酯（bergapten）被單獨使用時，並不會致使細胞死亡，不過如果同時使用檸檬烯和乙酸沉香酯，可以對癌細胞造成型態與生物化學上的改變，這樣的效果和使用佛手柑精油很類似，例如達到活化凋亡蛋白酶-3、DNA片段化、細胞萎縮、細胞骨架改變等效果，進而使細胞壞死或凋亡。

　　研究者也認為，某些精油和其中的成分或許可以為傳統的抗癌治療助上一臂之力。Adorjan和Buchbauer的文獻研究中提到幾個可以為此提供證據的研究資料。舉例來說，沉香醇就增加了蒽環類藥物（anthracyclines）對抗乳癌細胞的作用（Ravizza et al. 2008）。另一項針對人類腫瘤細胞株的體外實驗也指出，某些精油成分能透過刺激積聚和細胞膜穿透的作用，來增強抗癌藥物的效果（Legault

---

[9]. 包括MCF-7（乳癌）、HS-1（人類上皮癌）、HepG2（肝癌）、HeLa（子宮頸癌）和A549（肺癌）。

and Pichette 2007）。最後，一項動物體內實驗也指出，某些抗癌藥物在男性生殖系統所造成的毒性，有部分是來自自由基的形成，而精油的抗氧化作用可以達到預防的效果（Rezvanfar et al. 2008）。

　　Bhalla、Gupta與Jaitak在2013年的一份文獻研究中做出這樣的結論，認為精油（事實上，是芳香療法）除了對腫瘤細胞能造成直接的影響之外，還能透過化學作用對免疫系統帶來正面的影響。雖然這群研究者承認精油的主要成分也能發揮效果，但其中的微量成分卻通常具有重要的調控作用，此外，「為了運用在生物體當中，更重要的是要去研究精油的整體成分，而不是其中的某些單一成分，因為其中的協同作用似乎更為重要」。

表 9.1　抗氧化與抗癌作用的精油

精油	作用	實證資料
楊葳菜 Anemopsis californica	抑制癌細胞增生	傳統民俗療法以楊葳菜根治療子宮癌的作法，促使研究者對楊葳菜根精油對於肺、乳房、前列腺和大腸等部位的癌細胞株進行研究，並發現楊葳菜根精油能夠抑制這些細胞株的增生（Medina-Holguin et al. 2008）。
歐白芷 Angelica root (*Angelica archangelica*)	抗癌	能促進穀胱甘肽轉移酶生成（Lam and Zeng 1991，引用自 Tisserand and Young 2014）。
羅勒 Basil (*Ocimum basilicum*)	抗氧化 抗癌 抑制癌細胞增生	羅勒精油在實驗中呈現出可觀的抗氧化作用，效用可比生育醇（α-tocopherol，維生素 E）（Wei and Shibamoto 2010a）。 不過，這兩位研究者同年做的另外一項研究（2010b）則發現，羅勒只能預防脂質的一級氧化（primary oxidation）。 以反式橙花叔醇（trans-nerolidol）為主要成分的羅勒精油在一項體外實驗中，對 HeLa 與 Hep-2 等人類癌細胞株以及 NIH-3T3 小鼠胚胎纖維母細胞呈現出細胞毒性（Kathirvel and Ravi 2012）。 以丁香酚為主要成分的羅勒精油，對於多種癌細胞株與動物細胞模組具有抑制癌細胞增生的作用（能致使細胞凋亡）（Jaganthan and Supriyanto 2012）。
神聖羅勒 Basil, holy (*Ocimum sanctum*)	抗氧化 化學預防 降低血脂	在一項實驗中，神聖羅勒的抗氧化作用為因壓力而導致氧化的大鼠心血管與肝臟組織提供了保護，使這些組織免於受到損傷（Suanarunsawat et al. 2010）。 在 Manosroi、Dhumtanom 和 Manosroi（2006）的研究中展現出卓越的化學預防效果。 神聖羅勒精油有保護心血管和降低血脂的潛力，它的主要成分丁香酚有舒張血管的作用（Prakash and Gupta 2005）。

月桂 Bay laurel (*Laurus nobilis*)	抗氧化 抑制癌細胞 增生	月桂精油中的丁香酚對於多種癌細胞株和動物細胞模組展現出抑制癌細胞增生的效果（能致使細胞凋亡）（Jaganthan and Supriyanto 2012）。 Saab 等人（2012）的研究顯示，月桂（葉片）精油對於人類慢性髓細胞白血病 K562 細胞株具有抗氧化和抑制癌細胞增生的效果。
佛手柑 Bergamot (*Citrus aurantium var. bergamia fruct., C. bergamia Risso et Poiteau*)	抗氧化 抑制癌症 使癌細胞壞死 使細胞凋亡 LDL抗氧化劑 抗動脈硬化	含有左旋 - 沉香醇（抗氧化）和右旋 - 檸檬烯（癌症抑制效果）。佛手柑精油能活化癌細胞的多種死亡路徑，當右旋檸檬烯和乙酸沉香酯同時施用時，在實驗培養的神經母細胞瘤當中觀察到顯著的細胞毒性（致使癌細胞壞死、引致細胞凋亡）（Russo et al. 2013）。 γ - 萜品烯是一種 LDL 抗氧化劑，佛手柑精油當中的含量可達 12%。因此佛手柑精油很有可能可以在動脈硬化症的發展過程中扮演預防的角色（Takahashi et al. 2003）。
黑種草 Black cumin (*Nigella sativa*)	抗氧化 化學預防 抗動脈硬化	黑種草精油具有抗氧化的作用（Edris 2009）。 黑種草精油是一種抗氧化劑，能夠增進身體的防禦系統，引致細胞凋亡。其中含有的百里醌是一個「強力的」抗氧化、抗癌、抗突變成分；黑種草精油被視為是一種自然、有效的放射防護劑，口服黑種草油可以預防游離輻射療程可能帶來的免疫抑制和氧化等影響（Khan et al. 2011）。 Alenzi、El-Bolkini 和 Salem（2010）曾經對黑種草精油與其中的重要成分百里醌進行研究，並作出結論，認為它具有抗氧化的作用，且能對抗癌藥物癌德星（Cyclophosphamide）[1] 的毒性起到保護的作用。 具有保護肝臟的作用，部分是因為百里醌的關係（Mansour et al. 2001）。 黑種草精油和百里醌能活化或鈍化分子細胞的訊息傳導路徑，因此達到預防癌症的作用。許多癌症都會出現 COX-2（環氧合酶 -2，一種酵素）表現過度的狀況，這將使由前列腺素所引起的血管新生增加，並且增加細胞凋亡的抵抗性。因此，抑制 COX-2 在抗癌過程中扮演著關鍵的角色。研究顯示，百里醌對於抑制 COX-2 與前列腺素的生成展現出重要的影響力（Rahmani, Al-Shabrmi and Aly 2014）。 黑種草精油能降低血液中的膽固醇與三酸甘油脂，其作用主要來自百里醌（Ali and Blunden 2003）。 黑種草精油對於一種癲癇模式具有預防的作用，同時顯著的降低了大鼠大腦中的氧化傷害（Ilhan et al. 2005）。
黑胡椒 Black pepper (*Piper nigrum*)	自由基清道夫 有抑制癌症 的可能性	含有能夠為其他化合物增強抗癌效果的 β - 丁香油烴。此外，右旋檸檬烯也有出名的癌症抑制效果。這兩種成分也都有促進穀胱甘肽轉移酶生成的作用。 黑胡椒精油的自由基清除作用，在化學預防和抑制腫瘤成長等方面可能帶來幫助（Butt et al. 2013）。

藏茴香 Caraway (Carum carvi)	抗氧化	藏茴香精油在 Samojlik 等人（2010）所採用的兩種測試系統中，都強力地抑制了脂質的過氧化現象，並且具有保護肝臟的作用（另一測試精油芫荽則呈現促氧化的作用）。
德國洋甘菊 Chamomile, German (Matricaria recutita)	抗氧化 抑制癌細胞增生 細胞毒性	德國洋甘菊精油中的重要成分 α-沒藥醇，對於人類和大鼠的惡性神經膠質瘤細胞株都呈現出卓越的細胞毒性作用（Cavalieri et al. 2004），因此研究者認為 α-沒藥醇或許可以用在神經膠質瘤（一種高惡性的腦瘤）的治療當中。 α-沒藥醇被認為有抑制癌症的作用（Edris 2007）。 一個探討德國洋甘菊茶（由乾燥的植材沖泡）生物活性的文獻研究當中，提到它具有抗氧化和抑制癌細胞增生的效果（McKay and Blumberg 2006）。
錫蘭肉桂葉 Cinnamon leaf (Cinnamomum zeylanicum)	抗氧化	Wei 與 Shibamato（2010b）提到它的抗氧化作用；請參見前文說明（頁 113）。
錫蘭香茅 Citronella (Cymbopogon nardus)	抗氧化 有抑制癌症的可能性	牻牛兒醇有抑制癌症的可能性，在錫蘭香茅精油中含量可達 30%（Edris 2007），而具有抗氧化作用的香茅醛含量則可達 50%（Shaaban, El-Ghorab and Shibamoto 2012）。
丁香花苞 Clove bud (Syzygium aromaticum)	抗氧化 抑制癌細胞增生 抗動脈硬化	丁香精油具有可觀的抗氧化作用，效果可比生育醇（維生素 E）（Wei and Shibamoto 2010a, b）。其中的主要成分丁香酚，對多種癌細胞株和動物細胞模組具有抑制癌細胞增生的效果（致使細胞凋亡）（Jaganthan and Supriyanto 2012）。 由於主要成分丁香酚的作用，丁香花苞或許可以用來防止動脈硬化，而它的抗氧化作用或許可以在心血管（以及肝臟）組織遭受氧化壓力時起到保護的作用。
芫荽籽 Coriander seed (Coriandrum sativum)	抗氧化	Alenzi、El-Bolkini 與 Salem（2010），以及 Shaaban、El-Ghorab 和 Shibamoto（2012）都在研究中提到芫荽籽精油可能具有抗氧化的功效。
小茴香／孜然 Cumin (Cuminum cyminum)	抗氧化	Miguel 在 2010 年的研究中提到它清除自由基的作用以及還原鐵離子（抗氧化）的能力。Shaaban、El-Ghorab 和 Shibamoto（2012）也在研究中提到它的抗氧化作用。
絲柏 Cypress (Cupressus sempervirens, C. sempervirens var. horizontalis)	抗氧化 清除一氧化氮 抑制癌細胞增生 抗糖化	絲柏精油是優秀的一氧化氮清道夫，並且有抑制癌細胞增生的作用（Aazza et al. 2014）。 萃取自 C. sempervirens var. horizontalis 的絲柏精油（樹枝和果實）有抗氧化和抗糖化（antiglycation）[2] 的特質，因此或許可以用在心血管併發症的治療當中，例如：動脈硬化，阿茲海默症、癌症、周圍神經病變等（Asgary et al. 2013）。
藍膠尤加利 Eucalyptus blue gum (Eucalyptus globulus)	抗氧化	Wei 與 Shibamato（2010b）提到它的抗氧化作用；請參見前文說明（頁 113）。
河岸紅尤加利 Eucalyptus camadulensis (wild, Sardinia)	抗氧化	呈現出高度的抗氧化作用，不過效用會根據種植的地點、季節和化學成分而有不同（Barra et al. 2010）。

甜茴香 Fennel, sweet *(Foeniculum vulgare var. dulce)*	抗氧化 化學預防	Mohamad 等人（2011）在研究中提到它的抗氧化作用。 Miguel（2010）則提到，如以較高的濃度（葉片萃取的精油 750mg／l〔相當於 18.75 滴／公升〕，種籽萃取的精油 > 1000mg／l〔相當於 25 滴／公升〕）使用甜茴香精油，它的抗氧化效果會降低，並且出現促氧化的效果，這樣的變化和其中的反式洋茴香腦（葉片）或甲基醚蔞葉酚（種籽）[3] 的影響無關。 由於其中含有右旋檸檬烯和 β- 月桂烯，因此具有保護肝臟的作用（Ozbek et al. 2003）。
乳香 Frankincense 東非乳香 Boswellia carterii 和神聖乳香 B. sacra	抗氧化 抑制癌細胞增生 引致細胞凋亡	在 Yang 等人（2010）的研究中，乳香和胡椒薄荷對於清除 ABTS 自由基有最好的表現。 Frank 等人（2009）在研究中探討了東非乳香（*B. carterii*）對於膀胱癌細胞 J82 與正常膀胱泌尿上皮細胞的影響。結果顯示，乳香精油在多種濃度下都能抑制癌細胞生存，但卻不會對正常細胞產生影響——對於兩種細胞的影響有明顯的區隔。乳香精油能活化負責阻滯細胞週期（cell cycle arrest）、抑制細胞成長的基因，也造成 J82 癌細胞的凋亡，但並沒有造成 DNA 片段化（這原是細胞凋亡過程中的正常現象）。 Dozmorov（2014）的實驗顯示，東非乳香精油能透過 NRF-2 中介的氧化壓力，使膀胱癌細胞出現選擇性死亡的現象。 神聖乳香（B. sacra）精油能對乳癌細胞造成特有的細胞毒性，它能抑制癌細胞的訊息傳導路徑和細胞週期調節器——用於乳癌治療的前景可期 [4]（Suhail et al. 2011）。
薑 Ginger *(Zingiber officinale)*	抗氧化 抗腫瘤 抗癌 化學預防	Miguel（2010）的研究提到薑是一種自由基清道夫，也有還原鐵離子（抗氧化）的能力；Shaaban、El-Ghorab 和 Shibamoto（2012）和 Rahmani、Al Shabrmi 與 Aly（2014）的研究則認為它有強大的抗氧化作用。 能透過多種機制抑制腫瘤發展，包括使腫瘤抑制的基因表現量增加、阻滯細胞週期、引致細胞凋亡和抑制血管新生。其中的成分 6- 薑酚（6-gingerol）對於這些效果發揮了顯著的作用（Rahmani, Al Shabrmi and Aly 2014）。 薑精油含有 7.2–7.3% β- 倍半水茴香萜（β-sesquiphellandrene，或稱倍半水芹烯），這項成分具有抗氧化的作用，並且在體外實驗中呈現出抗腫瘤的作用（Tisserand and Young 2014）。 Shukla 與 Sing（2007）以一則文獻研究探討了薑的癌症預防特質，他們認為，薑的抗癌效果來自其中的辛辣素成分薑酚（gingerol）與薑酮酚（paradol）。
杜松果 Juniperberry *(Juniperus communis)*	抗氧化	Shaaban、El-Ghorab 和 Shibamoto（2012）特別強調了它的抗氧化作用。

真正薰衣草 Lavender, true (*Lavandula angustifolia*)	抗氧化 抗動脈硬化	吸聞薰衣草的香氣能降低主動脈和動脈粥樣硬化斑塊中的膽固醇含量（Nikolaevskii et al. 1990）。 Yang 等人（2010）的研究報告指出，相較於同時檢測的其他[5]種精油，薰衣草（產自澳洲）在對抗脂質過氧化時表現出更顯著的效用。 此外，在一篇檢測自由基清除能力（DPPH）的檢驗報告中，薰衣草的表現最為突出，和右旋檸檬烯的效用相當（不過，檸檬精油的表現並沒有比單獨使用右旋檸檬烯來得好）。
檸檬 Lemon (*Citrus limon*)	LDL抗氧化劑 抗動脈硬化	γ- 萜品烯的含量可達 13%，這是一種 LDL 抗氧化劑。 檸檬精油具有預防動脈硬化發展的可能性（Takahashi et al. 2003）。
香蜂草 Lemon balm (*Melissa officinalis*)	抗癌	在一項體外實驗中，對於數種人類癌細胞株和一種大鼠癌細胞株呈現出抗癌的效果（de Sousa et al. 2004）。
檸檬香茅 Lemongrass (*Cymbopogon citratus*, *C. flexuosus*)	抗癌 引致細胞凋亡 抑制癌細胞 增生 化學預防	經過體外實驗和體內實驗的測試，東印度檸檬香茅（*C. flexuosus*）精油可以透過啟動細胞凋亡和降低腫瘤細胞生存性的作用，來達到抗癌的效果。實驗的方式是透過注射施用（Sharma et al. 2009）。 檸檬醛是檸檬香茅中的主要成分，它具有化學預防的效果。Chaouki 等人（2009，引用自 Guimarães, Quintans and Quintans-Júnior 2013）的研究顯示，它能抑制細胞增生、致使 MCF-7（乳癌）細胞株凋亡。
萊姆 Lime (*Citrus aurantifolium*)	抑制癌細胞 增生 LDL抗氧化劑 抗動脈硬化	萊姆精油能夠透過細胞凋亡的機轉，抑制人類大腸癌細胞株增生（Patil et al. 2009）。 γ- 萜品烯含量可達 15%（冷壓萃取）和 12%（蒸餾萃取），這是一種 LDL 抗氧化劑；萊姆精油具有預防動脈硬化發展的可能性（Takahashi et al. 2003）。
長胡椒 Long pepper (*Piper longum*)	抗氧化 引致細胞凋亡 抑制癌細胞 增生	長胡椒精油與胡椒鹼（piperine）對於細胞增生、突變和表型變化（phenotypic alterations），都能發揮抗氧化、細胞凋亡和細胞修復的作用；可以在免疫功能受損或降低的情況下使用（Zaveri et al. 2010）。
橘（桔）（果皮） Mandarin (*peel*) (*Citrus reticulata*)	LDL抗氧化劑 抗動脈硬化	γ-萜品烯含量可達22%，這是一種LDL抗氧化劑；橘（桔）精油有預防動脈硬化發展的可能性（Takahashi et al. 2003）。
桔葉 Mandarin petitgrain (*leaves*)(*Citrus reticulata*)	LDL抗氧化劑 抗動脈硬化	γ- 萜品烯含量可達 29%，這是一種 LDL 抗氧化劑；桔葉精油有預防動脈硬化發展的可能性（Takahashi et al. 2003）。
野馬鬱蘭 Marjoram, wild (*Majorana hortensis*)	抗氧化	抗氧化的效果可能來自香荊芥酚和其他成分的協同作用（Martino et al. 2010）。
熏陸香 Mastic (*Pistacia lentiscus*)	降低血脂	來自希臘奇歐島的熏陸香樹脂（*Pistacia lentiscus var. chia*）在研究中展現出強大的降脂質效果（精油成分包括 α- 蒎烯、β- 月桂烯、右旋 - 檸檬烯、萜品烯 -4- 醇與其他）（Vallianou et al. 2011）。

麝香薄荷屬植物 Monarda species	抗動脈硬化	吸聞麝香薄荷屬植物（蜂香薄荷）的香氣能減少主動脈和動脈粥樣硬化患者血管斑塊中的膽固醇含量（Nikolaevskii et al. 1990）。
沒藥 Myrrh (*Commiphora myrrha*)	抗癌 引致細胞凋亡 有降低血脂的可能性	Chen 等人（2013）曾以研究探討沒藥和乳香對抗數種人類癌細胞株的效果。他們發現，單獨使用沒藥精油的抑制效果，比單獨使用乳香精油或將兩種精油混合使用的效果更為顯著。並認為引致細胞凋亡的作用是其中的主要因素（尤其和乳癌細胞株 MCF-7 格外相關）。這群研究者也發現，β-欖香脂烯的作用比乳香和沒藥更顯著。 *C. mulkul*（印度）和 *C. molmol*（埃及）這兩種沒藥樹脂已被發展為抗高血脂（以及抗血吸蟲）的物質（Shen et al. 2012）。
水仙原精 Narcissus absolute (*Narcissus poeticus*)	LDL抗氧化劑 抗動脈硬化	γ-萜品烯含量可達 28%，這是一種 LDL 抗氧化劑；水仙原精有預防動脈硬化發展的可能性（Takahashi et al. 2003）。
肉豆蔻 Nutmeg (*Myristica fragrans*)	抑制癌細胞增生 化學預防	肉豆蔻精油中的丁香酚對於多種癌細胞株與動物細胞模組呈現出抑制癌細胞增生的作用（致使細胞凋亡）（Jaganthan and Supriyanto 2012）。 肉豆蔻精油有保護肝臟的作用，這有可能是因為其中的重要成分肉豆蔻醚，可能的運作機制包括： 1. 抑制巨噬細胞釋放腫瘤壞死因子 TNF-α，並抑制細胞凋亡現象（Morita et al. 2003）。 2. 促進能夠排毒的穀胱甘肽轉移酶生成（Ahmad, Tijerina and Tobola 1997）。 3. 透過引致細胞凋亡的方式，為人類神經母細胞瘤帶來細胞毒性作用（Lee et al. 2005）。
甜橙 Orange, sweet (*Citrus sinensis*)	化學預防 抗氧化	含有右旋-檸檬烯，因此有保護肝臟的作用（Bodake et al. 2002）。 Singh 等人（2010）的研究報告指出，富含右旋-檸檬烯的甜橙精油有可觀的抗氧化作用。
玫瑰草 Palmarosa (*Cymbopogon martini var. martini*)	有抑制癌症的可能性	牻牛兒醇在玫瑰草精油中占極高的比例，含量可達 59–84%，研究顯示這項成分可以透過多種機制呈現出抑制癌症的效果（Edris 2007）。
廣藿香 Patchouli (*Pogostemon cablin*)	抑制癌細胞增生 引致細胞凋亡	Jeong 等人（2013）的研究顯示，廣藿香精油中的主要成分廣藿香醇（含量可達 33%）對於人類大腸直腸癌細胞具有抗癌的效果；它能消減細胞成長的情況，並增進細胞凋亡。
幾內亞胡椒 Pepper, West African (*Piper guineese*)	抗氧化 抑制 α-澱粉酶、α-葡萄糖苷酶以及血管收縮素 I 轉化酶	幾內亞胡椒精油[5]是一種強力的自由基清道夫，能夠抑制 α-澱粉酶、α-葡萄糖苷酶以及血管收縮素 I 轉化酶，效果與劑量有關；具有處理第二型糖尿病和高血壓的潛力（Oboh et al. 2013）。

胡椒薄荷 Peppermint (Mentha × piperita)	抗氧化	胡椒薄荷在 ABTS 自由基的測試當中，展現出良好的自由基清除能力（Yang et al. 2010）。 它的抗氧化效果可能是來自其中的 1,8- 桉油醇、薄荷酮與異薄荷酮（Shaaban, El-Ghorab and Shibamoto 2012）。
紫蘇 Perilla (Perilla frutescens)	有抑制癌症的可能性	由於紫蘇精油含有紫蘇醇，因此可以推論它對於抑制癌細胞增生或許具有可期待的效果（能夠干擾血管新生，並具有其他的抗腫瘤效用），不過，目前尚未有研究證實它能對人類癌症產生化學預防的作用（Edris 2007）。
矮松 Pine (Pinus mugo)	LDL抗氧化劑	矮松精油當中的萜品油烯是一種 LDL 抗氧化劑（Grassmann et al. 2003, 2005），於是可以推論矮松精油或許有預防動脈硬化發展的可能性。
粉紅胡椒 Pink pepper (Schinus molle)	抗氧化 引致細胞凋亡	粉紅胡椒精油已經證實具有消炎和抗腫瘤的特質（Marongiu et al. 2004）。 Díaz 等人（2008）的實驗顯示，粉紅胡椒精油[6] 是一種微弱的抗氧化劑，不過它能透過類似細胞凋亡的機制，為數種細胞株帶來細胞毒性作用，因此研究者認為它有可能具有抗腫瘤的效果。 Martins 等人（2014）的實驗顯示，粉紅胡椒精油有顯著的抗氧化作用，而毒性較低，因此未來對於人類腫瘤細胞株的研究可以進一步評估它對細胞增生、細胞生存與凋亡的影響力，進而探討它是否適於用在治療當中。
泰國蔘薑 Plai (Zingiber cassumunar)	抗氧化 化學預防 抑制癌細胞增生	Vimala、Norhanom 和 Yadav（1999）在研究中提到，泰國蔘薑（以及薑）對於人類淋巴癌細胞株（Raji 細胞）具有強大的腫瘤抑制效果（沒有細胞毒性）。研究者認為，泰國蔘薑的根莖和萃取物可以在腫瘤促進階段用來預防癌症。泰國蔘薑精油有顯著的化學預防效果，和對照的藥物[7] 相比，它的效果比四種藥物當中的三種都更加有效。另一項體外實驗也顯示，泰國蔘薑精油對多種癌細胞株[8] 呈現出抑制癌細胞增生的效果，表示它具有用來治療癌症的可能性（Manosroi, Dhumtanom and Manosroi 2006）。
柚子（果皮） Pomelo (Citrus maxima peel)	抗氧化	Singh 等人（2010）的研究報告顯示，柚子精油的成分包括右旋檸檬烯、檸檬醛和 3,3-二甲基 -1- 己烯（3,3-dimethyl-1-hexene），具有可觀的抗氧化作用。
香脂楊（芽苞） Poplar bud (Populus balsamifera)	抗癌 引致細胞凋亡	一項研究評估了香脂楊精油和其中的主要成分右旋 α- 沒藥醇（從嫩芽中單獨萃取出來）對抗人類肺癌和大腸直腸癌的作用。在實驗中，兩者都展現出顯著的作用，但精油的作用比右旋 α- 沒藥醇的作用更好，而兩者的效果都比對神經膠質瘤具有知名細胞凋亡效果的左旋 α- 沒藥醇還要更好（Piochon-Gauthier et al. 2014）。

迷迭香 Rosemary (Rosmarinus officinalis)	抗氧化 保護肝臟	迷迭香精油有抗氧化的作用（它是一種自由基清道夫），並且有保護肝臟的效果。肝臟對於化學物質的毒性相當敏感，研究者認為，外源性化學物質（即從外在環境進入身體的毒素）會轉變為活性氧化物，造成氧化壓力，進而對巨大分子（macromolecule）造成損傷。迷迭香精油有保護肝臟的作用（測試濃度為 5 和 10mg/kg），並且可以逆轉肝臟中抗氧化酵素的功能，包括：過氧化氫酶（catalase）、過氧化酶（peroxidase）、穀胱甘肽過氧化酶（glutathione peroxidase）和穀胱甘肽還原酶（glutathione reductase）（Raškovi et al. 2014）。
黎巴嫩鼠尾草 Sage, Lebanese (Salvia libanotica)	引致細胞凋亡 抑制癌細胞 增生	黎巴嫩鼠尾草精油對於人類大腸癌細胞 HCT116 具有抑制細胞成長、阻滯細胞週期、引致細胞凋亡的作用，但不會影響正常腸道細胞。它的效用被認為是乙酸沉香酯、萜品醇和樟腦等成分協同的結果，研究文獻中也提到了其中的作用機制（Itani et al. 2008）。
檀香 Sandalwood (Santalum album)	抑制癌細胞 增生 引致細胞凋亡	檀香在傳統中醫中被用來預防和治療癌症，Dozmorov 等人（2014）發現檀香精油可以透過破壞 DNA 與阻滯細胞週期的方式，造成癌細胞[9]非選擇性死亡。
山椒 Szechuan (Japanese) pepper (Zanthoxylum piperitum)	抗氧化	在一項分別測試 100 種植物萃取物的抗氧化能力和自由基清除能力的研究中，山椒是 14 種優良天然抗氧化劑當中的一種（Kim et al. 1997）。
萬壽菊 Tagetes (Tagetes minuta)	抗氧化 消炎	Karimian、Kavoosi 和 Amirghofran（2014）的研究顯示，萬壽菊精油是一種優良的抗氧化劑：它能清除超氧化物、過氧化氫（H2O2）和一氧化氮自由基，並降低氧化壓力。研究者認為這樣的效果是源自其中的酚基（phenolic group）以及（或）基於它對誘導型一氧化氮合酶（iNOS）和 NOX 基因的抑制作用。它也能降低促發炎細胞激素 TNF-α 的基因表現。根據以上結果，研究者認為萬壽菊精油可以用在處理氧化傷害的療程中，並且可以用來控制某些和發炎有關的疾病。
茶樹 Tea tree (Melaleuca alternifolia)	LDL抗氧化劑 抗動脈硬化 抗癌 抗氧化	茶樹精油中的 γ-萜品烯（Takahashi et al. 2003）和萜品油烯（Grassmann et al. 2003, 2005）都是 LDL 抗氧化劑，因此茶樹精油或許有預防動脈硬化發展的可能性。 Calcabrini 等人（2004）的研究顯示，茶樹精油和萜品烯-4-醇能造成人類黑色素瘤細胞凋亡，可能是透過與細胞質膜的交互作用達到這樣的效果。 Kim 等人（2004）的研究則指出，茶樹精油具有抗氧化作用，這可能是來自其中的 α-萜品烯、β-萜品烯和 β-萜品油烯等成分（Shaaban, El-Ghorab and Shibamoto 2012）。

百里香 Thym Thymus vulgaris **和其他百里香品種**	抗氧化	百里香精油有可觀的抗氧化作用，效果可比生育醇（維生素E）（Wei and Shibamoto 2010a, b）。 西班牙百里香（*Thymus zygis*）以及來自葡萄牙的亞種 *T. zygis subsp. Sylvestris* 都有良好的抗氧化效果（Dandlen et al.2010）。
薑黃 Turmeric (*Curcuma longa*)	抗癌 抗氧化	Cheng、Chang 和 Wu（2001）的研究顯示，用肝動脈灌注的方式對於治療原發性肝癌有良好的效果（效用可比化學藥物）。Tisserand 和 Young（2014）則提到，薑黃精油具有顯著的抗氧化和抗癌效果；可能有部分是因為其中含有 β-倍半水茴香萜（8.8–9.5%）[10]。
日本柚子 Yuzu (*Citrus × junos*)	LDL抗氧化劑 抗動脈硬化	日本柚子精油含有 12–13% 的 γ-萜品烯，這是一種 LDL 抗氧化劑，因此日本柚子精油或許有預防動脈硬化發展的可能性（Takahashi et al. 2003）。

---

1. 癌德星（Cyclophosphamide）是一種抗癌藥物。

2. 糖化是糖類（例如果糖或葡萄糖）和蛋白質或脂質結合在一起的過程，糖化會形成糖化終產物（advanced glycation products，AGEs），當自由基同時存在時，糖化終產物會和蛋白質發生進一步的交聯反應（cross-linking）。這將使組織變硬（例如心血管結構，同時也包括皮膚的膠原蛋白）。糖化終產物和許多疾病的生成有關，例如癌症、心血管疾病、阿茲海默症和周圍神經病變等。而糖化的成因可能是外源性的（來自體外），如當糖類和油脂經過高溫烹調，就會形成具有致癌性且可能引起發炎反應的丙烯醯胺（acrylamides）；也可能是內源性的（來自體內），也就是當人體的血糖濃度較高，體內的單糖就會形成糖化終產物。值得一提的是，傳統療法中會以乾燥的絲柏針葉來治療糖尿病（Selim et al. 2014）。

3. 甲基醚蔞葉酚也叫作龍艾腦（estragole）。

4. Hussain等人（2013）曾在文中討論這項研究結果與其他的相關研究，他們提到，腫瘤細胞的可塑性（plasticity）使得惡性腫瘤細胞出現一種上皮細胞專屬的記號，並進而形成多細胞球體聚合物（multicellular spheroid aggregates），讓癌細胞能對某些化療藥物產生防護的效果。這些球體已被用來進行抗癌藥物的篩檢測試。神聖乳香能夠干擾這些聚合物與球體，因此或許可以考慮用在侵襲性（invasive）乳癌的治療當中。

5. 根據Oboh等人（2013）提出的資料，幾內亞胡椒精油的主要成分是α-蒎烯、β-蒎烯、順式羅勒烯、月桂烯、別羅勒烯（allo-ocimene）和1,8-桉油醇。

6. 這項實驗使用的粉紅胡椒精油，主要成分是β-蒎烯與α-蒎烯。

7. 這三種藥物分別是以DMSO溶解配置的5-FU（濃度1%），以及MTX和敏克瘤（vincristine）。

8. 這兩項實驗測試的癌細胞為人類口腔上皮癌細胞（KB）和大鼠血癌細胞株P388。

9. 這項實驗使用的是人類膀胱癌細胞J82和經過不朽化（immortalized）培養的正常泌尿上皮細胞UROtsa。

10. β-倍半水茴香萜是一種單環的倍半萜聚烯烴（sesquiterpenoid polyalkene）；薑當中也有這項成分（Tisserand and Young 2014）。

感染和免疫：
抗微生物與免疫調節作用

Chapter 10

精油能發揮廣泛的抗微生物效果，有無數的研究文獻都可以做為佐證。不過，精油也有可能在對抗抗生素的抗藥性上，以及激勵免疫系統等層面，發揮一定的作用。在這個章節，我們將檢視精油的抗微生物和免疫調節效果，以及在芳香療法中可以如何加以應用。

抗微生物作用與抗生素的抗藥性

Saad、Muller與Lobstein（2013）曾經針對精油的主要生物活性，進行相關的研究文獻探討。其中提到，不同研究之間顯著的結果差異，有可能是因為天然植物的自然變異，使得精油成分有所不同，也可能是因為研究分析方式不同使然；此外，也和精油及其中成分的溶解度，以及必須使用乳化劑來克服難以溶解的問題等因素有關。不過，精油的效果仍會因測試的目標微生物而有所不同，尤其其中某些微生物的生命韌性（resilience，即回復力）格外強大。

「革蘭氏染色法」（Gram stain）是一種能根據細菌細胞壁的特質，將它們區分成兩大類別的染色技巧。一般來說，精油的抗微生物作用，對革蘭氏陽性菌會比革蘭氏陰性菌更顯著。研究者認為，這是因為革蘭氏陰性菌的細胞外膜含有磷脂質，因此像精油這種親脂性的成分便難以滲透進去。革蘭氏陽性菌則沒有這層阻隔，因此精油中的疏水性成分就能在它的細胞膜發揮作用，造成破壞、改變離子滲透性、滲漏（leakage）和酵素修復等現象（Selim et al. 2014）。

抗生素療法是現代醫學中司空見慣的治療方式，但是未根據菌種加以區分的用藥方式，以及普遍超用的劑量，已使得微生物開始對抗生素產生抗藥性，並成為相當重要的公共衛生議題。從1990年代起，研究者就不斷在尋找新的抗微生物物質，但即便分子生物學和篩檢技術已有所發展，卻依舊未能被發現「新」的抗生素。

Yap等人（2014）認為，一直未能找到解決辦法的原因在於「研究者太著重於

辨識目標菌種，以及能作用於這些菌種的分子，但卻輕忽了這些分子實際接觸細菌時，能發揮的細胞壁穿透力、迴避細胞輸入的能力，和防止細菌突變出抗藥性的能力。」他們也認為，只能對單一目標起作用的抗生素，對於細菌突變出來的抗藥性，格外沒有招架之力。這群研究者在這份綜合性文獻探討中，討論了抗生素的不同作用模式，以及細菌是如何發展出抗藥性。從其中凸顯出來的幾個議題可以看出，精油在未來作為「天然植物藥劑」或許大有可為。首先，精油是獨一無二且功效多元的，由於化學成分和結構上的不同，主要成分和微量成分的效果，以及成分之間有可能出現的協同作用，使得它們不會是只能對付「單一目標」的抗微生物劑質。由於精油成分複雜多元，因此細菌較不容易自然出現抗性。然而，仍有少數資料顯示，抗性依然有可能產生，尤其如果在臨床治療上開始規律地施用精油，出現抗性的可能性會更高。第二，精油能夠干擾[1]細胞壁和細胞膜，可以抑制細菌的輸出幫浦作用（efflux pump）[2]和群體感應（quorum sensing）[3]——因此精油有巨大的潛力可以作為合成抗生素的天然取代物。第三，同時用精油和抗生素進行聯合治療已成為未來的趨勢。目前已有證據顯示，精油和抗生素有可能出現協同作用，而且精油還可以作為一種調控抗藥性的物質。舉例來說，牻牛兒醇可以透過抑制細菌的輸出幫浦作用，來降低產氣腸桿菌（*Enterobacter aerogenes*）[5]對於氯黴素（chloramphenicol）[6]的抗藥性，並調節了對照的野生菌株和其他革蘭氏陰性菌內在的固有抗藥性。牻牛兒醇被認為是輸出機制的有效抑制劑；它能和 β-內醯胺類（ β-lactams），以及氟喹諾酮類（fluoroquinolone）的諾氟沙星（norfloraxin）等

---

[1]. 精油具有親脂性，可以和蛋白質與糖蛋白結合；它們能穿透細胞壁，且對細胞膜有親合性，因此能造成細胞物質滲漏。

[2]. 這是細菌的運作機制，能讓細胞「像幫浦一樣輸出」包括合成抗生素在內的多種化合物。

[3]. 群體感應（QS）在細菌生態學中扮演著重要的角色，它是一種「訊息傳導」的形式——群體感應的細菌會積聚傳訊分子，刺激細菌的能動性，進而促進成群移動、形成生物膜（biofilm）並抵抗氧化壓力。

[4]. 例如花梨木和慶大黴素（gentamicin）；天竺葵和慶大黴素；芫荽和氯黴素、環丙沙星（ciprofloxacin）、慶大黴素與四環黴素（tetracyclin）；丁香酚和萬古黴素（vancomycin）(Yap et al. 2014, p.9)。

[5]. 產氣腸桿菌是一種存在於腸道中的革蘭氏陰性菌。它是一種伺機性病原體（opportunistic pathogen），也就是當宿主免疫力低落時，就可能造成危害；它能引發菌血症（bacteremia）、下呼吸道感染、皮膚與軟組織感染以及心內膜炎（endocarditis）。它具有多重抗藥性，尤其對 β-內醯胺類抗生素容易出現抗藥性。

[6]. 氯黴素並不是目前主要用來處理革蘭氏陰性菌的抗生素，一般通常使用的是 β-內醯胺類的安比西林（ampicillin）和盤尼西林（penicillin），以及喹諾酮類的諾氟沙星，但是細菌對這些抗生素的抗藥性是一個重大的問題。牻牛兒醇能和 β-內醯胺類抗生素以及諾氟沙星產生協同作用。

抗生素產生協同作用，同時施用時，可以對付具有多重抗藥性的革蘭氏陰性菌，例如產氣腸桿菌（Lorenzi et al. 2009）。

　　細菌對抗生素的抗藥性例子當中，最有名的大概就是金黃色葡萄球菌（*Staphylococcus aureus*）了吧！這是一種適應性極高的革蘭氏陽性菌，能在皮膚表面形成感染，造成深度膿腫，甚至構成生命威脅。其中，抗甲氧西林（Methicillin）以及抗萬古黴素的菌株現在引起了極大的關注——這些抗藥性金黃色葡萄球菌（MRSA）現在是引起皮膚和軟組織感染的元凶，住在醫院的患者都承受著極大的風險[7]。Muthaiyan等人（2012a）在研究中提到，由MRSA引發的感染（現在已是全球關注的公共衛生議題），以及抗生素治療失敗的情況都在增加當中。他們在研究中以數種從冷壓瓦倫西亞甜橙（Valencia orange,*Citrus sinensis*）衍生出來的精油產品[8]，對多種抗甲氧西林（或可能抗甲氧西林），以及對甲氧西林與萬古黴素中介物產生抗性的金黃色葡萄球菌進行測試。在這項實驗測試的八種芳香產品當中，研究者發現，不含萜烯類的冷壓瓦倫西亞甜橙精油（CPV），以及冷壓萃取的香茅醛，對於實驗測試的所有菌株具有最強的抑制性。為了釐清芳香物質對MRSA的作用方式，這群研究者研究了CPV對於細菌細胞裂解（cell lysis）相關的基因表現所造成的影響，並且證實，精油對細胞壁以及細胞膜都能發揮潛在的作用，而且CPV有可能對於細菌在不利環境之下賴以生存的「求救」系統（SOS system）造成抑制效果。Muthaiyan等人（2012a）於是做出研究結論，認為CPV可能可以成為對抗MRSA的「另類天然治療性」抗微生物劑質。

重要的抗細菌成分

　　酚類成分（例如香荊芥酚、百里酚與丁香酚）都具有相當有效且廣泛的抗微生物作用，這有可能是因為酚類在結構上帶有苯環的關係。百里酚和香荊芥酚這兩個同分異構物，對於革蘭氏陽性菌和陰性菌[9]分別具有不同的作用，這表示連接在苯

[7.] 因燒灼傷而住院的患者是受MRSA感染的高危險族群。一般來說，對於這類病患會使用敷料和塗抹於皮膚表面的抗生物劑質來進行預防，並且幫助傷口修復。Muthaiyan等人（2012b）評估了將CPV當作抗葡萄球菌介質加在敷料中使用的效果，這項體外實驗的結果顯示，這樣的作法具有可行性，他們也建議後續研究繼續針對使用上的安全性和效果做進一步的研究。

[8.] 這些芳香物質分別是冷壓萃取的不含萜烯類的精油，冷壓萃取的甜橙萜烯類成分、高純度的甜橙萜烯類成分，右旋-檸檬烯，以及從甜橙精質萃取的萜烯類成分。以上所有測試物都是市面上能購買到的產品。

環上的羥基位置也有不可忽視的影響。除此之外，其他的同分異構物也展現出不同的效果。一般來說，α 型的活性會比 β 型更高，β 型相對來說活性較低，而反式同分異構物的活性會比順式高。從醇類衍生出來的酯類，也會比原先的醇類形式活性更高。舉例來說，和牻牛兒醇與龍腦的作用相比，乙酸牻牛兒酯和乙酸龍腦酯當中的酯基能增加抗微生物的效果。不過，醇類對細菌的主要功效並不在於抑菌，而是殺菌，而且其中有幾種成分效果非常顯著，這可能是因為它們能改變細菌細胞壁中蛋白質的性質。酮類和醛類當中的羧基也能增加抗微生物的效果。而最有效的抗微生物成分當屬萜品油烯、α-萜品醇以及萜品烯-4-醇──這些成分是不飽和的環狀化合物（Saad, Muller and Lobstein 2013）。

　　Lang和Buchbauer曾在2012年，針對近年來（2008–2010）探討精油抗微生物作用的研究做了文獻探討。他們在結論中表示，雖然許多精油都對多種微生物具有強大的抗微生物作用，但其中效用最顯著的成分是百里酚和香荊芥酚、肉桂醛、丁香酚、樟腦、檸檬烯、沉香醇、α-蒎烯、萜品烯-4-醇和1,8-桉油醇。他們也在文中提到，即便精油的化學成分如此複雜，微生物仍然會因為慣性，而發展出耐受性，尤其當使用的濃度未達理想標準時。

重要的抗真菌成分

　　Abad、Ansuategui和Bermejo（2007）的研究中曾提到，真菌可能是「最被世人忽略的病原體」之一，而且在研究當下所使用的抗黴菌藥物──兩性黴素B（amphotericin B）竟是1956年發明出來的藥物！在現實生活中，嚴重的系統性真菌感染的情況越來越多，不但難以根治，也逐漸出現了產生抗藥性的菌種。芳香植物原本就是許多天然抗黴劑的原料來源，這些植物通常來自唇形科和菊科。舉例來說，百里酚百里香（*Thymus vulgaris* CT thymol）對於屬於酵母菌的白色念珠菌（*Candida albicans*）就有極強的效用，而從真正薰衣草（*Lavandula angustifolia*）萃取出來的沉香醇，對付臨床上的白色念珠菌比真正薰衣草精油還要有效，但乙酸沉香酯則不見效用。菊科植物當中的苦艾（*Artemisia absinthium*）、*A. santonicum*與*A. spicigera*等蒿屬植物，都有廣泛而顯著的抗

---

9. 革蘭氏陰性菌（例如大腸桿菌）一般來說對精油的抵抗性更高，部分原因是因為細胞膜外層的脂多糖（Gulfraz et al. 2008）。

真菌效用；這些植物普遍含有樟腦和1,8-桉油醇，這兩種成分的抗真菌效果也不可小覷（Kordali et al. 2005）。

真菌當中的皮癬菌（會感染人類皮膚、頭髮和指甲的菌種）包含表皮癬菌（*Epidermophyton*）、小孢癬菌（*Microsporum*）和毛癬菌（*Trichophyton*）等菌屬。Lang和Buchbauer（2012）的研究指出，對付這類菌種最有效的精油當中，最普遍可見的成分是甲基醚蔞葉酚和丁香酚等苯丙烷衍生物，以及屬於單環倍半萜醇類的α-沒藥醇。研究者也發現，樟腦會提高精油對皮癬菌的作用。而單萜烯當中的檜烯也極有可能具有抗皮癬菌的效果，泰國蔘薑（*Zingiber cassumunar*）、西洋蓍草（*Achillea millefolium*）和肉豆蔻（*Myristica fragrans*）都是富含檜烯的精油（Valente et al. 2013）。

雖然念珠菌是存在於人體身上的正常菌叢，普遍出現在腸道、生殖泌尿道和皮膚當中，但其中卻包含一些伺機性病原體，有可能造成局部或系統性的感染。念珠菌感染最常見的菌種就是白色念珠菌，其次是影響力相對較弱的禿髮念珠菌（*C. glabrata*）和熱帶念珠菌（*C. tropicalis*）。念珠菌感染對於免疫力低下的病患有可能成為相當嚴重的問題。有幾項研究曾經探討精油的抗念珠菌作用模式，舉例來說，神聖羅勒精油（*Ocimum sanctum*）的主要成分就能透過協同效果，發揮阻斷質子幫浦（proton pump）的作用（Khan et al. 2010，引用自 Lang and Buchbauer 2012）。丁香精油中最具效用的成分丁香酚，可以破壞麥角固醇（ergosterol）生成，造成細胞壁破裂，破壞菌絲芽管發育（Pinto et al. 2009）。

Lang和Buchbauer（2012）的研究指出，對付酵母菌最有效的成分是丁香酚、百里酚和香荊芥酚；不過，還有其他效果同樣值得注意的成分，包括牻牛兒醇、檸檬醛、α-蒎烯、γ-萜品烯、對傘花烴、萜品烯-4-醇、甲基醚丁香酚、甲基醚蔞葉酚與1,8-桉油醇。Tao、OuYang和Jia（2014）曾經特別研究過檸檬醛的抗真菌效果，不過這項研究的對象是義大利青黴菌（*Penicillium italicum*），這是一種會使柑橘類果實在採收之後腐壞的真菌，而不是人類身上的皮癬菌。這項研究確實發現檸檬醛的抗真菌機制。檸檬醛能透過減損細胞質，造成菌絲體[10]的型態變異（morphological alteration）。越是暴露於檸檬醛當中，就越會增加細胞膜的滲透

---

10. 菌絲體，一種植物性的生長構造，可能和其他次級代謝物（例如某些黴菌毒素）一同出現。

性，於是細胞成分會流失越多，細胞外的PH值增加，鉀離子洩漏，細胞脂質和麥角固醇降低。這些都是細胞膜的完整性和滲透度受到干擾的表現。

抗病毒的潛力

病毒是一種非常小且具感染性的微粒，主要由遺傳物質和一層蛋白質「外衣」（coat）構成；某些病毒還有「包膜」（envelope）環繞在外。病毒會侵襲有機體的細胞，並在其中複製繁殖——若是沒有寄宿的細胞，大部分病毒都無法長時間存活，也無法繁殖再生。病毒感染會喚起宿主的免疫反應。精油能夠處理某些常見的人類病毒感染，例如單純疱疹病毒1型（HSVI）與2型（HSVII）（HSVI引起唇疱疹，HSVII引起生殖器疱疹），而且和acyclovir等抗病毒藥物相比，精油的毒性相當低。Adorjan和Buchbauer（2010）引用了幾項實驗結果，提出幾種可以用來對抗HSVII的精油，包括洋茴香（*Pimpinella anisum*）、牛膝草（*Hyssopus offcinalis*）、百里香（*Thymus vulgaris*）、薑（*Zingiber offcinale*）、德國洋甘菊（*Matricaria recutita*）與檀香（*Santalum album*）。這項研究也指出，這些研究結果和使用劑量有關，而且和病毒感染週期處於何種階段也有關；某些精油在前期潛伏期（pre-incubation period）和過了吸附期（adsorption period）之後的效用比較低。研究者認為，實驗中測試的精油是對病毒的包膜起了作用。

Edris（2007）則探討了幾篇確認精油具有抗病毒潛力的體外研究，雖然其中並沒有任何關於精油是否能對抗時下盛行病毒（例如愛滋病病毒和C型肝炎病毒）的文獻討論，不過其中提到，將南木蒿（*Artemisia arborescens*）精油和脂質體結合並傳遞到受感染的細胞當中，能對HSVI產生作用[11]；而香蜂草能抑制HSVII繁殖再生[12]，這可能和其中的檸檬醛與香茅醛成分有關；此外，以0.1%的低濃度使用檸檬香茅（文獻中未明確指出植物學名）時，對HSVI具有顯著的效用，它可以在長達24小時的時間之內完全抑制病毒繁殖。Edris的文獻中還有提到其他幾種具有抗病毒作用的精油（作用於病毒吸附和侵入細胞之前），它們分別是胡椒薄荷（*Mentha×piperita*）和茶樹（*Melaleuca alternifolia*），以及效果相對較弱的藍膠尤加利（*Eucalyptus globulus*）。Adorjan與Buchbauer（2010）指出，前人

---

[11] 研究者認為，它可以去除病毒的活性，並且抑制細胞對細胞的病毒擴散。

[12] 比較可能是對尚未進入吸附期的病毒造成影響，而不是對已侵入細胞的病毒。

的實驗結果說明，萃取自藍膠尤加利（*Eucalyptus globulus*）、茶樹（*Melaleuca alternifolia*）、八角茴香（*Illicium verum*）和百里香屬植物（*Thymus spp.*）的完整精油成分，會比其中單獨萃取的單萜烯與單萜類衍生物更有效果，效果和使用劑量呈正相關，並且要在病毒處於吸附期之時使用[*]。

顯然，我們還需要更多的研究來說明精油在抗病毒方面的效果和治療潛力；不過，以芳香療法的範疇來說，我會強烈建議各位不要試圖用精油來治療某些病毒感染（例如HSVII）。

免疫調節作用

免疫調節，就像字面上的意思一樣，是一種透過干預有機體的免疫功能來調整免疫系統的過程。如果是對免疫系統進行加強，就叫做激勵免疫（immunostimulation），也就是可能對顆粒性白血球、淋巴細胞或是自然殺傷細胞等細胞發揮刺激作用，或是激勵介質生成。這樣的作用也叫做「類免疫性」（para-immunity）。目前已知許多植物和其中的萃取成分，能增強正常細胞和體液的免疫力，其中某些還可以使低落的免疫力獲得恢復。壓力、自體免疫疾病以及營養不足，都有可能使免疫力低落，因此植物和植物萃取物（包括精油）在這樣的情況下，可以說是相當珍貴的療癒物質（Carrasco 2009）。

Saad、Muller與Lobstein（2013）在研究中提到，茶樹（*Melaleuca alternifolia*）、丁香（*Syzygium aromaticum*）和西印度檸檬香茅（*Cymbopogon citratus*）等精油的免疫調節作用，很可能與它們的消炎效果和對白血球之間的信號傳遞介質介白素（interleukin）的影響有關。他們引用了Ramage（2012）的研究作為例子，其中提到，以抗微生物和抗真菌的作用著名的茶樹精油，其中的主要有效成分萜品烯-4-醇，可以降低介白素-8的表現，而介白素-8是引起口咽部念珠菌感染（oropharyngeal candidiasis）的一種重要發炎介質。這群研究者也討論了丁香酚和丁香精油可能透過何種模式發揮效用，並且指出丁香酚和萜品烯-4-醇之間的協同作用值得後續研究進一步地探討。至於檸檬香茅和其中主要成分橙花醛與牻牛兒醛（二者合為檸檬醛）的作用方式，他們則提出這樣的提問：「帶來預防效

---

[*]·譯註：病毒複製（增殖）的過程包括以下幾個階段：吸附、侵入、脫殼、合成、組合、釋放。

果的分子機制和帶來療癒效果的分子機制，有什麼不同嗎？」。

　　不過，認為精油只會對免疫力帶來好的影響也可能是一種錯誤的想法。Cosentino等人（2014）曾以研究探討佛手柑精油（*Citrus aurantium L. subsp. bergamia*）對人類多核白血球當中活性氧化物的影響，以及鈣離子在相關反應過程中所扮演的角色。結果發現，佛手柑精油會增加細胞內的活性氧化物生成，這是一個需要在細胞內和細胞外都存有鈣離子的情況下才能發生的情況；它也使實驗誘致的活性氧化物生成量大大增加。研究者認為，這樣的作用可能是佛手柑具有抗微生物和組織修復能力的原因（因為它具有促發炎的可能性）。然而，根據以上發現，研究者做出結論，認為在臨床上使用佛手柑精油需要經過「仔細考量」。

嗅覺與免疫功能

　　Trellakis等人在2012年對於嗅覺線索可能發揮免疫調節作用的假設進行探討。體內實驗顯示，長時間吸聞檸檬，可以抵銷壓力造成的免疫低落情形（Fujiwara et al. 1998）；此外，吸聞沉香醇可以平息壓力，並改變嗜中性白血球與淋巴細胞的基因表現（Nakamura et al. 2009）。Trellakis等人做的是一項人體實驗，他們為男性和女性受試者矇住眼睛，觀察短時間（30分鐘）暴露在香氣中所產生的效果。他們選用的是數種激勵性（葡萄柚、甜茴香和黑胡椒）和放鬆性（薰衣草、廣藿香和玫瑰）的精油，同時也有一個不使用任何香氣的對照組。研究的結果以心理學問卷和生理參數（例如嗜中性白血球的活性，以及周邊血當中與嗜中性白血球有關的免疫標記物濃度等）來進行評估。結果顯示，短時間、無意識地暴露於香氣當中，並不會影響人體的免疫功能。但是在結果討論的段落當中，卻提到了幾個可能對研究結果產生影響的重要因素，包括香氣的選擇、受試者是否有意識到香氣、人體與動物的差異，以及是否對香氣影響免疫系統的機制做出了錯誤的假設等等。有意識或無意識接觸香氣很可能會產生不同的影響，當然，暴露在香氣中的時間長短也可能造成結果不同。而激勵性和放鬆性的精油對於免疫系統和中樞神經系統也可能帶來不同作用。Trellakis等人也強調，「精油的效果會因施用的方式和濃度而有所不同」——這句話中肯道出芳香療法的真實情況，尤其和那些可作為芳香療法佐證的研究與實證資料也密切相關。因此，就和許多其他領域的研究一樣，芳香療法或許具有深遠廣泛的治療潛能，但是還需要更多的研究加以證實。

表 10.1　抗微生物與免疫調節作用的精油

精油	作用	實證資料
丁香羅勒 / 非洲羅勒 Basil, African *(Ocimum gratissimum)*	抗真菌 （皮癬菌和各種念珠菌）	經體外實驗證實，能有效對抗犬小孢癬菌（*Microsporum canis*）、石膏樣小孢癬菌（*M. gypseum*）、紅色毛癬菌（*Trichophyton rubrum*）、鬚毛癬菌（*T. mentagrophytes*）和新型隱球菌（*Cryptococcus neoformans*）（Silva et al. 2005，引用自 Abad, Ansuategui and Bermejo 2007）。 能有效對抗白色念珠菌（*Candida albicans*）、克魯斯念珠菌（*C. krusei*）、近平滑念珠菌（*C. parapsilosis*）和熱帶念珠菌（*C. tropicalis*），能改變細胞壁結構和某些亞細胞的細胞器型態（Nakamura et al. 2004，引用自 Abad, Ansuategui and Bermejo 2007）。
神聖羅勒 Basil, holy *(Ocimum sanctum)*	激勵免疫 抗真菌 （能有效對抗各種念珠菌）	對於免疫低落的免疫性疾病有治療的潛能（Prakash and Gupta 2005）。在阿育吠陀療法中，是一種用來抗微生物的藥材；Amber 等人（2010）的實驗證實，神聖羅勒精油能有效對抗數種念珠菌病原體菌株，其中包括對 fluconazole 和 ketoconazole 等藥物已產生抗藥性或敏感的菌株。
月桂 Bay laurel *(Laurus nobilis)*	抗病毒	在一項針對 7 種黎巴嫩精油所做的研究當中，月桂精油（成分包括 β- 羅勒烯、1,8- 桉油醇、α- 蒎烯和 β- 蒎烯）對抗 SARS-CoV 的表現最卓越（Loizzo et al. 2008a）。
佛手柑 Bergamot *(Citrus aurantium var. bergamia fruct.,C. bergamia)*	抗微生物 抗真菌（能有效對抗酵母菌和皮癬菌）	傳統民俗療法中用來治療感染（Bagetta et al. 2010）。 經體外實驗證實，能有效對抗臨床上常見的念珠菌（Romano et al. 2005）和皮癬菌（Sanguinetti et al. 2007）。
胡蘿蔔籽 Carrot seed *(Daucus carota subsp. carota)*	抗真菌 （能有效對抗皮癬菌）	胡蘿蔔籽精油對於多種皮癬菌都能發揮相當卓越的效果。產自葡萄牙的精油主要成分為乙酸牻牛兒酯和 α- 蒎烯；產自義大利薩丁尼亞島的精油則更加有效，它的主要成分是 β- 沒藥烯和 11-α-(h)-himachal-4-en-1-β-ol（Maxia et al. 2009）。
黎巴嫩雪松 Cedar, Lebanese *(Cedrus libani)*	抗病毒	這個品種的雪松是黎巴嫩傳統療法中用來治療感染的藥材；黎巴嫩雪松精油則能有效對抗 HSVI，其中成分包括喜馬拉雅醇（22.5%）、β- 喜馬拉雅烯（21.9%）和 α- 喜馬拉雅烯（10.5%）（Loizzo et al. 2008b）。
德國洋甘菊 Chamomile, German *(Matricaria recutita)*	抗真菌	Pauli（2006）曾以實驗探討 α- 沒藥醇的抗真菌效果，α- 沒藥醇是德國洋甘菊精油中的重要成分，而這項實驗的結論認為，α- 沒藥醇在麥角固醇的生物合成過程中，能發揮具有潛力的、選擇性且無毒性的抑制作用[1]。
錫蘭肉桂葉 Cinnamon leaf *(Cinnamomum zeylanicum)*	抗細菌 抗真菌	錫蘭肉桂葉精油含有大量的丁香酚（69–87%），丁香酚有強大且廣效的抗細菌（Lang and Buchbauer 2012）和抗真菌效果——尤其針對酵母菌，其中包括各種念珠菌（Saad, Muller and Lobstein 2013）。

丁香花苞 Clove bud (*Syzygium aromaticum*)	激勵免疫（細胞和體液） 抗真菌（各種念珠菌） 抗病毒	丁香花苞精油在實驗中增加了小白鼠的整體白血球數量，並加強了遲發型過敏反應（delayed-type hypersensitivity），對於免疫低落的小白鼠則能修復細胞和體液的免疫反應，效用和劑量呈正相關（Carrasco et al. 2009）。 丁香花苞精油對數種念珠菌能發揮強大的效果，它能減少麥角固醇生成、使細胞膜破裂、損壞芽管生長（Pinto et al. 2009）。 Tragoolpua 和 Jatisatienr（2007）的研究顯示，丁香花苞精油能有效對抗 HSVI 和 HSVII。
青檸葉及青檸果 Combava petitgrain and peel (*Citrus hystrix*)	抗微生物（呼吸道病原體）	Srisukh 等人（2012）以 411 種臨床菌種分離株對青檸葉和青檸果精油的生物活性進行了測試[2]。這項研究對青檸果和青檸葉精油的評價是：對多種呼吸道病原體具有「卓越的」效果，尤其這項實驗所用的多重抗藥性病原體分離株都具有「高度的敏感性」。針對這兩種精油的效果來源，研究者特別提到的一項成分是 α-萜品醇。這項研究強調了這兩種精油應用在臨床上的潛力，尤其可以用在那些抗藥性問題日益嚴重的領域。此外，這項研究也提出了幾種臨床上的應用建議。
芫荽籽 Coriander seed (*Coriandrum sativum*)	抗細菌	芫荽籽精油對於化膿性鏈球菌(*Streptococcus pyogenes*)、金黃色葡萄球菌和抗藥性金黃色葡萄球菌有強大的效用，同時它的皮膚耐受度極佳，對於革蘭氏陽性菌引發的感染，可以作為一種提供預防和治療的抗菌劑（Casetti et al. 2012）。
絲柏 Cypress (*Cupressus sempervirens*)	抗細菌 抗生物膜	絲柏精油對於革蘭氏陽性和陰性菌都有良好的抗微生物效果，其中對克雷伯肺炎菌（*Klebsiella pneumoniae*）[3]的效果尤其顯著。研究者認為，絲柏的抗菌效果有部分歸功於它的重要成分 α-蒎烯和雪松醇。絲柏精油和甲醇萃取物，都能有效抑制克雷伯肺炎菌在生物材料表面形成生物膜，因此可以在臨床上作為控制細菌移生（colonization）和微生物感染的一種選擇（Selim et al. 2014）。
藍膠尤加利 Eucalyptus blue gum (*Eucalyptus globulus*)	抗細菌	Cermelli 等人（2008）測試了藍膠尤加利精油對多種細菌性的呼吸道病原體，以及兩種病毒（腺病毒〔adenovirus〕和腮腺炎病毒〔mumps virus〕）的效用。其中，效果最佳的是流感嗜血桿菌（*Haemophilus influenzae*）、副流感嗜血桿菌（*H. parainfluenzae*）、嗜麥芽窄食單胞菌（*Stenotrophomonas maltophilia*）和肺炎鏈球菌（*Streptococcus pneumoniae*）。抗病毒效果比較微弱。
茴香籽 Fennel seed (*Foeniculum vulgare*)	抗微生物	茴香籽精油對多種微生物都有廣泛的抗菌效果，包括革蘭氏陽性菌、陰性菌和酵母菌，其中對於白色念珠菌、惡臭假單胞菌（*Pseudomonas putida*）和大腸桿菌有相當著名的效用；精油當中的反式洋茴香腦被認為是一種有效的抗菌成分（Gulfraz et al. 2008）。
甜茴香 Fennel, sweet (*Foeniculum vulgare var. dulce*)	抗真菌	甜茴香精油有抗真菌的效用，可以用來治療真菌引起的指甲感染（Patra et al. 2002）。

韓國冷杉 Fir, Korean (Abies koreana)	抗微生物	韓國冷杉精油可以抑制抗藥性皮膚病原體的生長，尤其是痤瘡桿菌和表皮葡萄球菌（Staphylococcus epidermidis），這兩種菌都可能對紅黴素（erythromycin）和克林達黴素（clindamycin）等藥物產生抗藥性（Yoon et al. 2009a）。
歐洲冷杉 Fir, silver (Abies alba)	抗氧化	Yang 等人（2009）的研究顯示，富含乙酸龍腦酯（30.31%）的歐洲冷杉精油，有強大的自由基清除能力，不過對於研究中測試的細菌菌株並沒有抗菌效果，只有對金黃色葡萄球菌有些微的作用。
乳香 Frankincense Boswellia carterii 以及其他乳香	抗細菌 抗真菌	東非乳香精油（B. carterii）能有效對抗大腸桿菌、綠膿桿菌和某些金黃色葡萄球菌的菌株，不過對具有抗藥性的金黃色葡萄球菌無法發揮作用；另外四種含有檸檬烯的乳香品種則有顯著的抗真菌效果，能有效對抗白色念珠菌和熱帶念珠菌（Camarda et al. 2007，引用自 Hussain et al. 2013）。
波旁天竺葵 Geranium Pelargonium × Asperum 或玫瑰天竺葵 P.roseum （P.capitatum×P.radens 的混種） 以及 P.capitatum、P.radens、P.odoratissimum 等天竺葵	抗真菌（各種念珠菌和毛癬菌）	天竺葵精油（47% 香茅醇）能有效對抗多種念珠菌（Rosato et al. 2008）。 Maruyama、Takizawa 和 Ishibashi（2008）的研究報告顯示，在陰道使用玫瑰天竺葵精油（主要成分為牻牛兒醇），並搭配陰道沖洗，可以抑制念珠菌的生長（這是一項以小白鼠進行的活體實驗）。 天竺葵精油能有效對抗各種毛癬菌（Shin and Lim 2004，引用自 Abad, Ansuategui and Bermejo 2007）。
薑 Ginger (Zingiber officinale)	激勵免疫（體液）	在一則體內實驗中，薑精油使免疫力低下的小白鼠恢復了體液性的免疫反應（Carrasco et al. 2009）。
大麻 Hemp, industrial (Cannabis sativa)	抗微生物	工業用的大麻含有非常少量能治療精神異常的四氫大麻酚（delta-tetrahydrocannabinol，0.2%）。大麻精油對於某些革蘭氏陽性菌，如胃腸道的病原體（如各種腸球菌〔Enterococcus〕和各種芽孢梭菌〔Clostridium〕），以及某些革蘭氏陰性菌（如各種假單孢菌〔Pseudomonas〕）都展現出相當卓越的抗菌力（Nissen et al. 2010）。
義大利永久花 Immortelle (Helichrysum italicum)	調整細菌抗藥性	義大利永久花精油以 2.5% 的濃度使用時，可顯著降低產氣腸桿菌、大腸桿菌、綠膿桿菌和鮑氏不動桿菌（Acetobacter baumanni）等革蘭氏陰性菌的多重抗藥性（Lorenziet al. 2009）。 一項針對精油抗微生物效果所做的研究，針對主要成分帶有花香／玫瑰香氣的精油進行了測試，其中也包括永久花（Jirovetz et al. 2006）。結果顯示，所有的精油和其中大部分的主要香氣成分，都對革蘭氏陽性菌（包括金黃色葡萄球菌和糞腸球菌〔Enterococcus faecalis〕）、革蘭氏陰性菌（包括大腸桿菌和各種沙門氏菌〔Salmonella〕），以及屬於酵母菌的白色念珠菌，展現出中等至高等的抗微生物效果。

杜松果 Juniperberry (*Juniperus communis*)	抗微生物	Glišić等人（2007）曾在研究中探討西伯利亞杜松精油，以及從中分離純化的成分的抗微生物效果；結果顯示，精油的效果較弱，但含高量 α- 蒎烯，或是高量 α- 蒎烯加上檜烯的純化萃取物呈現出良好的抗微生物作用（尤其是抗真菌的效果），對微生物的抑制效果比常見抗生素（包括慶大黴素、克林達黴素、鏈黴素〔streptomycin〕、四環黴素〔tetracycline〕、紅黴素、萬古黴素、安比西林和盤尼西林）更為廣效。
真正薰衣草 Lavender, true (*Lavandula angustifolia*)	抗微生物	De Rapper 等人（2013）曾經在一項體外實驗中，探討 45 種精油和真正薰衣草精油以不同濃度混合後，所展現出來的抗微生物特性。研究結果發現，其中有 26.7% 的組合出現了協同作用，另外有 48.9% 出現疊加作用。而所有的組合當中，只有當西印度檸檬香茅（*Cymbopogon citratus*）加上真正薰衣草時，會出現抵銷作用。
香蜂草 Lemon balm (*Melissa officinalis*)	有抗病毒的可能性	一項體外實驗顯示，香蜂草精油能有效對抗生殖器疱疹病毒（HSVII）（Allahverdiyev et al. 2004）。
檸檬香桃木 Lemon myrtle (*Backhousia citriodora*)	抗微生物	對於金黃色葡萄球菌、抗藥性金黃色葡萄球菌、大腸桿菌、綠膿桿菌、白色念珠菌、克雷伯肺炎菌和痤瘡桿菌都有相當顯著的效果 （Hayes and Markovic 2002）。
檸檬香茅 Lemongrass (*Cymbopogon citratus and C. flexuosus*)	有抗病毒的可能性	一項體外實驗顯示，檸檬香茅精油能有效對抗唇疱疹病毒（HSVI）（Minami et al. 2003）。
檸檬香茅 （西印度） Lemongrass (*Cymbopogon citratus*)	激勵免疫（預防效果高於治療） 抗真菌（各種念珠菌）	西印度檸檬香茅激勵免疫的作用和精油以及其中的檸檬醛的消炎效果有關，這很可能是因為它能改變相對細胞在代謝過程中的平衡狀態（Saad, Muller and Lobstein 2013）。 研究結果顯示，能有效對抗多種念珠菌，尤其是白色念珠菌；這項研究使用的西印度檸檬香茅精油含有 76% 的檸檬醛。單獨使用檸檬醛和使用精油同樣有效（Silva et al. 2008）。
松紅梅 Manuka (*Leptospermum scoparium*)	抗微生物 抗病毒	松紅梅是澳洲毛利族傳統療法中使用的藥材，目前普遍被認為是具有抗細菌和抗真菌效用的精油；此外，松紅梅對於 HSVI 也能發揮消滅病毒的效果，包括已經產生抗藥性的菌種分離株（Schnitzler, Wiesenhofer and Reichling 2008）。
香桃木 Myrtle (*Myrtus communis*)	抗真菌 （麴菌和念珠菌感染）	香桃木精油的主要成分是 1,8- 桉油醇和 α- 蒎烯，和兩性黴素共同使用時，能發揮協同效果（Mahboubi and Ghazian Bidgoli 2010）。
橙花精油 Neroli (*Citrus aurantium var. amara flos.*)	抗微生物	橙花精油有卓越的抗細菌效果，尤其針對綠膿桿菌。此外，和抗生素制黴菌素（Nystatin）相比，橙花精油的抗真菌作用非常強效（抗念珠菌）（Ammar et al. 2012）。

莎草 Nagarmotha (*Cyperus scariosus*)	抗細菌 抗真菌	在一個針對藥草與精油效用潛力的文獻研究中，Bhwang 等人（2013）提到，莎草精油有抗細菌和抗真菌的作用。
玫瑰草 Palmarosa (*Cymbopogon martinii*)	抗真菌（酵母菌） 調整細菌抗藥性（潛力）	玫瑰草精油的主要成分牻牛兒醇（75–82%）能有效對抗酵母菌，包括各種念珠菌（Lang and Buchbauer 2012）。牻牛兒醇被認為是細菌輸出幫浦作用的強力抑制劑；它和 β- 內醯胺類以及氟喹諾酮類抗生素能產生協同效果，可以共同使用，來對抗具有多重抗藥性的革蘭氏陰性菌（Lorenzi et al. 2009）。
廣藿香 Patchouli (*Pogostemon cablin*)	激勵免疫 抗細菌	Hu 等人（2006）認為廣藿香精油可以加強免疫系統功能和抵抗細菌感染的能力。 Yang 等人（2013）在一項體外實驗[4] 中，以新藥開發研究中常用的分子對接（molecular docking）技術，測量了廣藿香精油的抗細菌效果。廣藿香精油本生具有強大的抗微生物效果，可能是因為它的成分相當複雜（這項研究評估了其中的 26 種成分），因此達到了同時對抗多重目標的效果。舉例來說，左旋 - 廣藿香醇、α- 癒創木烯和反式 β- 金合歡烯的作用和青黴素（benzylpenicillin）相似，可以讓細菌的細胞壁出現缺損；其他成分如廣藿香酮、雙反式金合歡醇、反式 β-丁香油烴、左旋 - 大根老鸛草烯和 α- 葎草烯，則能阻礙細菌的葉酸代謝，和磺胺類抗菌劑 sulfadiazine 與 trimethoprim 的作用機制相同；此外，雙反式 α- 金合歡烯與左旋橙花醇能抑制細菌的 DNA 複製，作用方式和環丙沙星（ciprofloxacin）相同。不過，研究者認為左旋 - 廣藿香醇和廣藿香酮的抗細菌效果最顯著，因為它們能同時對抗多種細菌目標。研究結論表示，廣藿香精油在細菌感染方面具有指日可待的廣大療癒效果。
粉紅胡椒 Pink pepper (*Schinus molle*)	抗微生物 抗真菌	在傳統療法中用來治療感染性疾病。粉紅胡椒的萃取物和精油，能有效且廣泛地對抗多種細菌，包括克雷伯肺炎菌、綠膿桿菌和大腸桿菌、李斯特菌（*Listeria monocytogenes*）、金黃色葡萄球菌、化膿性鏈球菌、肺炎鏈球菌、流感嗜血桿菌，以及結核桿菌（*Mycobacterium tuberculosis*）、仙人掌桿菌（*Bacillus cereus*）、腸炎沙門氏菌（*Salmonella enteritidis*）；以及各種皮癬菌，包括石膏樣小孢癬菌、鬚毛癬菌和紅色毛癬菌（Perez-López et al. 2011）。
泰國蔘薑 Plai (*Zingiber cassumunar*)	抗微生物 抗真菌	泰國蔘薑精油有抗微生物和抗真菌的效果（Lang and Buchbauer 2012；Saad, Muller and Lobstein 2013）。泰國蔘薑精油當中含有高達 45% 的萜品烯 -4- 醇，這項成分有抗微生物的作用。 Pithayanukul、Tubprasert 和 Wuthi-Udomlert（2007） 在一項體外實驗中，比較了泰國蔘薑精油和濃度為 5% 的泰國蔘薑精油凝膠的抗微生物效果。研究結果顯示，精油呈現出廣效的抗微生物作用，對於革蘭氏陽性菌、陰性菌、皮癬菌和酵母菌都能發揮作用（可能是因為成分中含有檜烯）；不過，相較於皮癬菌和酵母菌，細菌較不容易受到影響。

迷迭香 Rosemary (Rosmarinus officinalis)	抗氧化 抗細菌 （痤瘡桿菌）	Fu 等人（2007）的研究報告指出，迷迭香精油能有效對抗痤瘡桿菌，研究者認為，這和其中的 1,8- 桉油醇、α- 蒎烯、樟腦和樟烯有關。
鼠尾草屬植物 Sage (Salvia species)	抗微生物	某些鼠尾草精油具有強大的抗微生物效果（Lang and Buchbauer 2012）。 鼠尾草精油（S. offcinalis）在實驗中並未呈現出免疫調節的效果，和研究者的預期結果不同（Carrasco et al. 2009）。
茶樹 Tea tree (Melaleuca alternifolia)	微生物 抗病毒	「對多種微生物呈現出廣泛且卓越的效果」，包括抗藥性金黃色葡萄球菌、金黃色葡萄球菌、嗜肺性退伍軍人桿菌（L. pneumophilia）和皮癬菌。某些綠膿桿菌的菌株對茶樹精油產生抗性（Lang and Buchbauer 2012, p.36）。 茶樹精油在治療流感方面大有可為，它能在一個對細胞不具有毒性的濃度，抑制 A 型流感病毒（A / PR / 8）的亞型 H1N1 的複製增生（Garozzo et al. 2009）。
百里香 Thyme (Thymus vulgaris)	抗真菌（各種念珠菌）	Lang 和 Buchbauer（2012）在研究中引用了不少文獻來說明百里香的作用；百里香和兩性黴素 B 併用時出現了抵銷作用。
西班牙百里香 Thyme (Thymus zygis)	抗微生物 （MSSA）	研究者以四種不同栽培種，配製出一份西班牙百里香複方精油，和沉香醇百里香相比，這份複方精油在實驗中呈現出「穩定」的抗葡萄球菌作用（非抗藥性金黃色葡萄球菌，MSSA）。它的成分包括高比例的百里酚（31.1%）、沉香醇（23.6%）以及相對較高的 α- 萜品烯（13.2%）和萜品烯 -4-醇（11.7%），此外還有 1.1% 的香荊芥酚（Caplin, Allan and Hanlon 2009）。

[1.] 麥角固醇的合成是形成真菌細胞壁過程中的重大步驟。這個例子呈現出一種和現有抗真菌藥物不同的抗真菌方式，對於目前日趨嚴重的菌種抗藥性問題（例如白色念珠菌），具有相當重要的意義。

[2.] 研究中測試的菌種包括鮑氏不動桿菌（Acinetobacter baumannii）、流感嗜血桿菌、抗藥性和非抗藥性的金黃色葡萄球菌（MRSA 與 MSSA）以及肺炎鏈球菌的多種菌株。

[3.] 克雷伯肺炎菌是一種革蘭氏陰性菌；它是一種存在於皮膚、口腔和腸道正常菌叢的細菌，但如被誘發，將可能對下肢氣管和肺部造成感染，形成發炎和出血等症狀。它是一種伺機性病原體，通常和醫院的院內感染有關。

[4.] 研究測試的細菌包括大腸桿菌、綠膿桿菌、變形桿菌（Bacillus proteus）、志賀氏痢疾桿菌（Shigella dystenteriae）、傷寒桿菌（Typhoid bacillus）和金黃色葡萄球菌。

呼吸系統：
祛痰、化痰、解充血和止咳作用

Chapter 11

　　透過吸聞，可以讓芳香分子輕易地接觸到呼吸道組織，因此芳香分子有可能對黏膜組織發揮直接的影響。我們也從中見證到多種不同的精油作用。

祛痰、化痰[*] 和止咳作用

　　精油的祛痰作用是來自它對杯狀細胞（負責分泌黏液）和呼吸道纖毛的激勵效果。某些精油成分，例如1,8-桉油醇，不只擅長祛痰，還能發揮消炎的作用，這表示它們特別適合用來處理像氣喘或鼻塞充血等症狀。 舉例來說， 有一項研究就指出， 讓患有慢性阻塞性支氣管炎的病患吸聞含有1,8-桉油醇的產品， 可以幫助他們祛痰、 減輕咳嗽症狀，並使呼吸更加深長（Ulmer and Schott 1991，引用自Bowles 2003）。不過，呼吸道細胞被激勵的同時，也意味著它們可能受到刺激，因此使用時務必需要小心。Tisserand與Young（2014）就曾提到，含有高量1,8-桉油醇的精油（包括在表11.1提到的精油） 有可能影響兒童的中樞神經和呼吸問題，因此務必不可在兒童的臉上（或臉部附近）施用這類精油。

　　止咳劑一般可以透過兩種方式發揮效用——透過影響大腦的咳嗽中樞（中樞），或是對呼吸系統的咳嗽受器提供保護和舒緩的效果（周邊）。不過，某些精油也具有止咳的作用，這些精油很適合在咳嗽症狀出現時使用，它們的止咳作用通常會伴隨著祛痰和化痰的效果，多半還有抗細菌的作用。

　　法蘭貢與潘諾威（1990）認為，酮類精油有降低黏液分泌的效果。雖然這樣的說法還未成為定論，但某些酮類成分確實在使用上能發揮這樣的功效，例如胡椒薄荷（*Mentha piperita*）當中的薄荷酮、綠薄荷（*M. spicata*）當中的左旋香芹酮，以及鼠尾草（*Salvia offcinalis*）和樟腦迷迭香（*Rosmarinus offcinalis*）當中的樟

---

[*]譯註：祛痰（expectorant）是指幫助呼吸道排出黏液；化痰（mucolytic）是指幫助化解呼吸道中的黏液，例如使濃稠的黏液變得稀薄，進而容易消解或排出。

腦。百里香屬植物則通常被認為具有支氣管擴張的作用。Begrow等人（2010）曾經探討過百里酚和香荊芥酚這兩個百里香的主要成分，對氣管的抗痙攣作用和對纖毛活動的影響。結果發現，這兩個成分都具有上述的作用。不過，即便萃取物中只有低濃度的百里酚，也依然能發揮效用，另外，百里香當中的其他成分也可能在抗痙攣和激勵纖毛活動的效果上貢獻了一己之力。

　　雖然認識精油中的有效成分，對芳療師來說是相當實用的知識，特別是當我們遇到一個效用尚不明確的精油時，看著它的成分分析資料，我們仍應謹記，在很多時候，成分之間的相互作用才是決定精油整體效用的關鍵。

支氣管擴張作用

　　組織胺是一種存在於肥大細胞中的血管活性胺，能啟動人體的免疫反應。在支氣管和平滑肌上都有組織胺受體，稱作H1受體。當組織胺和這些受體結合，會使鈣離子湧入，這會造成兩個影響——支氣管收縮，以及血管擴張。研究者認為，某些精油成分具有組織胺拮抗劑的功能（Bowles 2003）。例如：茶樹、泰國蔘薑、甜馬鬱蘭、露兜花和杜松果等精油當中，都含有大量的抗組織胺成分——萜品烯-4-醇[1]（Brand et al. 2002；Koh et al. 2002），因此對於呼吸道的過敏反應或許能發揮作用；這些精油也可以用來舒緩因組織胺引起的支氣管收縮。

消炎作用

　　Chen等人（2014）曾在實驗中探討乙酸龍腦酯的消炎機制，他們進行了體外及體內實驗，對象是肺部嚴重受損的大鼠。這群研究者發現，乙酸龍腦酯會使促發炎細胞因子的表現量降低，在支氣管肺泡灌洗液中，細胞的整體數量、嗜中性白血球和巨噬細胞減少，使肺部組織變化減弱，並且抑制了多種激酶的活性。於是研究者做出結論，認為乙酸龍腦酯可以進一步發展為預防肺部發炎疾病的劑質。有幾種精油含有高量的左旋-乙酸龍腦酯，其中尤其以土木香、加拿大鐵杉、雲杉類（黑雲杉、紅雲杉和白雲杉）以及冷杉類（西伯利亞冷杉、日本冷杉、膠冷杉和歐洲冷杉）最具代表性；纈草當中的含量也可能達到33.5%，一枝黃花的含量則可達20%

---

[1] 品烯-4-醇也具有消炎和紓放平滑肌的作用，因此富含萜品烯-4-醇的精油，對於過敏反應和支氣管收縮的現象特別有幫助。

（Tisserand and Young 2014）。

 ## 氣喘

由於氣喘是一種無法治癒的疾病，只能對症狀進行控制，因此患有氣喘的人通常容易對於暴露在氣味當中感到焦慮，所謂的氣味也包括精油的香氣。氣喘的特徵是肺部出現慢性發炎的情況，有可能是因為接觸到具刺激性的化學物質、香氛或過敏原而被觸發，或者情緒和壓力也是發病的原因之一。Jaén和Dalton（ 2014 ）曾經做過一項實驗，探討「中度持續性」氣喘患者暴露在苯乙醇香氣中的反應。苯乙醇是玫瑰原精中的主要成分（可參見表 11.1 ），它不具有任何刺激性，實驗中的受試者分成兩組，分別被告知這項成分有可能致使氣喘發生，或是有治療氣喘的作用。結果顯示，被告知有可能致使氣喘發生的組別普遍認為這個氣味帶來高度的刺激性和不適，並引發了快速而持久的氣道發炎。這樣的身體反應，反映出受試者認知到這個氣味具有危險性。

這個研究結果可以看到安慰性／期待性效果的強大作用。如果客戶對於某種精油（或香氣）產生負面反應，那麼他們對香氣的好惡必須獲得尊重。此外，芳療師也應該將安慰劑的心理作用考慮進去。有些時候，避免使用氣味辛辣尖銳、擴散性較強，或可能對呼吸系統造成刺激的精油，也是比較謹慎的做法。

表 11.1　祛痰、化痰、支氣管擴張等作用的精油

精油	作用	實證資料
距花山薑 Alpinia calcarata	祛痰 解充血 消炎	斯里蘭卡、印度和馬來西亞一帶的傳統療法會用距花山薑的根莖來治療支氣管炎、咳嗽和呼吸道問題。萃取自根莖的距花山薑精油，主要成分是 1,8- 桉油醇（Arawwawala, Arambewela and Ratnasooriya 2012）。
髯花杜鵑 Anthopogon (Rhododendron anthopogon)	抗微生物 （結核桿菌） 解充血消炎	尼泊爾地區的傳統療法和西藏醫學會使用髯花杜鵑；髯花杜鵑精油有消炎的作用，並且能有效對抗結核桿菌（Innocenti et al. 2010）。
神聖羅勒 Basil, holy (Ocimum sanctum)	抗微生物 （結核桿菌）	一項體外實驗顯示，神聖羅勒精油能有效對抗結核桿菌。而印度阿育吠陀療法則用神聖羅勒藥草來治療支氣管炎和氣喘（Prakash and Gupta 2005）。
月桂 Bay laurel (Laurus nobilis)	祛痰 抗微生物	月桂精油富含 1,8- 桉油醇（可達 40–45%），並且有相對較少的乙酸龍腦酯為輔，因此能對呼吸系統產生正面的影響，包括祛痰的作用。它也可以用來處理感染。

黑種草 Black cumin (Nigella sativa)	抗痙攣	在傳統民俗療法中,黑種草被用來治療和預防氣喘發作,黑種草油能降低血壓、幫助呼吸(Ali and Blunden 2003)。 吸聞百里醌噴劑可以預防組織胺引起的支氣管痙攣(Marozzi, Kocialski and Malone 1970,引用自 Tisserand and Young 2014)。對於氣喘患者的氣道能發揮強大的抗組織胺效果(Boskabady, Mohsenpoor and Takaloo 2010)。
白千層 Cajuput (Melaleuca cajuputi)	袪痰 抗微生物	越南和印尼地區的傳統療法會用白千層來處理吸呼道感染。此外,白千層精油含有 40–70% 的 1,8- 桉油醇(可參見前文關於 1,8- 桉油醇的討論)。
荳蔻 Cardamom (Elettaria cardamomum)	袪痰	荳蔻精油中的 1,8- 桉油醇含量可達 50%,因此可以推論它具有袪痰的作用,可參見前文。
德國洋甘菊 Chamomile, German (Matricaria recutita)	抑制組織胺	Mills(1991)認為,德國洋甘菊中的主要成分──母菊天藍烴和 α- 沒藥醇,都具有消炎的效果,可以降低組織胺引起的身體反應;由此看來,它也可能用來防治組織胺引起的支氣管收縮。
尤加利 Eucalyptus (富含 1,8 桉油醇) 藍膠尤加利 E. globulus、 多苞葉尤加利 E.polybractea、 河岸紅尤加利 E. camadulensis、 史密斯尤加利 E.smithii 等。	袪痰 消炎 抗細菌 (呼吸道病原體)	1,8- 桉油醇有袪痰的效果(Ulmer and Schott 1991,引用自 Bowles 2003)。 Cermelli 等人(2008)在研究中探討了用藍膠尤加利來對抗各種呼吸道細菌病原體的效果。結果發現,對於流感嗜血桿菌、副流感嗜血桿菌、嗜麥芽窄食單胞菌和肺炎鏈球菌的效果最強。
甜茴香 Fennel, sweet (Foeniculum vulgare var. dulce)	抗痙攣	富含反式洋茴香腦,因此有顯著的抗痙攣作用(Albuquerque, Sorensen and Leal-Cardoso et al. 1995,引用自 Bowles 2003);或許能利用這樣的效果來舒緩支氣管的痙攣。
各種冷杉 Fir, Siberian, Japanese, balsam and silver 包括:西伯利亞冷杉 Abies sibirica、 日本冷杉 A. sachalinensis、 膠冷杉 A.balsamea 與 歐洲冷杉 A. alba	消炎 止咳 袪痰	冷杉類精油都含有乙酸龍腦酯,這是一個具有消炎、止咳與袪痰作用的成分,可以參見前文說明。其中,西伯利亞冷杉含有 31%、日本冷杉含 28%、歐洲冷杉則有 30%。膠冷杉的乙酸龍腦酯含量較低(15%),但它還含有具消炎作用的 β- 蒎烯,比例可達 56%。

芳枸葉 Fragonia (Agonis fragrans)	抗微生物 祛痰 消炎	芳枸葉精油含有幾乎等量的 1,8- 桉油醇（26–33%，效用參 見前文）、α- 蒎烯（22–27%）以及單萜醇，包括 α- 萜品醇 （5–8%）、沉香醇、牻牛兒醇 與萜品烯 -4- 醇。 研究者認為，這樣的成分比例是最適合處理呼吸道感染的組 合（Pénoël 2005，引用自 Turnock 2006）。
薑 Ginger (Zingiber officinale)	消炎 解充血 支氣管擴張	傳統民俗療法會用薑來處理身體冷／濕的狀況，例如黏液 過多；Franchomme 和 Pénoël（1990）認為薑有消炎和支 氣管擴張的作用，很適合用來處理慢性支氣管炎。
加拿大鐵杉 Hemlock (Tsuga canadensis)	消炎 止咳 祛痰	含有 41–43% 的乙酸龍腦酯（Lagalante and Montgomery 2003）；相關討論可參見前文。
土木香 Inula (Inula graveolens)	消炎 化痰	土木香精油含有約 46% 的乙酸龍腦酯，具有消炎作用，並 且可以用來治療發炎性的肺部疾病（Chen et al. 2014）。 Schnaubelt（1995）認為它是一個強力的化痰劑。
埃及茉莉 Jasmine (Jasminum officinale)	消炎 祛痰	在阿育吠陀療法中，埃及茉莉是一種消炎劑和祛痰劑 （Shukla 2013）。
杜松果 Juniperberry (Juniperus communis)	抑制組織胺 消炎 抗痙攣 （潛力）	萜品烯 -4- 醇含量可達 18%，這是一種消炎劑，也可以作為 組織胺拮抗劑（Brand et al. 2002；Koh et al. 2002）。萜 品烯 -4- 醇也是一種平滑肌鬆弛劑（Lahlou, Leal-Cardoso and Duarte 2003）；這樣的作用可以用來預防組織胺引起 的支氣管收縮和痙攣。
露兜花 Kewda (Pandanus odoratissimus, P. fascicularis)	抑制組織胺 支氣管擴張 消炎 抗痙攣 （潛力）	萜品烯 -4- 醇含量可達 22%，這是一種消炎劑，也可以作為 組織胺拮抗劑（Brand et al. 2002；Koh et al. 2002）。萜 品烯 -4- 醇也是一種平滑肌鬆弛劑（Lahlou, Leal-Cardoso and Duarte 2003）；這樣的作用可以用來預防組織胺引起 的支氣管收縮和痙攣。
穗花薰衣草 Lavender, spike (Lavandula latifolia, L. spica)	消炎 祛痰	1,8- 桉油醇含量可達 35%，這是一種具有消炎和祛痰作用 的成分。相關討論可參見前文。
長胡椒 Long pepper (Piper longum)	祛痰 抗氣喘 止咳	阿育吠陀療法中用來祛痰，並治療咳嗽、支氣管炎和氣喘等 呼吸道疾病（Chauhan et al. 2011；Kumar et al. 2009）；可 以預防支氣管痙攣（Zaveri et al. 2010）。
甜馬鬱蘭 Marjoram, sweet (Origanum majorana)	抑制組織胺 支氣管擴張 消炎 抗痙攣 （潛力）	萜品烯 -4- 醇含量可達 30%，這是一種消炎劑，也可以作為 組織胺拮抗劑（Brand et al. 2002；Koh et al. 2002）。萜 品烯 -4- 醇也是一種平滑肌鬆弛劑（Lahlou, Leal-Cardoso and Duarte 2003）；這樣的作用可以用來預防組織胺引起 的支氣管收縮和痙攣。

熏陸香百里香 Marjoram, wild Spanish (*Thymus mastichina*)	祛痰 化痰	含有 45–59% 的 1,8- 桉油醇和 5–9% 的樟腦，因此可說具有祛痰和化痰的作用。相關討論可參見前文。
香桃木 Myrtle (*Myrtus communis*)	消炎 祛痰	1,8- 桉油醇含量可達 30%，這是一種具有消炎和祛痰作用的成分。相關討論可參見前文。
綠花白千層 Niaouli （*Melaleuca quinquenervia CT 桉油醇、CT 綠花白千層醇*）	抗過敏 祛痰	1,8- 桉油醇含量可達 60%，這是一種具有祛痰作用的成分。相關討論可參見前文。 Schnaubelt（2011）提到，可以局部使用綠花白千層 CT 綠花白千層醇（綠花白千層醇含量可達 45%，另有 35% 的 1,8-桉油醇），來舒緩過敏症狀。
胡椒薄荷 Peppermint (*Mentha × piperita*)	解充血 化痰	大約含有 42% 的薄荷腦和 20% 的薄荷酮，具有解充血和化痰的效果。相關討論可參見前文。
粉紅胡椒 Pink pepper (*Schinus molle*)	抗細菌 （呼吸道感染）	在墨西哥傳統療法中，會用粉紅胡椒來處理咳嗽、感冒、結核病、支氣管炎和發燒；Pérez-López 等人（2011）的研究顯示，它能有效對抗肺炎鏈球菌（呼吸道疾病的致病原）、流感嗜血桿菌和結核桿菌。這群研究者也認為，粉紅胡椒精油中的 δ- 杜松烯（約含 1.6%）是對抗肺炎鏈球菌的主要有效成分，不過若要發揮這樣的效果，精油中的其他成分也都必不可少。它的功效可能來自成分間的協同作用，也可能是因為微量成分加強了精油的抗微生物效果。
泰國蔘薑 Plai (*Zingiber officinale*)	抗過敏 抗氣喘 消炎 抗痙攣	早期研究指出，泰國蔘薑精油有抗氣喘的作用（Aupaphong, Ayudhya and Koontongkaeu 2013），例如 Piromrat 等人（1986，引用自 Bhuiyan, Chowdhury and Begum 2008）的研究顯示，將泰國蔘薑用在患有氣喘的兒童皮膚上，能發揮抗組織胺的作用。近年研究則進一步確認了它的抗過敏作用（Twetrakul and Subhadhirasakul 2007）。 泰國蔘薑精油的主要成分之一──萜品烯 -4- 醇（約佔 40%），可以透過抑制組織胺釋放和細胞激素生成，來舒緩過敏症狀（Edris 2007）；萜品烯 -4- 醇也具有消炎和解痙攣的作用（Lahlou, Leal-Cardoso and Duarte 2003）。
沼澤茶樹 Rosalina (*Melaleuca ericifolia*)	祛痰 消炎	產自澳洲北部的是第 1 型沼澤茶樹精油，其中沉香醇的含量豐富，桉油醇較少；第 2 型精油則產於澳洲南部，桉油醇含量豐富，沉香醇則較少（Brophy and Doran 2004）。第 2 型沼澤茶樹精油很可能具有祛痰和消炎特質。

大馬士革玫瑰原精 Rose absolute (*Rosa damascena*)	抗氣喘 支氣管擴張 止咳	玫瑰原精的主要成分苯乙醇也是中醫藥方「五虎湯」的主要成分，它能預防組織胺引起的支氣管收縮（經體外實驗證明），因此可以用來對抗氣喘（Chi et al. 2009，引用自 de Casia da Silveira e Sá et al. 2014）。Shafei、Rakhshande 和 Boskabady（2003）則透過一項以小白鼠進行的動物實驗，證實大馬士革玫瑰具有止咳的作用。
迷迭香 Rosemary （*Rosmarinus offcinalis* *CT 桉油醇、CT 乙酸龍腦酯*）	祛痰 消炎	基於成分的特性，可以推測 CT 桉油醇和 CT 乙酸龍腦酯的迷迭香精油，想必會有祛痰和消炎的作用。相關討論可參見前文。
希臘鼠尾草 Sage, Greek, Cretan (*Salvia triloba*)	祛痰 化痰	希臘鼠尾草精油的主要成分是 1,8- 桉油醇和檸檬烯（約佔 38%），此外有 15% 的樟腦，萜品醇和龍腦約占 7%，側柏酮佔 6–7%，α- 和 β- 蒎烯在 5–6% 左右（Harvala, Menounos and Argryiadou 1987）；這樣成分說明具有祛痰和化痰的特質。
綠薄荷 Spearmint (*Mentha spicata*)	解充血 化痰	含有大約 50–70% 的左旋香芹酮，因此具有解充血和化痰的作用。相關討論可參見前文。
雲杉 Spruce, black, red and white （包括黑雲杉 *Picea mariana* 紅雲杉 *P. rubens* 白雲杉 *P. glauca*）	解充血消	所有雲杉類精油都含有乙酸龍腦酯，這是一個具有解充血和消炎作用的成分（可參見前文）；其中黑雲杉含 37%，紅雲杉含 16.4%，白雲杉含 14%。
萬壽菊 Tagetes (*Tagetes minuta*)	抗氧化 消炎	萬壽菊在民俗療法中有許多用途，是著名的消炎、抗痙攣、解充血和支氣管擴張劑，可以用來處理胸腔感染、咳嗽和鼻黏膜炎。它也有清除自由基的作用（Karimian, Kavoosi and Amirghofran 2014）。 萬壽菊精油有光敏性，使用在皮膚上要格外小心，不過透過吸聞方式使用則沒有這方面的問題。
茶樹 Tea tree (*Melaleuca alternifolia*)	抗過敏 支氣管擴張 抗痙攣	茶樹精油和其中的萜品烯 -4- 醇，能抑制容易引發過敏的組織胺釋放和細胞因子生成（Brand et al. 2002；Koh et al. 2002）。這樣的效果將對過敏反應造成的呼吸道收縮產生幫助。萜品烯 -4- 醇也有消炎和抗痙攣的效果（Lahlou, Leal-Cardoso and Duarte 2003）。
百里香 Thyme (*Thymus vulgaris*)	支氣管擴張 抗痙攣 （氣管） 激勵纖毛的清除作用	百里香精油的支氣管擴張作用有部分可以歸功於其中的百里酚（Begrow et al. 2010）。
日本柚子 Yuzu (*Citrus×junos Tanaka*)	消炎 支氣管擴張	Hirota 等人（2010）認為從日本柚子果皮萃取出來的檸檬烯，具有能治療支氣管哮喘的消炎作用（它能抑制細胞因子生成、抑制活性氧化物生成、鈍化嗜酸性白血球的移動狀態）。

皮膚和軟組織：
傷口癒合、皮膚再生、抗過敏與止癢作用

　　進行芳香療法時，精油進入身體的路徑主要有兩種：透過呼吸吸入，或是經由皮膚吸收。因此可想而知，精油也能直接對皮膚產生作用。目前我們已經知道，精油具有幾種對皮膚健康特別重要的特質。舉例來說，皮膚的屏障功能、質地和含水量的高低，可以透過精油來維繫或修復；精油也可以減緩發炎的情況、刺激細胞再生、加強傷口癒合、控制或預防感染，甚至可以紓解過敏反應、平撫搔癢的感覺。

皮膚的屏障功能和角質分化

　　在皮膚的表皮層中，角質（keratinocyte）是形成和維持皮膚構造的重要角色，而這個過程是透過角質分化（differentiation）來完成的。角質具有屏障的功能，同時也控制著皮膚的含水量、皺紋和色素沉澱的程度。當角質分化受到干擾，皮膚的屏障功能便會受到影響，進而衍伸出皮膚極度乾燥等多種問題，甚至引發異位性皮膚炎和牛皮癬等病症[1]。一般認為，透過加強角質分化來保護或改善皮膚質地，對於皺紋的形成、色素沉澱、皮膚再生和傷口癒合，都能產生正面的影響。有些精油及原精，尤其是玫瑰原精能加強角質分化、抑制角質過度增生，因此具有改善膚質的作用（Kim et al. 2010）。

　　多數人最關心的就是皮膚的膚質狀況（也就是皮膚表面的外觀和觸感），人們多半認為，膚質能反映出一個人健康程度和年齡。所以能使皮膚回春、改善皺紋和毛孔的植物性保養品[2]，在市場上大有可為。以正常肌膚來說，老化的現象和促腎上腺皮質激素（ACTH，一種神經肽）的受體，以及 β-腦內啡受體的減少有

---

[1]. 這些病症和免疫系統不正常的發炎反應也有關係。

[2]. 在傳統民俗療法中，有許多植物都曾被用來處理皮膚問題。直到2005年，已經有超過60種不同的植物萃取物被使用在保養品當中（Thornfeldt 2005），到了2010年更增加到70種——不過，其中只有6種植物曾經被「精密的臨床研究」做為主題進行研究（Sachdev and Friedman 2010, p.63）。

關。ACTH和β-腦內啡都是透過前驅物阿黑皮素原（pro-opiomelanocortin，POMC）在表皮合成的，受體的減少會關係到表皮在結構和功能上的改變[3]。Pain等人（2011）曾經分別以體外實驗與體內實驗，比較西洋蓍草（Achillea millefolium）萃取物和甘醇酸（glycolic acid，一種能去角質、促進皮膚新生的果酸）對於表皮的作用。其中，體外實驗是以正常人類角質的單層培養細胞來進行，分析的方式是定量影像分析。人體實驗則是進行了一個為期兩個月的療程，分別使用含有2%西洋蓍草萃取物的保養品，以及3%甘醇酸的保養品，另有安慰劑組進行對照。體外實驗的結果顯示，西洋蓍草組的角質增生和分化的模式獲得改善，表皮的厚度也顯著地被增強（10%），膚質情況可與較年輕的皮膚相比擬。體內實驗的結果則顯示，和基礎值與安慰劑組相比，西洋蓍草組的皺紋、毛孔和皮膚的柔軟度都大大獲得改善，這樣的結果和甘醇酸組不相上下。除此之外，表皮細胞的更新速度也提升了。不過西洋蓍草萃取物並沒有去角質的作用，研究中出現的皮膚軟化和表皮增厚等結果，可能與皮膚表面舒緩程度的增加，以及作為基底的油包水型（water-in-oil）保養品本身保水滋潤的特質有關。芳香植物萃取物（例如西洋蓍草）的效果也可能是因為阿黑皮素原相關受體的表現量增加的緣故。

組織損傷與癒合

組織癒合的幾個關鍵階段分別是：細胞移動、血管新生、發炎、細胞外基質（extracellular matrix）的重塑。發炎期會一直持續，直到達到體內平衡，接著會進入增生期，肉芽組織開始生長、膠原蛋白[4]也被製造出來，傷口縮小，表皮增生。到了重塑期，則會決定疤痕組織的外觀和皮膚強度（strength）。有許多精油都能在這幾個傷口癒合的自然階段發揮調整的作用。

抗氧化是精油眾多生物作用當中最重要的一個，也是許多精油效用的根源，也包括了消炎和紓解疼痛等作用。我們在先前也討論過，許多精油都有消炎的效

---

[3] 和老化有關的干擾包括：對生長基因、荷爾蒙與細胞激素響應程度的改變、延遲鈣離子造成的分化過程，以及表皮變薄等等。

[4] 膠原蛋白是結締組織當中主要的結構蛋白質。醫療上使用的膠原蛋白「海綿」可以加強組織形成、加速受傷組織的血管再生，因此能加強傷口癒合。

果。當皮膚受到損傷，延長或惡化的發炎反應會導致細胞進一步受損，並且流出分泌物；而促進發炎的前驅物質白三烯（leukotrienes）[5]也有可能在組織中累積。以上因素都可能導致療癒時間拉長、癒合狀態不佳，甚至形成不雅觀的傷疤組織。然而，當我們在皮膚上使用精油，精油中脂溶性的成分會與細胞膜的脂質起作用，並且能直接影響酵素生成（刺激或抑制），並影響離子通道和受體。於是我們便能理解，精油是如何達到緩和皮膚發炎、減緩或預防水腫、抑制某些酵素形成（例如5-脂氧合酶〔5-LOX〕和人類白血球彈性酶[6]〔human leukocyte elastase，HLE〕）、以及促進某些酵素形成（能助長某些物質生成的酵素，例如角質中的神經醯胺〔ceramide〕[7]等效果——這些作用都與維持皮膚功能和健康有關。

因此，抗氧化作用和消炎作用是促進傷口癒合過程的必要關鍵，因為過長的發炎期會影響癒合狀況，也會造成疼痛、留下傷疤。

促進結痂與傷口癒合的作用

多年來人們一直相信，傷口自然癒合的過程，是由位在表皮組織的基底層當中的角質細胞（basal epidermal keratinocyte）所負責。有越來越多證據說明，皮膚與神經的互動，在這過程當中也具有一定的影響力。我們的皮膚分布著非常多的感覺受體，能偵測環境、獲得資訊，而角質細胞也帶有受體，包括：TRP通道、三磷酸腺苷（ATP）受體和許多內分泌受體等。不過，角質細胞、黑素細胞（melanocyte）和樹突細胞（dendritic cell）上也有嗅覺受體（olfactory receptors，OR）。皮膚[8]中的這些嗅覺受體能發揮非嗅覺性的生理功能。Busse等人（2014）的研究指出，某些香氣，例如化學合成的檀香香精Sandalore，可以使角質細胞和皮膚中的嗅覺受體出現交互作用，進而增進傷口癒合的效果。這群研究者透過一項體外實驗指出，人類皮膚基底層中有一種名為OR2AT4的嗅覺受體，

---

[5]. 促進發炎的白三烯是由花生四烯酸代謝產生的物質；5-LOX是參與它氧化過程的第一組酵素。

[6]. 人類白血球彈性酶（HLE）在炎症的疾病生理學當中扮演著重要的角色，它和膠原蛋白和彈力蛋白等基質蛋白質的降低有關。

[7]. 神經醯胺是一種皮膚中的脂質，對於皮膚的保水和屏障功能具有重要作用。

[8]. 在纖維母細胞（fibroblast）和脂肪細胞（adipocyte）等結締組織細胞當中，並沒有發現嗅覺受體的存在。

可以被像Sandalore這樣的香氣分子觸動，這些香氣分子能穿透皮膚的屏障，增強表皮的傷口癒合。根據研究者推測，Sandalore是透過活化cAMP路徑[9]（以及其他方式）激活了角質細胞，細胞增生與細胞移動現象的增加可以作為證明，而這些現象也是表皮再生的特徵。OR2AT4受體看似只對「少數某些密切相關的香氣」產生反應，不過研究者也發現了其他能發揮生理學作用的嗅覺受體（Busse et al. 2014, p.8）。雖然在芳香療法中不會使用像Sandalore這樣的化學合成香氣，但這項研究卻說明，芳香分子（例如精油中的分子）有可能和皮膚中的嗅覺受體進行互動，而這也可能是精油促進傷口癒合的機制之一。

有不少研究曾經探討過某些精油成分的傷口癒合作用（Adams and Thrash 2010；Barreto et al. 2014；Tumen et al. 2010，引用自Süntar et al. 2012；Tumen et al. 2012），這些芳香分子包括：

- 檸檬烯：松科松屬植物含有的左旋-檸檬烯，對傷口癒合作用扮演著重要的角色，因此富含左旋-檸檬烯的松屬植物，例如義大利石松（*Pinus pinea*）就有促進傷口癒合的效果。

- 紫蘇醇：紫蘇精油（Perilla frutescens）中約占5.5%的紫蘇醇，並不是一種常見的精油成分，它是從檸檬烯代謝而來的產物之一，同樣能對皮膚修護和促發炎細胞因子的濃度帶來顯著的影響。

- α-蒎烯：當 α-蒎烯、檜烯與左旋-檸檬烯同時出現時（例如在某些刺柏屬〔如杜松〕和柏屬〔如絲柏〕植物中），便能發揮溫和的消炎功效，並且能促進傷口癒合。

- 龍腦：龍腦具有抗微生物的作用（能對抗多種革蘭氏陽性菌、陰性菌病原體和真菌），也有促進傷口癒合和消炎的功效。它能減少白血球移動、抑制細胞激素、使纖維母細胞的生長縮減、穩定肥大細胞的細胞膜。包括鼠尾草（*Salvia*

---

[9] 環腺苷酸（Cyclic adenosine monophosphate，cAMP）是一種「訊息傳遞」分子，和細胞中新陳代謝速度的增加有關。不過它也和血管擴張、腸道平滑肌的舒放、呼吸道平滑肌的收縮、心跳減緩，以及乙醯膽鹼（acetylcholine）和腎上腺素的抑制有關。cAMP路徑是一種新陳代謝的路徑，由腺苷酸環化酶（adenylate cyclase）作為中介，這種酵素能調節cAMP的生成，而cAMP本身能使激酶的表現量增加，因此反而能透過磷酸化作用來活化其他的物質。研究者相信，某些精油分子能激勵cAMP增加表現量，進而達到生理上的作用，例如：解痙攣（Bowles 2003）。

offcinalis）、龍腦百里香、龍腦迷迭香／乙酸龍腦酯迷迭香（*Rosmarinus offcinale CT borneol, CT bornyl acetate*）、土木香（*Inula graveolens*）和非洲青香茅（*Cymbopogon validus*）等精油當中都含有龍腦。

- 百里酚：百里酚可以抑制前列腺素生成，有消炎和抗氧化的作用（它是COX-1 的抑制劑，並且可以減輕水腫）；它能透過活性氮化物來預防脂質的自氧化作用（auto-oxidation）和毒素生成；它也有抗微生物的作用，可以透過激勵巨噬細胞移動、調節纖維母細胞的生長和彈性蛋白酶的活動，來促進傷口癒合。百里酚在百里酚百里香（*Thymus zygis* 和 *T. vulgaris*）當中比例可達74%，在其他百里香植物中含量相對較低（Tisserand and Young 2014）。

- *α*-萜品醇：具有多種能促進傷口癒合的效果；它能夠消炎（是一種COX-2的抑制劑，能降低TNF-*α* 和一氧化氮），並且抑制嗜中性白血球湧入，具有強大的抗微生物和抗真菌效果。它的形成路徑和萜品烯-4-醇相同，許多精油都含有這個成分。

抗氧化和消炎作用

　　前面的章節曾經提到，有許多精油都有抗氧化和消炎的作用，不過其中有某些精油對皮膚格外重要——因為抗氧化作用有可能和角質分化有關連，因此能進一步影響皮膚的屏障功能和膚質。

　　不過，抗氧化和消炎的特質對植物性保養品也同樣重要，包括那些以「抗老」為利基市場的商品。Jorge等人（2011）在研究中提到，有高度抗氧化能力的劑質，或是具有協同作用的混合物，不只能保護脂質、DNA與蛋白質，還可以延緩細胞衰老。美容界普遍認為，包括精油在內的各種天然抗氧化劑，能夠為肌膚提供相當程度的保護，防止氧化帶來的皮膚損傷。Kim等人（2013b）曾經以研究探討從日本柳杉（*Cryptomeria japonica*）[10]精油萃取的乙酸龍腦酯，具有何種美白和抗氧化

[10.]日本柳杉（*Cryptomeria japonica*）又叫做日本「香柏」（Japanese cedar），它的花粉很容易引起過敏。在尼泊爾它又叫做「日本杉」（tsugi pine），當地人用它來製作燃香。

效果。這個研究是從植物性保養品的角度，來探討這個成分的相關功效。研究結果發現，乙酸龍腦酯有極高的、類似超氧化物歧化酶（superoxide dismutase，SOD）的功效[11]。日本柳杉精油也有消炎的作用，這可能是因為它能抑制單核白血球與巨噬細胞的促發炎細胞激素，再加上能抑制脂多醣誘發的一氧化氮（Yoon et al. 2009b）。

　　Baylac和Racine（2003）曾經以一項體外實驗，評估多種精油、原精和天然的合成香氛（nature-identical fragrances），抑制5-LOX的效果，並進一步推論它們的消炎功效。其中5-LOX抑制效果特別顯著的是沒藥、檀香、喜馬拉雅雪松，以及柑橘屬的檸檬、甜橙和橘（桔）。柑橘屬精油中的主要成分——右旋-檸檬烯，也展現出優秀的抑制效果。除此之外，倍半萜類的 β-丁香油烴和 α-沒藥醇，也發揮了強大的抑制潛力；研究者也提到，富含反式橙花叔醇與金合歡醇（未說明順式或反式）的精油，也具有抑制5-LOX的效果。

　　一年後，Baylac和Racine（2004）再次以一項體外實驗，針對芳香植物萃取物對人類白血球彈性酶（HLE）的抑制潛力進行調查。HLE在炎症的病理學中扮演著重要的角色，也和膠原蛋白與彈力蛋白這兩種基質蛋白質的減少有關。當暴露在紫外線[12]環境下，HLE的活性會被激勵，因此在日曬之後，我們會發現肌膚出現皺紋或失去彈性。這項研究顯示，某些原精是有效的HLE抑制劑，因此很適合用在抗老的配方當中。其中，薑黃的油樹脂（*Curcuma longa* oleoresin）[13]呈現出最強的效用（甚至比用以參考的數值還要強大），此外，香脂楊原精、迷迭香萃取物和安息香樹脂的抑制效果也非常強大。其他有效的原精和樹脂還包括龍膽、菩提花、紫羅蘭葉、沒藥、可可原精、朝鮮薊、墨角藻、茉莉、黑醋栗花苞、米和茶。

　　薰衣草（包括真正薰衣草*Lavandula angustifolia*和其他品種的薰衣草）一直都被認為對肌膚保養相當有益。不過，Baumann（2007a）卻提到，薰衣草也有它的「黑暗面」，他在文中引用Prashar、Locke和Evans（2004）的研究，這項研

---

[11] 超氧化物歧化酶（SOD）是一種酵素，能透過歧化作用將超氧化物（O_2-）催化成氧氣和過氧化氫；這是人體當中抗氧化防禦機制的一部分。SOD是一種相當強大的消炎劑，它們能減少活性氧化物、降低氧化壓力。

[12] 目前普遍認為，紫外線是造成肌膚老化最重要的外在因素。

[13] 薑黃的油樹脂含有三種薑黃素類（curcuminoids）成分（具有抗氧化和消炎效果的二酮絡合物〔complex diones〕），這些成分在薑黃精油中並不存在。

究發現薰衣草對表皮細胞和纖維母細胞具有細胞毒性，原因可能是它會對細胞膜構成損傷。這項研究結果讓Baumann提出警告，認為薰衣草或許不適合用在專為抗老而設計的產品當中。相反地，玫瑰原精（包括大馬士革玫瑰和其他品種的玫瑰）能加強角質細胞的分化和增生；它能使受損肌膚加速修復，並且透過聚絲蛋白（filaggrin）等天然保濕成分來改善膚質。表皮變薄和皺紋的形成，都和聚絲蛋白的減少有關。玫瑰原精的主要成分苯乙醇（橙花和黃玉蘭等原精也含有這項成分）有抗氧化和抗細菌的特質（Ulusoy, Bosgelmez-Tinaz and Secilmis-Canbey 2009，引用自Kim et al. 2010），而抗氧化劑對角質分化有相當重大的影響力，雖然目前還未能明確指出其中的作用機轉（Kim et al. 2010）。因此，像玫瑰原精或是其他含有苯乙醇[14]的精油，很適合用來對乾燥或受損肌膚進行保養，或是用來防止肌膚老化。

抗細菌與抗皮癬菌的作用

許多和人類共生的細菌都是伺機性的病原體，有可能造成輕微的皮膚感染，也可能帶來具有生命威脅的嚴重感染。前面我們已經討論過金黃色葡萄球菌出現抗藥性的問題，不過還有其他幾種共生細菌也同樣屬於伺機性病原體。例如化膿性鏈球菌（*Streptococcus pyogenes*），它最為人所知的影響就是造成喉嚨感染，不過它也可能感染皮膚，使皮膚表面出現像草莓一樣的紅疹、膿皰疹、丹毒（erysipelas）或蜂窩性組織炎，或甚至感染皮膚深處和筋膜部位，造成一種叫做壞死性筋膜炎（necrotising fasciitis）的嚴重感染症狀。除此之外，化膿性鏈球菌還會製造毒素。這種細菌外圍包裹著透明質酸，能防止嗜中性白血球移動到受感染的部位，因此如果以傳統方式進行治療，有一定的難度。另外，糞腸球菌（*Enterococcus faecalis*）也是一樣，雖然它就像它的名字一樣，存在於人類的胃腸道，但是它也可能感染經過根管治療的牙齒，或是造成泌尿道感染、心內膜炎和腦膜炎。克雷伯肺炎菌（*Klebsiella pneumonia*）也是另一個伺機性病原體，通常

---

[14] 雖然香水業對於苯乙醇的使用劑量有所限制，不過有一項以大鼠、兔子和人類進行的藥物動力學研究，曾經對苯乙醇的安全性進行評估和比較。這項研究發現，人類皮膚系統每天接觸0.3mg/kg的苯乙醇（透過多種市面上的個人保養產品）並不會有出現毒性的危險（Politano et al. 2013）。

在免疫力低下時趁虛而入，常見的感染部位是肺部和上呼吸道，不過它也可能對傷口形成感染。由於病原體對抗生素的抗藥性已是越來越不容忽視的問題，在皮膚表面使用殺菌劑可以作為一種預防的手段，也可以作為皮膚表面和黏膜感染的治療與控制方法（Casetti et al. 2012）。

青春痘（痤瘡）

青春痘（痤瘡，*acne vulgaris*）[15]的病理成因相當複雜，其中也和一種叫做「病原體相關分子模式」（pathogen-associated molecular patterns，PAMPs）的免疫反應有關；PAMP是一種抗原，能刺激巨噬細胞與單核白血球分泌和發炎相關的細胞因子。青春痘也和皮脂分泌[16]、皮脂腺管道的角化過度、發炎，以及共生性細菌的增生有關。舉例來說，青春期長的青春痘，就可能和痤瘡桿菌（*Propionibacterium acnes*，一種存在於腸道的微生物）和表皮葡萄球菌（*Staphylococcus epidermidis*）有關。痤瘡桿菌是一種專性厭氧菌（obligate anaerobe）[17]，會釋放能把嗜中性白血球吸引到感染區域的化學分子，這麼一來，活性氧化物和溶酶體酶（lysosomal enzymes）也會被釋放出來，進而對濾泡上皮造成損傷。而身體的回應機制便是分泌出促發炎因子（TNF-α、IL-8和IL-β）。表皮葡萄球菌是一種嗜氧菌，通常對皮脂腺造成感染。傳統的青春痘治療方式是在皮膚表面塗擦過氧化苯（benzoyl peroxide）和口服A酸（retinoids）[18]，但這些治療方式都會使皮膚異常乾燥[19]並造成刺激。治療過程也可能用到抗生素，不過長期使用四環黴素、紅黴素、大環內酯類抗生素（macrolide）和克林達黴素等藥物，都

---

[15] 痤瘡有三種：粉刺型痤瘡（非發炎性痤瘡），以及囊腫型痤瘡和丘疹膿皰型痤瘡（發炎性痤瘡）。傳統的治療方式包括表面塗擦藥物、口服抗生素、口服A酸和口服荷爾蒙藥物。

[16] 這是因為男性荷爾蒙可能激勵皮脂腺，造成皮脂分泌旺盛。

[17] 專性厭氧菌正如其名，只能在沒有氧氣或氧氣含量低的情況下存活；這種細菌若是處在正常大氣中的氧氣含量下，就會死亡。不同的專性厭氧菌對氧氣濃度的耐受性也有不同，大約在0.5%到8%之間。

[18] 例如視黃醇（retinol）等A酸（維生素A）藥物，如果塗擦在皮膚表面，能減少角質層的附著度，使表皮與真皮的連結正常化，增加膠原蛋白、彈力蛋白、纖維連接蛋白和黏多醣，降低黑色素、膠原蛋白酶和金屬蛋白酶，促進血管增生，減少粉刺形成（Fowler et al. 2010）。

[19] 皮膚異常乾燥，或叫做皮膚乾燥症（xerosis cutis），都和皮膚的脂質與蛋白質生成減退有關，這會影響到皮膚的屏障作用。某些植物萃取物，例如：蘆薈葉的膠質、白樺萃取物、葵花籽油精華（*Helianthus annuus oleodistillate*）和聖約翰草萃取物，都能幫助減少跨表皮水分流失、增加皮膚含水度、促進角質細胞分化（Casetti et al. 2011）。

可能使體內菌株出現抗藥性（Yoon et al. 2009b）。許多精油都能有效對抗痤瘡桿菌和表皮葡萄球菌，它們除了抗菌效果，還可能伴隨著消炎或抗皮脂的特質，這使得這些精油成為治療青春痘的極佳另類選擇。表12.1將會列出這些精油。

皮膚真菌感染

皮癬菌是一種真菌，會侵襲已經角化死去的皮膚和指甲。最常見的皮癬菌是紅色毛癬菌（*Trichophyton rubrum*），它是造成足癬／香港腳（*Tinea pedis*）、股癬／胯下癢（*Tinea cruris*）和體癬（*Tinea corporis*）的元兇；另外，鬚毛癬菌（*T. mentagrophytes var. interdigitale*）則會引起甲癬／灰指甲（手指甲與腳趾甲感染）。皮膚真菌感染當中，有75%都是紅色毛癬菌引起的；此外，絮狀表皮癬菌（*Epidermophyton floccosum*）、犬小孢癬菌（*Microsporum canis*）和其他真菌引起的感染只占不到1%。皮膚真菌感染有可能非常難根治，不過，某些精油和其中的成分（如檜烯）能有效對抗皮癬菌；表12.1同樣會列出這些精油。

消血腫和滋補靜脈的作用

消血腫（anti-haematomal）是指對軟組織受創後的瘀傷，發揮預防或紓解的作用。義大利永久花（*Helichrysum angustifolium* 或 *H. italicum*）在這方面的效用格外出名，Bowles（2003）認為這可能和其中的義大利酮（一種雙酮成分）有關。精油消除血腫的效果，可能是結合了消炎、血管擴張和預防水腫的功效。

不過，永久花精油的用途還很值得繼續深入探討，因為它不僅效用多元，對皮膚和軟組織也有極大的益處。Voinchet和Giraud-Robert（2007）曾以研究探討義大利永久花（*H. italicum var. serotinum*）和野玫瑰浸泡油（*Rosa rubiginosa*）在美容重建手術後的治療效果和臨床應用的可能性。研究發現，永久花精油能降低發炎、水腫和瘀傷程度，而這些效果同樣被認為是義大利酮的功勞。除此之外，傷口復原的狀況改善了，術後的傷疤也減少了。研究者認為傷疤的減少是野玫瑰浸泡油的原因。

抗過敏和止癢的作用

　　過敏有關的疾病例如異位性皮膚炎（atopic dermatitis），是現代人身上越來越常見的問題。Mitoshi等人（2014）曾經針對過敏的病理生理學做過歸納整理，文中提到，「處於免疫反應中的肥大細胞與嗜鹼性白血球， 表面的免疫球蛋白E（IgE）受體會表現出高度的親和力（affinity），這在過敏性疾病的相關生物反應過程中，扮演著重要的角色*」。當過敏原與IgE結合並產生交互作用，細胞質當中的顆粒（granules）就會分泌促發炎介質，細胞因子也會被生成、釋放，進而啟動嗜中性白血球和巨噬細胞的細胞移動，這一連串反應的結果就是「 發炎」。

　　有時精油和其中的成分也可能造成過敏反應與接觸性皮膚炎，也就是使皮膚發紅、受到刺激，通常伴隨著搔癢的感覺。過敏並不是瞬間形成的——過敏是當免疫系統對某種物質變得敏感時，所做出的身體反應。因此，每當身體接觸到該物質，就會出現過敏反應。

　　舉例來說，西印度檸檬香茅（*Cymbopogon citratus*）精油就有可能造成刺激和敏感，其中的主要成分檸檬醛也一樣（Tisserand and Young 2014）。不過，很矛盾的是，它卻也被用來治療過敏和發炎性病症。研究者認為，其中的右旋檸檬烯和 α-蒎烯可以降低它對皮膚的不良反應（Tisserand and Young 2014）。不過Mitoshi等人（2014）曾經用一項體外研究探討精油的抗過敏和消炎作用，在這項研究測試的20種精油當中，西印度檸檬香茅和檸檬醛（其中牻牛兒醛占40.16%，橙花醛占34.24%）的效果最強大。 這群研究者認為，西印度檸檬香茅可以用來治療過敏和炎症，此外，德國洋甘菊（*Matricaria chamomilla*）和檀香（*Santalum album*）的抗過敏表現也相當優秀， 對於肥大細胞的去顆粒化（degranulation）均有超過40%的抑制效果。 至於透過抑制TFN-α達到消炎效果的抗過敏表現，則以德國洋甘菊、 冷壓檸檬精油（*Citrus limon*）和檀香等最為突出， 而藍膠尤加利（*Eucalyptus globulus*）、 冷壓萊姆精油（*Citrus aurantifolia*） 和肉豆蔻

---

*譯註：當過敏原進入人體，會與肥大細胞表面的IgE結合來加以控制，但當結合的數量過多，肥大細胞便會釋放出組織胺、介白素、細胞因子等發炎物質，以通知身體做進一步的免疫反應。這些發炎介質會造成血管擴張、血流增加，因此過敏時皮膚可能出現紅、腫、癢等現象，並導致發炎反應。

（*Myristica fragrans*）則完全沒有抑制效果（0%）。

也曾經有研究者針對特定精油，探討它們的抗過敏效果。舉例來說，Mills（1991）認為，母菊天藍烴和α-沒藥醇（兩者都是德國洋甘菊精油中的重要成分）都有消炎的效果，並且能降低組織胺引起的過敏反應。Baumann（2007b）則探討了德國洋甘菊用在皮膚上的效果，結果顯示它有止癢的可能性。此外，也有研究顯示，茶樹精油和其中的萜品烯-4-醇，對於造成過敏症狀的組織胺釋放與細胞因子生成，可以發揮抑制的作用（Brand et al. 2002；Koh et al. 2002）。

真正薰衣草精油也被認為有抗過敏的作用。Tisserand和Young（2014）引用了Kim和Cho在1999年進行的一項研究，這項研究發現，在大鼠和小白鼠的皮膚表面塗擦薰衣草，能抑制急性的過敏反應。薰衣草精油的抑制效果和濃度有關，研究者也認為，這樣的效果是來自對肥大細胞釋放的組織胺和TNF-α的抑制作用。

（史納伯特）（2011）在書中提到，在皮膚表面塗擦綠花白千層（*Melaleuca quinquenervia viridiflora*）可以舒緩過敏症狀，此外，摩洛哥藍艾菊（*Tanacetum annuum*）也可以緩和發炎的症狀，並減少組織胺釋放（很可能和其中的倍半萜內酯成分有關）。最後，史納伯特提到，蘇格蘭赤松（*Pinus sylvestris*）精油也可能具有類似的作用，因為來自法國的文獻指出，它具有類可體松的特質，可以在身體的後腎區摩擦按摩，來達到「降低過敏傾向」的效果。

皮膚心理學與皮膚神經學

皮膚心理學和皮膚神經學是學術界中相對新興的兩個學門，由於人們越來越關注心理因素對皮膚疾患的影響，使得兩個學術領域應運而生。舉例來說，青春痘（大約影響了80%的年輕成人和青年男女），就和情緒困擾、憂鬱、焦慮和其他的心理疾病有關，它甚至有可能對自信和自尊造成嚴重的打擊（Nguyen and Su 2011；Safizadeh, Shamsi-Meymandy and Naeimi 2012，引用自Sinha et al. 2014）。許多精油都能紓解皮膚疾患（包括青春痘）的種種症狀，這部分的資訊可以參見表12.1。不過，這些精油也可以對心靈發揮正面的影響。當我們要為患有青春痘和其他皮膚問題的客戶挑選精油時，心靈方面的效果也應該列入考量（精油的情緒心靈作用可以參見表13.1）。

表 12.1　傷口癒合、皮膚再生和抗過敏等作用的精油

精油	作用	實證資料
非洲青香茅 African bluegrass (Cymbopogon validus)	消炎 傷口癒合 （潛力）	非洲青香茅精油的龍腦含量可達 10%，龍腦的抗微生物能力相當卓越（能有效對抗多種革蘭氏陽性菌、陰性菌和真菌等病原體），同時也有傷口癒合和消炎的作用。相關討論可參見前文。
髯花杜鵑 Anthopogon (Rhododendron anthopogon)	消炎 （外用） 抗微生物	研究顯示，髯花杜鵑精油在外用時能發揮輕微的消炎效果，也有抗微生物的功效（Innocenti et al. 2010）。
羅勒 Basil (Ocimum basilicum)	增強皮膚穿透性	研究顯示，羅勒精油能加強皮膚的穿透性（Jain et al. 2008，引用自 Adorjan and Buchbauer 2010）。
神聖羅勒 Basil, holy (Ocimum sanctum)	抗氧化 消炎 抑制 5-LOX	一項探討精油對青春痘症狀控制效果的體外研究曾經測試過神聖羅勒的作用，結果發現，神聖羅勒對抗痤瘡桿菌的效果比甜羅勒更顯著，此外，從神聖羅勒的抗氧化效果看來，它也具有預防疤痕形成的作用（Lertsatitthanakorn et al. 2006）。
佛手柑 Bergamot (Citrus aurantium var. bergamia fruct., C. bergamia)	傷口癒合 抗真菌	傳統民俗療法會用佛手柑來殺菌、協助傷口復原（Bagetta et al. 2010）。 一項體外實驗顯示，佛手柑能有效對抗各種毛癬菌、小孢癬菌和皮癬菌；臨床上有外用治療的潛力（Sanguinetti et al. 2007）。
黑種草 Black cumin (Nigella sativa)	抗真菌	黑種草萃取物能有效對抗多種皮癬菌，包括四種紅色毛癬菌的菌株、趾間毛癬菌（T. interdigitale）、鬚毛癬菌、表皮癬菌和犬小孢癬菌（Abad, Ansuategui and Bermejo 2007）。
黑醋栗花苞 精油與原精 Blackcurrant bud essential oil and absolute (Ribes nigrum)	抗細菌 抗病原體 （潛力） 抑制 HLE	Oprea 等人（2008）的研究顯示，黑醋栗花苞精油能廣泛地對抗多種細菌，包括金黃色葡萄球菌，甚至在次抑菌濃度下，也能降低細菌在體表的增生能力（移生）——這樣的結果顯示它具有抗病原體的可能性。 Baylac 和 Racine（2004）的研究指出，黑醋栗花苞原精有抑制 HLE 的功效，因此對於曬後的防護與皮膚再生，能發揮一定的功用。
可可原精（種籽） Cacao absolute (Theobroma cacao seeds)	抑制 HLE	Baylac 和 Racine（2004）的研究發現，可可原精能抑制 HLE；它還有消炎、防護與促進皮膚再生的潛力。
刺柏／刺檜 Cade (Juniperus oxycedrus subsp. oxycedrus)	消炎 傷口癒合	Tumen 等人（2012）曾以一項結合了體外實驗和體內實驗的研究，針對數種生長於土耳其的柏科刺柏屬、柏屬植物精油[1]，探討它們在消炎和傷口癒合方面的作用，並且和外用藥膏 Madecassol[2]，以及單純的基底油膏進行對照。研究結果顯示，刺柏（J. oxycedrus var. oxycedrus）和腓尼基柏（J. phoenicia）的消炎能力最卓越，同時，它們也是唯一在傷口癒合方面展現出顯著效用的兩種精油。

樟樹 CT 橙花叔醇 Camphor (Cinnamomum camphora) CT nerolidol	抑制 5-LOX （潛力）	橙花叔醇樟樹精油含有 40–60% 的橙花叔醇，此外分別有 20% 的單萜類成分和倍半萜類成分（Behra, Rakotoarison and Harris 2001）。橙花叔醇有抑制 5-LOX 的潛力，也因此具有消炎的效果。
胡蘿蔔籽 Carrot seed (Daucus carota subsp. carota)	抗真菌 （能有效對抗皮癬菌）	胡蘿蔔籽精油對於幾種皮癬菌具有格外優越的強大效果。來自葡萄牙的胡蘿蔔籽精油，主要成分是乙酸牻牛兒酯和 α- 蒎烯；而效用較強的胡蘿蔔籽精油則是來自義大利薩丁尼亞島，它的主要成分是 β- 沒藥烯和 11-α-(h)-himachal-4-en-1-β-ol（Maxia et al. 2009）。 Abad、Ansuategui 和 Bermejo（2007）曾在文中引用 Jasicka 等人（2004）的實驗，其中提到，胡蘿蔔籽精油中的重要成分——胡蘿蔔烯醇（carotol），對於真菌放射狀生長的抑制效果達到 65%。
喜馬拉雅雪松 Cedar, Himalayan (Cedrus deodara)	消炎	可以抑制 5-LOX（Baylac and Racine 2003）。
日本柳杉 Cedar, Japanese (Cryptomeria japonica)	抗氧化 消炎 抗微生物 能有效對抗痤瘡桿菌和表皮葡萄球菌	Yoon 等人（2009b）的研究顯示，日本柳杉精油[3]有優秀的抗細菌效果，能有效對抗痤瘡桿菌和表皮葡萄球菌，甚至包括對藥物敏感及已產生抗藥性的菌株。除此之外，也有消炎的作用。日本柳杉的作用機制是能抑制促發炎細胞激素和介質（包括一氧化氮、PGE2、TNF-α、IL-1β 和 IL-6）。研究者認為，日本柳杉精油應該能夠發揮抗痘的效果，可以做為皮膚保養的選擇。
黎巴嫩雪松 Cedar, Lebanese (Cedrus libani)	消炎 傷口癒合	Tumen 等人（2011）曾針對多種松科植物毬果萃取的精油進行研究。其中，黎巴嫩雪松精油呈現出最卓越的消炎與傷口癒合效果，效果同樣出眾的另一種植物是奇里乞亞冷杉（Abies cilicica subsp. cilicica）。此外，高加索冷杉（Abies nordmanniana）在傷口癒合方面也有發揮功效，然而除此之外，其他測試的精油則沒有出現效果。
維吉尼亞香柏 Cedar, Virginian (Juniperus virginiana)	消炎 傷口癒合	以超臨界 CO_2 萃取法取得的維吉尼亞香柏精油，在研究中呈現出顯著的傷口癒合與消炎效果（Tumen et al. 2013）[4]。
德國洋甘菊 Chamomile, German	止癢 抗過敏 消炎	Mills（1991）認為，德國洋甘菊精油中的重要成分母菊天藍烴和 α- 沒藥醇有消炎的作用，並且可以改善組織胺引起的身體反應。 母菊天藍烴可以透過抑制 5-LOX 和 COX、脂質過氧化、白血球浸潤和組織胺的釋放，來抑制發炎介質白三烯 B4 生成；α- 沒藥醇則能促進肉芽組織形成（Baumann 2003，引用自 Thornfeldt 2005）。 Baumann（2007b）曾經在研究中探討德國洋甘菊在皮膚方面的效用，結果發現它也具有止癢的效果。這樣的結果表示，德國洋甘菊對於皮膚過敏的相關問題可以有發揮應用的空間。 一項體外研究顯示，德國洋甘菊精油呈現出一定程度的抗過敏和消炎效果（Mitoshi et al. 2014）。

白玉蘭 Champaca, white *(Michelia alba)*	對痤瘡桿菌 有強效	Luangnarumitchai、Lamlertthon 和 Tiyaboonchai（2007）的研究顯示，白玉蘭精油對於痤瘡桿菌有相當強大的抗菌效用。
錫蘭香茅 Citronella *(Cymbopogon nardus)*	抗微生物 消炎 抗氧化	對於痤瘡桿菌有優秀的抗菌效果，同時也有良好的自由基清除作用（Lertsatitthanakorn et al. 2006）。
柑橘屬植物 Citrus species （包括檸檬、甜橙、橘（桔）、金柑子 *Citrus obovoides* 和夏橙 *C. natsudaidai*）	消炎 抗氧化 抗細菌	大部分柑橘屬植物都是 5-LOX 的抑制劑，這是因為其中的主要成分——右旋檸檬烯（Baylac and Racine 2003）。 冷壓萃取的檸檬精油能透過抑制 TFN-α，達到消炎 的效果（Mitoshi et al. 2014）。 研究顯示，來自韓國的金柑子（*Citrus obovoides*）和夏橙（*C. natsudaidai*）精油能有效對抗痤瘡桿菌和表皮葡萄球菌。這兩種精油也是良好的抗氧化劑[5]，能降低因痤瘡桿菌而分泌的 IL-8 和 TNF-α（Kim et al. 2008），因此可以用來做抗痘的皮膚調理。
快樂鼠尾草 Clary sage *(Salvia sclarea)*	抑制表皮 葡萄球菌 消炎	Kanlayavattanakul 和 Lourith（2011）在一則文獻研究中提到，快樂鼠尾草精油可以抑制表皮葡萄球菌，也是一種消炎劑，因此研究者認為可以將它用在抗痘治療當中。
青檸葉 Combava petitgrain *(Citrus hystrix)*	能有效對抗痤瘡桿菌 消炎	Lertsatitthanakorn 等人（2006）曾以研究探討幾種泰國藥草精油的抗痘效用[6]，其中也包括青檸葉精油。研究發現，青檸葉有抑制 5-LOX 的作用，效果僅次於神聖羅勒（*Ocimum sanctum*）。不過，青檸葉精油的抗氧化效果並不突出，神聖羅勒、香茅和許多其他精油的表現都更為優秀。 不過，青檸葉很適合用來緩和發炎的症狀，這樣的特質將有助於降低痤瘡後期傷疤形成的可能性。 Luangnarumitchai、Lamlertthon 和 Tiyaboonchai（2007）的研究顯示，青檸葉精油對於痤瘡桿菌有強大的抗菌效果。
芫荽籽 Coriander seed *(Coriandrum sativum)*	消炎 抗細菌，能有效對抗痤瘡桿菌、表皮葡萄球菌、化膿性鏈球菌、金黃色葡萄球菌、MRSA	Casetti 等人（2012）曾引用 Reuter 等人（2008）的研究，指出芫荽籽精油具有消炎的潛力。 芫荽籽精油能有效對抗痤瘡桿菌和表皮葡萄球菌，因此可以用在抗痘皮膚調理當中（Vats and Sharma 2012）。 芫荽籽精油對化膿性鏈球菌、金黃色葡萄球菌和 MRSA 展現出強大的抗菌效果，同時有極佳的皮膚的耐受度，也可以作為殺菌劑，來預防或治療革蘭氏陽性菌引起的感染，包括出現滲液現象的皮膚炎，並且幫助帶有 MRSA 的無症狀帶菌者根除病菌（Casetti et al. 2012）。

絲柏 Cypress *(Cupressus sempervirens, C. sempervirens var. horizontalis)*	抗氧化 清除一氧化氮 抗糖化	絲柏精油是優秀的抗氧化劑和一氧化氮清道夫（Aazza et al. 2014）。 取自細枝與毬果的 *C. sempervirens var. horizontalis* 絲柏精油有抗氧化和抗糖化的特質（Asgary et al. 2013）；這表示，這種精油有一定的抗老化作用。其中的作用機制可能來自防止糖化終產物（AGEs）形成。人體中的糖化終產物會與蛋白質發生交聯反應，造成膠原蛋白硬化。
藍膠尤加利 Eucalyptus globulus	抗微生物（包括痤瘡桿菌） 抗皮脂 增強皮膚穿透性 增加角質層中的神經醯胺	藍膠尤加利有抗微生物作用，其中也包括抗痤瘡桿菌的效果。這很可能來自成分中的 γ- 萜品烯和 α- 蒎烯（Athikomkulchai, Watthanachaiyingcharoen and Tunvichien 2008）。 可以透過縮減皮脂腺的大小[7]來抑制皮脂分泌，進而控制青春痘的蔓延（Bhatt et al. 2011）。 Guimarães、Quintans 和 Quintans-Júnior（2013）的文獻研究中提到，精油裡的 1,8- 桉油醇能夠增加皮膚的穿透性。研究顯示，來自葉片的萃取物（酒精萃取）增加了角質層中的神經醯胺（脂質）的含量（Ishikawa et al. 2012）。
甜茴香 Fennel, sweet *(Foeniculum vulgare var. dulce)*	抗真菌 （皮癬菌）	甜茴香精油有抗真菌的作用，可以用來治療真菌引起的指甲感染（Patra et al. 2002）。
韓國冷杉 Fir, Korean *(Abies koreana)*	抑制痤瘡桿菌和表皮葡萄球菌消炎	Yoon 等人（2009a）的研究指出，韓國冷杉精油能有效對抗藥物敏感和產生抗藥性的痤瘡桿菌與表皮葡萄球菌，並且具有消炎的作用；實驗顯示，它抑制了 TNF-α、IL-1β、IL-6、一氧化氮和前列腺素 E2 的分泌。 Kanlayavattanakul 和 Lourith（2011）的研究指出，韓國冷杉能對痤瘡桿菌和表皮葡萄球菌發揮抑制的作用，同時可達到消炎的效果，因此可以用在抗痘調理當中。
天竺葵 Geranium 波旁天竺葵 Pelargonium × Asperum 或 玫瑰天竺葵 P. roseum （*P. capitatum* × *P. radens* 的混種） 以及 P.capitatum、 P. radens、 P. odoratissimum 等天竺葵	消炎 抗細菌（搭配茶樹能對抗MRSA） 抗真菌（各種念珠菌）	Edward-Jones 等人（2004）曾經在研究中探討廣藿香、茶樹、天竺葵、薰衣草和葡萄柚籽萃取物抗菌劑對抗金黃色葡萄球菌、MRSA 和流行性 MRSA（EMSRA）的效果（分別做了單獨測試和混和測試）。這些精油分別被加在各種不同成分的敷料上，再覆蓋在預先培養了菌株的培養皿中。結果顯示，抗菌劑和天竺葵精油的抑菌效果最強大，而天竺葵搭配茶樹是最能有效對抗 MRSA 的組合。 來自阿爾及利亞、帶有玫瑰香氣的天竺葵精油，在研究中展現出顯著的消炎效果（效果跟作為對照組的消炎藥雙氯芬酸 diclofenac 相仿），它不只降低了水腫，也抑制了皮膚的發炎反應。研究者做出結論，認為玫瑰天竺葵精油對於需要兼顧安全性的新興消炎藥發展上，明顯具有潛力，尤其可以用來預防或治療急性與慢性的發炎性皮膚病（Boukhatem et al. 2013）。

番石榴葉 Guava leaf *(Psidium guajava)*	抗微生物 （包括痤瘡桿菌）	在一項針對痤瘡桿菌進行的實驗測試中，番石榴葉萃取物的抑菌圈比茶樹精油還大，對於葡萄球菌的測試也出現了類似的結果，不過對抗痤瘡桿菌的效果，跟去氧羥四環黴素（doxycycline）與克林達黴素相比，還是略遜一籌（Qadan et al. 2005，引用自 Azimi et al. 2012）。
大麻 Hemp *(Cannabis sativa)*	消炎	Hadji-Mingalou 和 Bolcato（2005）在研究中探討了大麻用來取代皮質素皮膚藥物（dermacorticoid drugs）的可能性，從成分來看，大麻當中含有月桂烯（33%）、反式 -β- 羅勒烯（15%）、萜品油烯、β-丁香油烴和丁香油烴氧化物（1.4%）。這些成分顯示，大麻精油也有止痛的效果。此外，它也能抑制 5-LOX，發揮消炎的作用（Baylac and Racine 2004）。
義大利永久花 Immortelle *(Helichrysum angustifolium, H. italicum)*	消血腫 消炎 傷口癒合 抗微生物	義大利永久花獨特的功效，多半來自其中的義大利酮（Bowles 2003；Voinchet and Giraud-Robert 2007）。 它能有效對抗伺機性的微生物病原體，包括金黃色葡萄球菌和白色念珠菌等（Voinchet and Giraud-Robert 2007）。
土木香 Inula *(Inula graveolens)*	消炎 傷口癒合 （潛力）	土木香精油的龍腦含量可達 16%，龍腦有卓越的抗微生物（能對抗多種革蘭氏陽性菌、陰性菌和真菌等病原體）、傷口癒合和消炎作用。可參見前文說明。
茉莉原精 Jasmine absolute *(Jasminum grandiflorum, J. sambac)*	抗氧化 抑制 HLE 抗細菌（包括痤瘡桿菌） 殺菌 消炎 皮膚再生 傷口癒合	茉莉原精能夠清除自由基，並且可以保護肌膚不受 UVB 紫外線的傷害。（Baylac and Racine 2003）；它也能抑制 HLE（Baylac and Racine 2004）；具有消炎、皮膚防護和促進再生的效果。 大花茉莉（*J. grandiflorum*）能有效對抗痤瘡桿菌（Zu, Yu and Liang 2010）。 阿育吠陀療法用埃及茉莉來達到殺菌、消炎與促進傷口癒合的效果（Shukla 2013）。
腓尼基柏（漿果） Juniperberry, Phoenician *(Juniperus phoenicia)*	消炎 傷口癒合	Tumen 等人（2012）曾以一項結合了體外實驗和體內實驗的研究，針對數種生長於土耳其的柏科刺柏屬、柏屬植物精油[8]，探討它們在消炎和傷口癒合方面的作用，並且和外用藥膏 Madecassol[9]，以及單純的基底油膏做對照。研究結果顯示，刺柏（J. oxycedrus var. oxycedrus）和腓尼基柏（J. phoenicia）的消炎能力最卓越，同時，它們也是唯一在傷口癒合方面展現出顯著效用的兩種精油。

真正薰衣草 Lavender, true *(Lavandula angustifolia)*	抗氧化 消炎 抗過敏 傷口癒合	Yang 等人（2010）的研究報告指出，真正薰衣草精油（產自澳洲）對抗脂質過氧化的效果，比同時測試的另外五種精油都明顯更強。在一項分析自由基清除能力（DPPH）的化驗報告中，薰衣草的表現最為突出，和右旋-檸檬烯的效果相近。 Guimarães、Quintans 和 Quintans-Júnior（2013）在研究中特別提到左旋沉香醇的消炎效果，左旋沉香醇在薰衣草精油中占有一定的比例。 薰衣草精油也有抗過敏的作用（Kim and Cho 1999，引用自 Tisserand and Young 2014）。 一項隨機、雙盲且設有安慰劑對照組的研究，曾經探討外用薰衣草對反覆性口腔潰瘍[10] 的作用。結果顯示，和基準值與安慰劑組相比，薰衣草精油大大降低了發炎的情況、潰瘍的範圍，以及整體的恢復時間（2 至 4 天），同時還舒緩了患者的疼痛（第一劑效果最明顯）。薰衣草精油對於實驗中測試的所有菌株都展現出抗菌的效果（Altaei 2012）。 有研究者不建議將薰衣草精油用在抗老保養品中，因為它在實驗中對上皮組織和纖維母細胞呈現出細胞毒性（Bauman 2007a）。
檸檬香桃木 Lemon myrtle *(Backhousia citriodora)*	抗微生物（金黃色葡萄球菌和痤瘡桿菌）	檸檬香桃木精油和它的成份檸檬醛一樣，能有效對抗金黃色葡萄球菌和痤瘡桿菌。以濃度 1% 調製的產品，對人類皮膚細胞和纖維母細胞呈現出低度毒性（Hayes and Markovic 2002，引用自 Azimi et al. 2012）。
檸檬香茅（西印度） Lemongrass *(Cymbopogon citratus)*	抗過敏 消炎 抗真菌	一項體外實驗顯示，檸檬香茅精油有強大的抗過敏和消炎作用（Mitoshi et al. 2014）。 Boukhatem 等人（2014）曾以一項動物實驗測量檸檬香茅精油在外用上的消炎效果，另外以體外實驗測試了他的抗真菌效果[11]。兩項測試都得到了正面的結果，研究者認為檸檬香茅精油在抗真菌與消炎方面很可能大有可為，可以用來預防或治療急性皮膚炎。他們也發現，檸檬香茅精油在氣相狀態下有良好的抗真菌作用，比液相狀態擁有更多優勢；效用越大就表示需要使用的劑量越低。研究者建議可以用檸檬香茅精油來做空氣除菌劑。
甜馬鬱蘭 Marjoram, sweet *(Origanum majorana)*	消炎 傷口癒合	Süntar 等人（2011）曾在研究中探討一種根據土耳其傳統智慧調製的新型傷口癒合油膏。這個配方是將甜馬鬱蘭、土耳其牛至（*O. minutiflorum*）和希臘鼠尾草精油，加在以聖約翰草油、橄欖油和乳油木果脂製成的油膏當中。研究結果顯示，這款油膏有消炎和傷口癒合的效果（比單獨使用聖約翰草油的效果強大許多）。它並沒有降低彈性蛋白酶的活性，不過對膠原蛋白酶的活性出現了抑制的情況。這是一項體外實驗。

沒藥 Myrrh (Commiphora myrrha)	抑制 5-LOX 抑制 HLE 抗氧化	具有消炎作用（Baylac and Racine 2003）。 沒藥原精是一種消炎劑，並且有防護和促進再生的可能性（Baylac and Racine 2004）。 沒藥精油是單態氧（singlet oxygen）[12] 的淬滅劑，能防止角鯊烯 [13] 出現過氧化反應。日曬會造成角鯊烯過氧化，其中原因，與其說是自由基的攻擊，更主要是因為單態氧的關係。研究者建議，防曬的配方當中，應該加入具有淬滅單態氧以及清除自由基的成分（Tonkal and Morsy 2008）。
綠花白千層 Niaouli (Melaleuca quinquenervia viridiflora)	抗過敏	Schnaubelt（2011）曾在書中討論到綠花白千層精油的抗過敏潛力。
橙花原精 Orange blossom absolute (Citrus aurantium var. amara)	消炎	橙花原精含有橙花叔醇及金合歡醇，這兩種成分在 Baylac 和 Racine（2003）的研究中都有抑制 5-LOX 的表現，因此具有可以消炎的潛力。 橙花原精也含有苯乙醇，苯乙醇有消炎（de Cássia da Silveira e Sá et al. 2014）和抗氧化的作用（Ulusoy, Bosgelmez-Tinaz and Secilmis-Canbey 2009），並且可以增強角質細胞分化，因此能促進皮膚的屏障功能，改善膚質及含水度。 有些精油成分，例如橙花叔醇，可以作用於雙層脂膜（lipid bilayer），進而達到增加皮膚穿透度的作用（Cornwall and Barry 1994；Takayama and Nagai 1994）。
甜橙（瓦倫西亞橙，冷壓萃取） Orange, Valencia (Citrus sinensis, cold pressed)	抗微生物 抗葡萄球菌	Muthaiyan 等人（2012b）的體外研究顯示，將不含萜品烯的冷壓甜橙精油以氣體方式施用在受細菌感染的角質細胞當中，能迅速滅殺 [14] 抗甲氧西林和對萬古黴素敏感性減低的金黃色葡萄球菌，並且在角質細胞上沒有發現細胞毒素產生。
廣藿香 Patchouli (Pogostemon cablin)	消炎 傷口癒合	Holmes（1997）根據中醫、阿育吠陀和希臘醫學等傳統知識，提到廣藿香精油可以用來處理多種皮膚疾患和傷疤組織。 Raharjo 和 Fatchiyah（2013）的研究則指出它具有消炎作用。
松屬精油 Pine species (P. pinea and P. halepensis)	消炎 傷口癒合	Süntar 等人（2012）曾經在研究中探討土耳其松科松屬植物精油（來自毬果和針葉）的傷口癒合和消炎效果（這些植物包括塞浦路斯松 P. brutea、地中海松 P. halepensis、黑松 P. nigra、義大利石松 P. pinea 和蘇格蘭赤松 P. sylvestris）。其中只有義大利石松和地中海松展現出卓越的傷口癒合效果，這很可能是因為其中含有左旋檸檬烯。這兩種松樹也在實驗中呈現出抗透明質酸酶（antihyaluronidase）[15] 的效果。
蘇格蘭赤松 Pine, Scots (Pinus sylvestris)	抗過敏 （潛力）	Schnaubelt（2011）提到，根據法國文獻資料，蘇格蘭赤松有類可體松的作用。

粉紅胡椒 Pink pepper (*Schinus molle*)	抗微生物 抗皮癬菌 傷口癒合	粉紅胡椒在墨西哥傳統醫術當中，用來治療咳嗽、感冒、發燒、支氣管炎和結核病。Pérez-López 等人（2011）的研究指出，粉紅胡椒能有效對抗多種細菌，包括克雷伯肺炎菌、綠膿桿菌、大腸桿菌、李斯特菌（*Listeria monocytogenes*）、金黃色葡萄球菌、化膿性鏈球菌、肺炎鏈球菌、流感嗜血桿菌、結核桿菌、仙人掌桿菌和腸炎沙門氏菌；因此它可以作為一種有效的外用殺菌劑。 粉紅胡椒也能有效對抗多種皮癬菌，包括石膏樣小孢癬菌、鬚毛癬菌和紅色毛癬菌。 Marongiu 等人（2004）的研究指出，粉紅胡椒精油有促進傷口結疤（傷口癒合）的效用。 粉紅胡椒的親水性成分萃取物在研究中呈現出傷口癒合的效果（C. Schmidt et al. 2009）。
泰國蔘薑 Plai (*Zingiber cassumunar*)	抗氧化 消炎 抗皮癬菌 抗微生物 （包括痤瘡桿菌）	泰國蔘薑有良好的抗氧化能力（Lertsatitthanakorn et al. 2006），這將有助於降低傷疤出現的可能性。 它能有效對抗皮癬菌以及多種微生物，包括痤瘡桿菌（Pithayanukul, Tubprasert and Wuthi-Udomlert 2007）。研究顯示，泰國蔘薑可以用來調理青春痘，尤其適合處理非發炎性的粉刺（Limwattananon et al. 2008）。 泰國蔘薑也可能有傷口癒合的效果：Chotjumlong（2005）的研究指出，用乙醇萃取的泰國蔘薑醇萃取物，可以在人類口腔表皮細胞的傷口癒合過程中，降低組織的水合作用和發炎情況，不過它也抑制了人類口腔纖母細胞中的透明質酸和金屬蛋白酶等細胞外基質（傷口癒合過程中的主要成分）。
香脂楊原精（芽苞） Poplar bud absolute (*Populus balsamifera*)	抑制 5-LOX 消炎 皮膚再生	北美印地安人會用香脂楊來處理皮膚和肺部的問題。從香脂楊黏稠的芽苞萃取出來的樹脂，被用來做成一種叫做 Balm of Gilead 的香脂油膏。香脂楊可以抑制 5-LOX 並且具有消炎作用，具有保護皮膚和促進再生的效果（Baylac and Racine 2004）。
大馬士革玫瑰原精／精油 Rose absolute and oil (*Rosa damascena*)	消炎 抗氧化 促進角質分化 抑制痤瘡桿菌	玫瑰原精的主要成分是苯乙醇，這個成分有消炎（de Cássia da Silveira e Sá et al. 2014）、抗氧化的作用（Ulusoy, Bosgelmez-Tinaz and Secilmis-Canbay 2009）；此外，它也含有能抑制 5-LOX 的金合歡醇（Baylac and Racine 2003）；因此，從成分可以看出，玫瑰原精具有消炎的作用，此外也能強化角質細胞分化、改善膚質、促進皮膚再生。玫瑰精油則富含香茅醇（可高達 45%），這個成分有消炎（以及止痛）的作用（Bastos et al. 2010）。 Kanlayavattanakul 和 Lourith（2011）的一項文獻研究指出，大馬士革玫瑰精油可以抑制痤瘡桿菌；它不僅是一種消炎劑，還具有多重功能，很適合添加在植物性保養品當中。 在皮膚表面使用玫瑰精油（薔薇屬植物）和茜草根萃取物（*Rubia cordifolia*，常見茜草根或印度茜草根），能刺激角質細胞分化，並有加強皮膚屏障功能的作用，因此很適合添加在為乾性肌膚設計的植物性保養品中（Casetti et al. 2011）。

迷迭香 Rosemary *(Rosmarinus officinalis)*	抗氧化 消炎 抑制 HLE 抗細菌 （包括痤瘡桿菌）	在一項針對多種植物萃取物對皮膚效用的文獻研究中，Bauman（2007a）特別提到，值得注意的是迷迭香（的多種萃取物），因為它具有美容的效果，並且能降低自由基帶來的皮膚損傷。 另一項研究指出，迷迭香原精有強大的 HLE 抑制效果（Baylac and Racine 2004）。 Fu 等人（2007）的研究報告則指出，迷迭香精油能有效對抗痤瘡桿菌，這很可能和其中的 1,8- 桉油醇、α- 蒎烯、樟腦和樟烯等成分有關。
鼠尾草 Sage, Dalmatian *(Salvia officinalis)*	消炎 抗真菌 （皮癬菌）	約旦的傳統療法會用鼠尾草來治療皮膚疾病。產自約旦的鼠尾草精油，在成分分類[16]上屬於第 iv 組，成分比例分別是 1,8- 桉油醇（40–50%）＞樟腦（8.0–25%）＞ α- 側柏酮（1.2–3.7%）＞ β- 側柏酮（0.1–3.1）。這樣的成分比例對於巨噬細胞和角質細胞只有輕微的毒性，因此可以安全地進行外用。這項體外實驗也顯示，鼠尾草精油能有效對抗皮癬菌（紅色毛癬菌和絮狀表皮癬菌），以及屬於酵母菌的新型隱球菌，對於念珠菌和麴菌的效果則不那麼明顯。除此之外，鼠尾草精油還有消炎的特質，可以抑制一氧化氮生成（Abu-Darwish et al. 2013）。
希臘鼠尾草 Sage, Greek, Cretan, Turkish *(Salvia triloba)*	傷口癒合	Süntar 等人（2011）曾在研究中探討一種根據土耳其傳統智慧調製的新型傷口癒合油膏。這個配方是將甜馬鬱蘭、土耳其牛至（*O. minutiflorum*）和希臘鼠尾草精油，加在以聖約翰草油、橄欖油和乳油木果脂製成的油膏當中。研究結果顯示，這款油膏有消炎和傷口癒合的效果（比單獨使用聖約翰草油的效果強大許多）。它並沒有降低彈性蛋白酶的活性，不過對膠原蛋白酶[17]的活性出現了抑制的情況。這是一項體外實驗。
薩丁尼亞鼠尾草 Sage, Sardinian *(Salvia desoleana)*	抗真菌 抗皮癬菌	由於真菌感染越來越常出現在免疫力低下的人群身上，Sokoviç 等人（2009）以一項研究探討了薩丁尼亞鼠尾草精油的抗真菌效果。這項研究發現，薩丁尼亞鼠尾草精油的主要成分是乙酸沉香酯、α- 乙酸萜品酯、沉香醇和 1,8- 桉油醇。研究者發現，這些精油成分的化學結構和抗微生物作用具有相關性；這樣的相關性似乎影響了個別成分的效用。不過，這項研究的結果在於，對於實驗中測試的所有病原體來說，完整的薩丁尼亞鼠尾草精油會比其中任何一種單一成分來的更加有效。薩丁尼亞鼠尾草精油確實有強大的抗真菌效用。研究者認為，這是精油中所有成分的協同作用帶來的成果。
索馬利亞鼠尾草 Sage, wild Somalian *(Salvia somalensis)*	抗氧化 消炎	索馬利亞鼠尾草的主要成分是乙酸龍腦酯，它不含 α- 和 β- 側柏酮，有宜人、馥郁的香氣，帶有樹脂的氣味。 Villa 等人（2009）的研究指出，它的細胞毒性低，適合添加在保養品中。 乙酸龍腦酯以消炎的特質著名，同時還有「極高」的類超氧化物歧化酶（SOD）作用[18]（Kim et al. 2013b）。

檀香 Sandalwood (*Santalum album*)	消炎 抗過敏	可以抑制 5-LOX（Baylac and Racine 2003）。 Mitoshi 等人（2014）的研究顯示，檀香精油有抗過敏和消炎的作用。
山椒 Szechuan (*Japanese*) pepper (*Zanthoxylum piperitum*)	抗氧化	Kim 等人（1997）的研究指出，山椒萃取物可以作為一種抗氧化物質，很適合在美容保養品中加以運用。
茶樹 Tea tree (*Melaleuca alternifolia*)	抗過敏 消炎 抗微生物	茶樹精油和其中的萜品烯 -4- 醇可以抑制組織胺釋放和細胞激素生成，以上兩者都是造成過敏症狀的原因（Brand et al. 2002；Koh et al. 2002）。 非常適合用來治療青春痘（Enshaieh et al. 2007，引用自 Sinha et al. 2014）。 實驗結果顯示，稀釋到5%的茶樹精油就能大幅減輕發炎、紅腫和非發炎性的青春痘病灶（效果和5%的抗痘藥物過氧化苯相仿，不過使用茶樹時，皮膚出現的不良反應更少）；茶樹精油中的萜品烯-4-醇、α-萜品醇和α-派烯能有效對抗金黃色葡萄球菌、表皮葡萄球菌和痤瘡桿菌（Sinha et al. 2014）。
五脈百里香 Thyme, five-ribbed (*Thymus quinquecostatus*)[19]	抗氧化 抗細菌（包括痤瘡桿菌） 抗彈性酶 消炎	五脈百里香不僅有表格左側列出的特質，對人類的細胞毒性也較低，因此這個品種的百里香很適合用來治療青春痘（Oh, Kim and Yoon 2009，引用自 Sinha et al. 2014）。
薑黃 Turmeric (*Curcuma longa*)	抗真菌	能有效對抗長梭形毛癬菌（*Trichophyton longifusus*）（Abad, Ansuategui and Bermejo 2007）。
紫羅蘭葉原精 Violet leaf absolute (*Viola alba and V. odorata*)	抑制 HLE	研究顯示，紫羅蘭葉原精有抑制 HLE 的作用（Baylac and Racine 2004），因此可以運用在曬傷和抗老等層面。
西洋蓍草 Yarrow (*Achillea millefolium*)	消炎 皮膚再生	西洋蓍草精油有消炎的作用（Tisserand and Balacs 1995），這可能和其中的母菊天藍烴和檜烯等成分有關。在一項研究中，西洋蓍草的水萃取液展現出顯著的表皮回春作用（Pain et al. 2011）。

---

[1] 這些精油包括：*Cupressus sempervirens var. horizontalis* 和 *C. sempervirens var. pyrimidalis* 等兩種絲柏的毬果，以及杜松（*Juniperus communis*）、喬檜漿果（*J. excelsa*）、巴爾幹刺柏漿果（*J. foetidissima*）、刺檜漿果（*J. oxycedrus*）和腓尼基柏漿果（*J. phoenicia*）。

[2] Madecassol 是一種藥膏，當中含有1%的雷公根萃取物。

[3] 其中的成分包括貝殼杉烯（kaurene）、檀香醇（elemol）、γ-桉葉醇（γ-eudesmol）和檜烯（sabinene）。

[4] 這個實驗採用的是活體實驗的生物活性測試模組；其中，美西圓柏（*J. occidentalis*）的效果最為突出。

5. 這裡指的是清除超氧化物自由基的能力。

6. 這個實驗不只測試了青檸葉對抗痤瘡桿菌的效果，也測試了它的抗氧化和消炎能力。因為，除了抑制細菌孳生之外，能夠對皮脂當中的促發炎脂質進行控制，並且降低傷疤形成的可能性，也是很重要的一環。促進發炎的介質白三烯是透過花生四烯酸的代謝而產生的，5-LOX是第一個參與這個氧化過程的酵素。有些精油具有抑制5-LOX的功用，這樣的特質能為這些精油的消炎效果提供某個面向的解釋。

7. 這是一項體內實驗，以大鼠的皮脂腺作為實驗模式（Bhatt et al. 2011）。

8. 這些精油包括：*Cupressus sempervirens var. horizontalis*和*C. sempervirens var. pyrimidalis*等兩種絲柏的毬果，以及杜松果（*Juniperus communis*）、喬檜漿果（*J. excelsa*）、巴爾幹刺柏漿果（*J. foetidissima*）、刺檜漿果（*J. oxycedrus*）和腓尼基柏漿果（*J. phoenicia*）。

9. Madecassol是一種藥膏，當中含有1%的雷公根萃取物。

10. 反覆性口腔潰瘍（apthous ulceration）是一種良性且通常會經常復發的口部潰瘍。

11. 這個研究測試的菌種包括8種念珠菌屬病原體，和5種麴菌病原體，另外還有1種青黴菌菌株和1種毛黴菌（Mucor）菌株。研究者認為，檸檬香茅對念珠菌屬的強力抑制效果很可能是來自精油成分的協同作用，包括牻牛兒醛、橙花醛、傘花烴（cymene）、萜品烯與沉香醇。

12. 單態氧（singlet oxygen），也叫做單線態氧，這是一種高活性的活性氧，通常會和有光敏性的物質一起生成。

13. 角鯊烯是人類皮膚製造出來的一種脂質，它是一種omega 2油脂，也可以從鯊魚的肝臟和某些植物來源（某些種子和橄欖）中取得，添加在保養品當中。

14. 甜橙精油的抑菌作用是來自於對細胞壁合成的抑制作用（Muthaiyan et al. 2012a）。

15. 透明質酸是細胞外基質當中的重要成分，普遍存在於結締組織和上皮組織中。它對傷口癒合有極大的貢獻，因為它能從傷口基部生成，促進細胞增生、鼓勵纖維母細胞和內皮細胞移動到受傷的區域。然而，透明質酸酶是一種會阻斷透明質酸的酵素，因此，抗透明質酸酶的作用可以幫助傷口癒合（Süntar et al. 2012）。

16. 鼠尾草精油可以分成五種：

(i) 樟腦＞α-側柏酮＞1,8-桉油醇＞β-側柏酮；

(ii) 樟腦＞α-側柏酮＞β-側柏酮＞1,8-桉油醇；

(iii) β-側柏酮＞樟腦＞1,8-桉油醇＞α-側柏酮；

(iv) 1,8-桉油醇＞樟腦＞α-側柏酮＞β-側柏酮；

(v) α-側柏酮＞樟腦＞β-側柏酮＞1,8-桉油醇。

（Tucker, Maciarello and Howell 1990，引用自Abu-Darwish et al. 2013）

另外一種分類方式是根據其中的主要成分：

第一組包含成分主要是α-和β-側柏酮的品種，例如達爾馬提亞鼠尾草；

第二組的成分主要是沉香醇和乙酸沉香酯，例如快樂鼠尾草；

第三組的成分主要是1,8-桉油醇與樟腦，例如希臘鼠尾草、黎巴嫩鼠尾草和薰衣鼠尾草。

17. 膠原蛋白酶是一種把將膠原蛋白纖維降解成碎塊的酵素，因此會改變膠原蛋白結合的親合力。在表皮細胞再生的過程中，它能幫助角質細胞移動到富含膠原蛋白的真皮區。因此，抑制膠原蛋白酶的作用對於慢性創傷的癒合會比急性創傷更有幫助（Süntar et al. 2011）。

18. 超氧化物歧化酶（SOD）是一種酵素，能透過歧化作用將超氧化物（O2-）催化成氧氣和過氧化氫；這是人體當中抗氧化防禦機制的一部分。SOD是一種相當強大的消炎劑，它們能減少活性氧化物、降低氧化壓力。

19. 這種百里香有時也被歸為紅花百里香的一個變種（*Thymus serpyllum var. quinquecostatus*）；另一個俗名是「沙漠百里香」。

心靈、精神、心態：
抗焦慮、抗憂鬱和強化認知能力

　　資料顯示，全世界大約有4.5億人口患有心理或行為上的疾病（World Health Organization 2001，引用自Sayers 2001）。Lv等人（2013）曾經作過一項關於芳香療法的文獻研究，探討芳香療法能如何紓解精神上的疾病。他們在文中提到，由於現代人在工作、疾病和生活境遇當中，經常反覆面對壓力、脅迫感和緊張感，因此許多人都為大量的疾病症狀所苦，包括焦慮、不安、憂鬱和失眠，而且睡眠品質的降低和許多情緒疾患都有直接的影響關係。他們在文中引用了歐洲大腦協會（European Brain Council）的數據，指出在28個歐洲國家當中，就有2千1百萬人受憂鬱症所苦，為此每年的花費約達1千億歐元。

　　憂鬱症的症狀是多樣化的，可能出現包括心情低落、無法感受到快樂、易怒、思考模式無法預測等症狀，甚至是注意力無法集中、失眠、食慾紊亂、嗅覺敏感度降低等──這些症狀都會對日常生活造成影響；嚴重的憂鬱症甚至可能造成自殺行為。遺傳基因是憂鬱症的根源之一，不過像壓力、痛苦的情緒、感染、藥物[1]以及癌症等疾病，也都可能觸發憂鬱症出現。焦慮是憂鬱症患者身上常見的症狀之一，臨床上的區別診斷並不容易。De Sousa（2012）在研究中提到，各種形式的焦慮症是最常見的精神疾病，而且焦慮症的普遍程度仍一直在增加當中。焦慮症底下還包括許多種使人衰弱的病症，雖然有研究者提出幾種可能的理論加以解釋，但焦慮症的病因目前為止還沒有得到一致的共識。治療焦慮症的藥物[2]會為患者帶來許多問題，包括生理和心理上的依賴性以及多種副作用，因此新型抗焦慮劑的需求迫在眉睫（Mesfin, Asres and Shibeshi 2014）。

　　從歷史上來看，人們一直都懂得用香氣植物來達到安撫和改善心情的效果，而

---

[1]　例如：口服A酸（isotretinoin）、選擇性血清素再吸收抑制劑（selective serotonin reuptake inhibitors，SSRIs）和α-干擾素（α-interferon）等藥物的副作用都有可能觸發憂鬱症產生（Lv et al. 2013）。

[2]　這些藥物包括巴比妥類藥物（barbituates，目前已不再使用）、苯二氮平類藥物（Benzodiazepines，BZD）、丁螺環酮（Buspirone）、各種抗憂鬱劑和乙型阻斷劑（betablockers）

現代的研究結果也支持這樣的作法，已有多項研究顯示，精油對人的精神層面能帶來廣泛的影響。在開始探討精油可以如何療癒心理健康或整體健康狀態之前，我們必須先進一步探討嗅覺，以及它和中樞神經系統、自律神經系統之間的關聯。

嗅覺和中樞神經系統的關係

當我們要檢視精油對心靈狀態的影響時，我們必須也要考慮到它們對嗅覺系統，以及對相關神經連結的影響。香氣必須要能夠揮發，或者是能夠以氣體的方式存在。當香氣飄散在周圍空氣中，我們的嗅覺器官鼻黏膜中的細小嗅毛就會偵測到香氣分子的存在，分布在鼻中隔兩側，靠近骨頭的區域。從鼻黏膜可以延伸到嗅球、嗅覺神經和嗅覺傳導路徑，能夠將嗅覺訊號傳遞到大腦。嗅覺神經元會連結到大腦的邊緣系統，也就是大腦中掌管情緒、記憶、動機和愉悅的區域，而且這是一個無法透過意識來掌控的區域。嗅覺神經也能連結到視丘，也就是負責整合感官訊息的區域；下視丘，負責監控和維持身體功能；杏仁體，是負責原始情緒反應的區域；海馬迴和記憶有關；額葉皮質則是能辨識出氣味的區域。額葉皮質也和組織、計劃與執行有關，而邏輯與社交判斷則是發生在前額葉皮質。

如果稍微想一想嗅覺和這些大腦區域的關聯，尤其是大腦的邊緣系統（特別是海馬迴、下視丘和前額葉），就不難理解為什麼香氣能對我們產生如此重大的影響了。Berger（1929，引用自Bagetta et al. 2010）是第一個將腦電波測量儀測量出來的腦波模式與人類行為連結起來的人[3]，這樣的解釋方式也被之後的研究者用來辨識精油對精神或心理的影響。舉例來說，佛手柑對精神心理的影響就是相當具體，而且會一再重複出現的；系統性地以劑量遞增的方式施用，能造成一連串從鎮定轉為激勵的行為影響。

研究顯示，氣味能透過多種不同的機制對身體帶來影響。氣味分子可以直接運作，並且產生藥物性的影響，例如薰衣草具有鎮定、舒緩焦慮的作用。Satou等人（2011a）曾在一個體內實驗中，以小白鼠來測量吸聞月桃精油（*Alpinia zerumbet*，薑科）[4]的抗焦慮效果。這項研究把吸聞精油的時間因素也列入考量，

---

[3]. 舉例來說，放鬆的狀態與 α 波增加有關，而振奮的狀態則和 β 波增加有關。

並以闡明月桃精油的效果機制為主要研究目標。嗅覺路徑是透過相當快速的神經傳導路徑來傳遞訊息，因此嗅覺影響出現的速度也會相當迅速。透過血液的傳導方式相對緩慢許多，因為精油成分必須先被身體吸收才能傳遞到腦部，不過相對來說效果也比較持久。Satou等人發現，短時間（5分鐘）暴露在精油環境中並不會出現抗焦慮的效果，這表示嗅覺神經路徑對於抗焦慮效果的貢獻非常小，甚至是可以略過不計的。不過，暴露時間變長之後，確實出現了抗焦慮的反應，也就是說透過血液的傳導方式能帶來藥理性的反應。當暴露時間達到150分鐘，抗焦慮效果已不復見，這可能是因為嗅覺受體出現疲勞或是習慣性，或因為精油成分已超過身體的耐受量，使得大腦受體敏感度降低。研究者做出結論，如要讓精油對精神心理產生影響，吸聞精油的時間必須適當，劑量也需要控制在理想值。雖然在此主要討論的是精油的類藥物作用，但仍應記得，還有許多不同的機制也可能同時在運作。

Lv等人（2013）曾以一則文獻研究探討芳香療法和中樞神經系統的關係，他們根據自己未發表的研究，提出了幾種可能帶來治療效果的機制。簡單來說，他們強調的是透過吸聞精油能刺激大腦神經傳導物質（如血清素[5]與多巴胺[6]），進一步達到調節情緒的效果。此外，研究者也探討了精油的分子作用機制。一般認為，我們的嗅覺受體在受到氣味刺激後，會觸發一連串的連鎖反應。這些構成氣味的化學分子，會在嗅覺受體被轉換為電子訊號[7]，一路經過神經細胞的軸突到達嗅球，再通過神經路徑抵達大腦各個區域。接著，大腦會釋放神經傳導物質（例如血清素）作為回應，因此我們的訊息系統是像這樣的：「化學→電子→化學」。這也表示，由於精油分子可以直接進入大腦，而且可以穿過血腦屏障，因此精油揮發出來的香氣具有治療精神紊亂的可能性。

[4.] 月桃精油的主要化學成分是對傘花烴、1,8-桉油醇、檸檬烯、α-與β-蒎烯和樟烯，不過研究者並沒有提供感官評估的相關資料。月桃是許多亞熱帶地區民俗療法的常用藥物，包括日本琉球。在現代草藥學中，它也尤其被用來處理憂鬱、壓力和焦慮，其中也包括和女性生殖荷爾蒙不平衡有關的各種慢性病症。

[5.] 血清素，也叫做5-羥色胺（5-HT），是從l-色氨酸衍生而來的物質，存在於大腦和腸道中，因此和調節腸道蠕動有關。不過，大腦中的血清素可以調節情緒，讓人產生幸福感。

[6.] 多巴胺是一種單胺類神經傳導物質，它和獎賞增進動機的行為以及運動方面的身體控制有關。除了神經作用之外，多巴胺能擴張血管，也是一種利尿劑，還有降低腸道蠕動、降低淋巴球的活動力等多種功能。

[7.] 這樣的訊息路徑會打開陽離子通道，使陽離子湧入；這將創造出一種動作電位（action potential），使化學訊號能轉變為電子訊號。

嗅覺和自律神經系統的關係

　　透過呼吸吸入精油香氣，也可能影響自律神經系統的功能。舉例來說，心跳、脈搏、皮膚導電反應、皮膚溫度、呼吸速度等，都可以透過香氣來調節。Haze、Sakai和Gozu（2002）曾經在研究中調查多種精油對正常成人交感神經系統的作用，分析的依據是血壓波動數值和血漿中兒茶酚胺（catecholamine）的濃度。結果顯示，吸聞香氣能調節交感神經活動，進而影響腎上腺系統。不過，交感神經活動的影響也可能來自對香氣的喜愛偏好或記憶等因素，和伽瑪氨基丁酸（GABA）神經傳導系統也可能有關。這項研究說明了一些和芳香療法相關的精油作用資訊，研究者在文中明確指出了能激勵或抑制交感神經活動的幾種精油。黑胡椒（*Piper nigrum*）、葡萄柚（*Citrus×paradisi*）、龍艾（*Artemisia dracunculus*）[8]和甜茴香（*Foeniculum vulgare*）等精油能增加交感神經活動，效果有1.7到2.5倍之多。而廣藿香（*Pogostemon cablin*）和大馬士革玫瑰（*Rosa damascena*）精油則能減少交感神經活動，和對照組相比，降幅大約有40%。此外，吸聞黑胡椒精油能使血液中的腎上腺素增加1.7倍，而玫瑰則帶來30%的降幅，和上述研究結果一致。葡萄柚精油會使腎上腺素增加1.1倍，正腎上腺素增加1.2倍，不過正腎上腺素的增加在數據上並不算顯著。以上研究結果都和血壓的波動情況一致[9]。研究者也針對實驗測試的這些精油進行了分析，並且認為是其中的某些成分造成了這些效果。舉例來說，右旋檸檬烯、α-蒎烯和甲基醚蔞葉酚都出現在具有激勵效果的黑胡椒、葡萄柚與龍艾精油當中，而甜茴香精油的成分則主要是反式洋茴香腦，這些成分都沒有出現在玫瑰和廣藿香精油當中（這兩種精油則沒有共同的成分）；大馬士革玫瑰的主要成分是香茅醇與牻牛兒醇等單萜醇類，而廣藿香則主要是倍半萜類成分，尤其是廣藿香醇。根據以上結果，研究者提出幾種可以透過吸聞香氣來進行的治療建議，例如改正和生活方式不當有關的疾病，如肥胖或高血壓。

---

[8]. 龍(tarragon)；在香水業通常叫做龍蒿（estragon）。

[9]. 交感神經對血管舒縮的調節是透過感壓反射（baroreceptor reflex）來進行，而一般認為血壓出現波動是因為調節作用發生延遲的情況。

焦慮症與憂鬱症

　　無論是動物或人體實驗，結果都顯示精油具有抗焦慮（紓解焦慮症狀）、安撫、平靜、鎮定和抗焦慮的作用。我們可以用下面兩個研究為例，說明甜橙精油對於焦慮症的效果（透過暴露在香氣空間中／呼吸吸入的方式）；其中一個是用維斯塔爾大鼠進行的研究，另一個則是以健康的人類自願受試者來進行。

　　Faturi等人（2010）曾經發表一項以維斯塔爾大鼠進行的實驗。他們把公鼠放在有機玻璃製成的動物箱當中，這些動物箱中瀰漫著劑量不同的甜橙（*Citrus sinensis*）香氣，大鼠暴露在香氣空間的時間為5分鐘。接著，研究者透過高架十字迷宮和明暗箱等方式，為大鼠增加壓力。結果發現，甜橙的香氣對於大鼠在以上兩種壓力情境中的行為有顯著的影響，大鼠在十字迷宮開放端的探索時間增長了，在明暗箱試驗中，在明亮環境下的探索時間也增加了。這項研究也以同樣的方式測試了茶樹精油香氣（*Melaleuca alternifolia*），以確定這是否為特定香氣種類帶來的效果；結果顯示，茶樹精油的氣味並沒有抗焦慮的影響。研究者做出結論，認為以上實驗結果顯示甜橙精油具有「迅速而明確的抗焦慮功效」，這項研究能「提供一定程度的科學佐證，支持芳療師用甜橙來達到鎮定效果的作法」（Faturi et al. 2010, p.605）。

　　Goes等人（2012）則是以健康的人類自願受試者進行了一項研究。受試者被暴露在一個能激起焦慮感的情境當中（在有攝影機側錄的環境下進行Stroop色字測驗）。這個實驗的結果測量方式包括心理參數（情境焦慮感、主觀認定的緊張感、平靜和鎮定感）、生理參數（心跳和小腿腓腸肌肌電圖）。實驗組同時暴露在甜橙精油（*Citrus sinensis*）的香氣中，劑量不一；另外有兩個對照組，一個暴露在茶樹精油（*Melaleuca alternifolia*）的香氣中，另一組則只有水氣而沒有精油香氣。這項實驗的結果顯示，甜橙精油具有「迅速而明確的抗焦慮」效果，不過還需要更多研究來進一步探討它和臨床使用的相關性。不過，研究者也指出，這項研究結果也為芳香療法「用甜橙來達到鎮定效果的作法，提供了一定程度的科學佐證」（Goes et al. 2012）。

　　以上兩個例子是非常不同的實驗，卻做出幾乎一模一樣的結論，甚至連陳述時使用的文字都幾乎一樣！然而我們也看到，這兩個結論的用字都相當保守、謹慎小

心——在臨床上使用甜橙精油有什麼樣的問題嗎？我們可以再看看其他用本身就有巨大壓力，並且很可能也受憂鬱症和焦慮症所苦的受試者所做的實驗。例如：

Itai等人（2000）曾針對長期進行血液透析（洗腎）的女性患者，探討薰衣草和羅漢柏精油（hiba）的作用。這個實驗的對照組是「正常醫院氣味」和全無香氣的環境。實驗結果分別以漢氏憂鬱量表和漢氏焦慮量表來測量患者的憂鬱和焦慮指數。結果顯示，薰衣草精油大大降低了焦慮的數值，而羅漢柏精油則對焦慮和憂鬱都有顯著的降低效果（無氣味的組別和暴露在醫院氣味的組別在結果上則沒有太大的差異）。雖然這個實驗的樣本數並不多（只有14位病患），但研究的結論認為羅漢柏精油「可以用有效且不具侵略性的方式治療焦慮症和憂鬱症，而薰衣草精油則可以紓解焦慮」（Itai et al. 2000）。

手術前的焦慮也是另一個研究主題。例如下面這幾個例子：

Braden、Reichow和Halm（2009）　曾經在研究中探討醒目薰衣草精油（Lavandin）是否能降低外科手術患者的術前焦慮，對照的組別是接受一般正常照護方式的患者。這個實驗的樣本數較大（有150名患者），不過實驗結果只單純使用視覺類比量表來評估。結果顯示，比起對照組（正常照護方式）和偽對照組（正常照護方式加上荷荷芭油），薰衣草組的焦慮感明顯較低，因此研究者認為醒目薰衣草是一種「簡單、危險性低、成本效益高的介入方式」（Braden et al. 2009, p.348）。

Akhlaghi等人（2011）則以實驗探討了用橙花精油（*Citrus aurantium*）降低術前焦慮的效果。在實驗中，橙花精油是以口服方式提供給患者，而對照組食用的則是食鹽水。研究者會在用藥前後，以「史匹柏格情境－特質焦慮量表」，和「阿姆斯特丹術前焦慮資訊量表」，來測量患者的焦慮程度。結果顯示，橙花組在兩個量表都呈現出焦慮感降低的結果，對照組則沒有顯著的變化，因此說明口服橙花精油能有效降低患者的術前焦慮。

當我在做這部分的文獻探討時，很明顯的是，每個研究的設計方式有相當大的差異。Yim等人（2009）在研究中也提到在人體實驗中加入芳香療法的面向（芳香按摩）是有難度的，因為精油的刺激路徑不只一種：包括嗅覺、身體知覺和觸覺等元素都可能造成影響。Yim等人曾經系統性地探討過一系列對憂鬱症患者施行芳香療法的研究，而這些研究都強調了研究設計上的限制；他們認為，能「妥善控制變因」的隨機分派臨床實驗（RCTs）非常少，並且對於原發性憂鬱症患者的研究也

相當缺乏。結論是，能說明芳香療法對於憂鬱症狀具有何種效果的研究證據是「不足的」。同樣地，在Perry等人（2012）也系統性地探討過以隨機分派臨床實驗測量薰衣草抗焦慮效果的研究。Perry等人對大部分的研究都提出高度的批判，從實驗設計到實驗方法和分析、討論與結論，無一倖免。他們探討的結論是，口服薰衣草精油是一種「大有可為」但仍無法明確斷定結果的方式，而以芳香療法（呼吸和按摩）施用薰衣草精油，「目前在效果上還沒有明確的資料能夠佐證」（Perry et al. 2012）。

然而，相關主題的動物實驗不僅數量繁多，還一直在增加當中。Tsang與Ho（2010）曾經在一個系統性文獻研究中，探討以囓齒動物為主體，在誘發焦慮後，測試精油抗焦慮效果的多項實驗。研究者做出結論，認為「未來的相關實驗需要有更標準化的實驗程序和結果測量方式」，並且「建議將研究主體轉換為人類來進行相關研究」。Lee等人（2011）也曾經作出類似的結論，他們曾針對芳香療法對患者焦慮症狀的效果研究進行系統性的文獻探討，文中指出，如要明確指出臨床上的效果，並闡明芳香療法的作用機制，則需要在實驗方法上進行改善。從研究結果來看，似乎有許多精油都有抗焦慮的效果，並且不會造成不良反應；雖然芳療師一直都用精油來替客戶紓解焦慮，研究資料卻顯示仍有其他進一步臨床運用的可能性。的確，Perry和Perry（2006）在探討過以芳香療法處理精神疾病的研究資料後，做出結論，認為芳香療法是一種「對多種精神疾病在療效上具有潛力的治療方式」（Perry and Perry 2006）。

抗焦慮和鎮定作用

研究者相信，某些精油成分可以和多種神經傳導受體結合，包括$GABA_A$（γ-氨基丁酸$_A$）、血清素$_{1A}$（$5\text{-}HT_{1A}$）、和腺苷A_1（adenosine A_1）。精油的抗焦慮效果可能是來自GABA神經傳導系統的調控，也可能和血清素或腺苷神經傳導系統的調控有關。GABA是人體中樞神經系統中主要的抑制型神經傳導物質*，而$GABA_A$是其中的一個次分類。$GABA_A$－苯二氮平複合受體是苯二氮平類藥物和受體結合

---

* 人體中的神經傳導物質可以分為兩大類：興奮型傳導物質能使神經細胞膜電位上升，利於產生神經脈衝、傳導訊息，能使人振奮、激勵；抑制型則會使電位下降，不利傳導訊息，使人放鬆、平和。興奮型傳導物質包括麩胺酸、乙醯膽鹼等；而抑制型傳導物質則有GABA、甘胺酸等。

的作用點。某些精油和其中的成分能使GABA受體出現反應，因此產生抗焦慮、鎮定和抗癲癇的效果（Tisserand and Young 2014）。Setzer（2009）在研究中提到，普遍認為能舒緩焦慮的精油當中，大部分的主要成分都是沉香醇、牻牛兒醇和香茅醇等單萜醇類，此外就是檸檬烯和檸檬醛。研究者曾針對某些特定的精油成分，探討它們和情緒心理作用的相關性：

- 沉香醇：沉香醇能作用於GABA系統，這可以解釋它的抗癲癇與鎮定作用，甚至和它的止痛效果也有關係（Guimarães, Quintans and Quintans-Júnior. 2013）。研究者認為，沉香醇有可能抑制麩胺酸（一種興奮型神經傳導物質）結合，因此達到鎮定的效果。左旋沉香醇當之無愧地是薰衣草精油抗焦慮效果的功臣之一，而薰衣草精油中占有顯著比例的乙酸沉香酯，在單獨測試時並沒有出現抗焦慮的效果。不過，同時擁有這兩種成分的薰衣草精油，在效果上比沉香醇單一測試的效果更好（這樣的結果想必和協同效果有關）──確實，這兩種成分對於薰衣草的抗焦慮作用可以說是缺一不可。Takahashi等人（2011）則認為，乙酸沉香酯的協同作用有可以能是因為它在邊緣系統當中會因為某種酯酶（esterase）的作用，而被水解成沉香醇。研究也顯示，吸聞薰衣草精油可以產生類抗焦慮藥物的效果，但活動能力並不會受到影響[10]（Takahashi et al. 2011）──從這裡可以看到芳香療法和傳統藥物治療相比的優勢。

- 香茅醛：許多精油當中都有香茅醛，包括香茅、檸檬尤加利、青檸葉、香蜂草等等，研究者也針對這個成分來探討它對心靈、精神、感受的作用。它對中樞神經系統能發揮顯著的鎮靜作用，同時也有鎮定助眠的特質（Melo et al. 2010a；Quintans-Júnior et al. 2010）。

- 香芹酮：右旋香芹酮是一種單環單萜酮，存在於藏茴香籽、蒔蘿籽和白馬鞭草（*Lippia alba*）等精油當中。Hatano等人（2012）的研究顯示，白馬鞭草的抗焦慮和安神特質都是來自其中的香芹酮成分[11]。

[10.] 某些精油在以吸聞方式使用時，有可能出現抑制活動能力的情況。例如，肉豆蔻精油（*Myristica fragrans*）就曾在實驗中抑制了小白鼠的活動能力，其效果和劑量有關。研究者認為，這樣的抑制作用和精油中的肉豆蔻醚、黃樟素和萜品烯-4-醇（能使GABA$_A$受體產生反應）等成分有關（Muchtaridi et al. 2010）

[11.] 這是一個動物實驗，實驗方式是將囓齒動物暴露在白馬鞭草的精油香氣中，以高腳T型迷宮進行測試。

- 香荊芥酚：香荊芥酚是百里酚的同分異構物，大量存在於野馬鬱蘭、香薄荷和數不清的百里香屬植物當中（包括西班牙百里香 *T. zygis* 和常見百里香 *T. vulgaris*）。我們通常不會想到要用這些精油來達到鎮定安撫的效果，不過，Melo 等人（2010b）的研究結果顯示，香荊芥酚可以透過 $GABA_A$－苯二氮平複合受體來達到抗焦慮的效果。

- 檸檬烯：研究顯示，吸聞存在於大部分柑橘屬植物精油中的右旋檸檬烯，可以達到抗焦慮的作用（Lima et al. 2012c，引用自 de Sousa 2012），這也表示，它可能是讓甜橙精油對動物（Faturi et al. 2010）和人類（Goes et al. 2012）影響精神心理狀態的有效成分之一。

抗憂鬱作用

Lv 等人（2013）在研究中提到，憂鬱症的病理生理機制可以透過幾種假說來說明，不過其中最「主流」的說法是單胺缺乏假說（monoamine deficiency hypothesis，也指因為缺乏正腎上腺素和血清素而出現了憂鬱症）。因此，Lv 等人認為，任何一種能抑制正腎上腺素以及（或）血清素被身體再吸收的化合物，客觀來說都可以算是有效的抗憂鬱劑。除此之外，單胺氧化酶抑制劑或是三環類藥物，以及新一代的抗憂鬱藥物，作用的方式不出以下兩種：其一是透過抑制突觸前神經元的再吸收作用，來增加單胺的含量；另一種方式則是作為單胺受體的拮抗劑[12]，抑制受體作用。這些藥物的作用機制也支持了單胺缺乏假說的說法。可惜的是，在使用單胺類抗憂鬱劑藥物的患者當中，有將近三分之一都出現了不良的副作用，而諸如像認知行為療法等心理治療的幫助，在證據資料上相對不足。因此，我們接下來要探討精油有可能以何種方式影響和憂鬱症有關的大腦神經傳導物質，畢竟 Lv 等人（2013）在研究中也主張，芳香療法「用於憂鬱症治療的可能性應該要被認真地評估」。

所謂的「單胺」系統，包括大腦和中樞神經系統中的血清素和多巴胺系統[13]，單胺能有效地降低血清素和正腎上腺素能被取得和實際吸收的量。不過，研究者也認

---

[12] 例如百憂解（Fluoxetine）就是一種選擇性血清素再吸收抑制劑（SSRI）。

[13] 血清素系統會影響其他的神經傳導物質，也會影響多巴胺和正腎上腺素等系統。

為，精油的抗憂鬱效果也可能來自對額葉皮質中的血清素含量的翻轉效果，也就是說精油的香氣有可能對血清素的濃度起到調節的作用，這樣的作用機制和「目前所有憂鬱症治療藥物當中最好的抗憂鬱劑」的作用相仿（Lv et al. 2013）。

目前已有許多精油和其中的成分被認為有顯著的抗憂鬱效果。其中有些被認為能刺激神經傳導物質多多釋放（例如佛手柑）[14]，其他則有抑制單胺氧化酶的效果（例如肉豆蔻和長胡椒），單胺氧化酶會使血清素和多巴胺等神經傳導物質被分解。Seol等人（2010）則認為，快樂鼠尾草的抗憂鬱效果是來自對多巴胺的調控。而精油的活化激勵和紓解壓力等作用，也可能來自某些精油成分，例如檸檬烯和檸檬醛，這些成分能降低血清皮質酮和大腦中單胺的濃度（Fukumoto et al. 2007），或者也可能是因為在自律神經系統起了作用。舉例來說，Shen等人（2005a）的研究顯示，葡萄柚的香氣具有「活化激勵」的效果，而薰衣草的香氣效果則剛好相反（Shen et al. 2005b）。檸檬醛是由橙花醛和牻牛兒醛這兩種同分異構物組成的，普遍存在於許多精油當中，包括檸檬香桃木、檸檬香茅、檸檬茶樹、山雞椒和香蜂草等。許多研究都證實，檸檬醛有肌肉放鬆和抗憂鬱的特質（Yim et al. 2009）。

認知能力

精油對認知功能的影響，已經被人們發現一段時間了。在1997年，Boddeke、Best和Boeijinga（引用自Bagetta et al. 2010）就在研究中指出，當海馬迴中的麩胺酸受體受到激勵，就可以促進 β 波的腦波活動和突觸的神經訊息傳導。也就是說，這將同時影響到感官訊息處理和認知的功能。除此之外，某些精油成分能和大腦組織中的尼古丁受體、蕈鹼類膽鹼能受體（muscarinic cholinergic receptors）結合。膽鹼能系統可以刺激乙醯膽鹼生成（這是一種在神經肌肉接合處釋放的分子，能促進收縮），此外它還有更廣泛的作用，不僅能激勵自律神經系統，也有血管擴張和心臟抑制的作用。Kennedy等人（2006）在研究中指出，調

[14.] 佛手柑能透過胞吐作用和載體傳遞的方式，誘發海馬迴釋放氨基酸（Morrone et al. 2007，引用自 Bagetta et al. 2010）；檸檬精油可以調節海馬迴中乙醯膽鹼的釋放（Ceccarelli et al. 2002，引用自 Bagetta et al. 2010）——這兩者都是透過激勵嗅覺—海馬迴的路徑來達到作用。

控乙醯膽鹼系統將能對認知能力產生幫助。

認知功能受損：阿茲海默症與失智症

　　阿茲海默症（Alzheimer's disease，AD）是一種常見的腦神經退化疾病，患者的認知、行為、活動功能將出現漸進且具破壞性的衰退現象。一般認為，認知能力退化的原因和突觸間隙的膽鹼能神經傳導不足有關，此外，在壞死的腦細胞中，也出現乙醯膽鹼酯酶和丁醯膽鹼酯酶濃度偏高的現象。目前已開發出幾種化學合成或植物萃取的藥物，可以透過抑制乙醯膽鹼衰退，刺激膽鹼能系統的功能。不過直到目前為止，還沒有任何一種藥物能治癒或終止阿茲海默症的病情，而且這些藥物都有副作用。除此之外，氧化壓力和發炎也是阿茲海默症的病理因素之一，研究者也發現，使用消炎藥物的人們罹患阿茲海默症的風險確實比較低（Anthony et al. 2000，引用自Okonogi and Chaiyana 2012）。

　　研究者已發現某些香氣能抑制膽鹼酯酶，例如：水仙原精（*Narcissus poeticus*）（Okello et al. 2008）、泰國蔘薑精油（*Zingiber cassumunar*）（Okonogi and Chaiyana 2012），以及泰國蔘薑中的主要成分萜品烯-4-醇（Miyazawa, Watanabe and Kameoka 1997），還有檸檬精油（*Citrus limon*）（Oboh, Olasehinde and Ademosun 2014）。某些百里香精油當中大量存在的兩種同分異構物，百里酚和香荊芥酚，也擁有出色的抗氧化能力。Azizi等人（2012）曾在研究中探討這兩種成分對於認知受損的大鼠具有何種作用，結果發現，它們能成功且安全地減輕認知受損的情況，很可能是透過乙醯膽鹼酵素劑、抗氧化和消炎的作用。因此，當精油既有抗乙醯膽鹼酵素劑的效果，又同時有抗氧化與消炎作用時（例如水仙、泰國蔘薑和檸檬），就可能有益於處理認知、記憶與行為功能受損的情況。

　　香蜂草（*Melissa offcinalis*）有安撫、降低不安感、增進認知能力的效果，因此也被認為有助於處理失智症（Ballard et al. 2002）。Elliot等人[15]（2007）認為這是因為香蜂草能和多種受體產生交互作用，包括血清素$_{1A}$、血清素$_{2A}$和$GABA_A$

---

[15] 這是一個以維斯塔爾大鼠進行的實驗室研究，這項研究的目的是為了發展出一項適合臨床試驗使用的理想配方比例。

受體增效劑和受體通道，以及組織胺H$_3$受體。雖然這份研究針對所使用的香蜂草與薰衣草精油進行了成分分析[16]，但卻沒有發現是哪一個化學成分造成了這樣的效果。我們可以推測，這樣的效果可能是其中的主要成分導致的；確實，我們已經知道薰衣草精油中的左旋沉香醇、香蜂草精油中的橙花醛和牻牛兒醛（檸檬醛）以及香茅醛都有某些作用，不過Elliot等人表示，即使是微量成分也可能帶來巨大的效用，且精油成分中的協同作用也可能是原因之一。這群研究者在文中提到，某個成分在受體發揮的作用，有可能因為目標蛋白質（如GABA$_A$受體）的異位效應（allosteric effect）[17]，而對其他成分的作用產生正面或負面的影響。研究者除了考慮精油內部成分的協同作用之外，也探討了香蜂草加上薰衣草的組合效果，並且發現了耐人尋味的結果。從與受體結合的狀況來看，當這兩種精油以1：1的比例混和，對於大部分的受體都會出現疊加效果，只有一個受體除外，就是GABA$_A$一苯二氮平複合受體。研究者在結果報告中指出，精油組合對這個受體的作用「太強烈」，甚至可能出現過度鎮靜的情況——也就是可能使阿茲海默症患者或失智症患者跌倒，或是出現社交退避的現象。這些研究結果無異是一種引人關注的警告，讓我們在調製協同配方時需要多加注意：在調配精油時，我們必須非常清楚自己想要達到的目標、劑量和比例。

增加機敏性與警覺度

吸聞乙酸龍腦酯可以對認知、情緒和行為造成影響，酯類之一，常見於松杉類精油（例如加拿大鐵杉和某些雲杉與冷杉）。Matsubara等人（2011a）的研究指出，吸聞低劑量的左旋乙酸龍腦酯（在40分鐘期間使用279.4μg，相當於7滴）能放鬆自律神經系統，並且對於長時間使用視覺顯示終端機（VDT，如電腦、電視）工作的受試者，能使清醒／興奮程度（arousal level）降低，但工作表現卻不會受到影響，這是因為交感神經的活動並沒有受到抑制。從以上研究結果可以看出，吸聞富含乙酸龍腦酯的精油，將能對需要放鬆卻又必須維持機敏性的人們帶來幫助。不過，這項研究也顯示，如果以同樣的時長使用較高的劑量（716.3μg，相當於18

---

[16]. 研究者在文中提到，從不同供應商取得的精油會有所不同，不只是成份上的差異，在效果和對神經傳導物質的調節作用上也有所不同。

[17]. 異位效應是指酵素因為和某種物質在非活性部位結合，因此出現了形狀／活性上的改變。

滴），將會使機敏性和工作表現都出現降低的情況，這可能和乙酸龍腦酯的鎮定放鬆效果有關。顯然，劑量是相當重要的因素。

增強記憶力

在認知功能的最後一個段落，還有一項實驗值得一同探討，也就是Moss等人（2010）對真正鼠尾草（*Salvia offcinalis*）和薰衣鼠尾草[18]（*S. lavandulaefolia*）所做的效果探討研究。這項研究發現，和無香氣的對照組與薰衣鼠尾草組相比，真正鼠尾草的香氣能對記憶的質量（這是一種認知功能）帶來「顯著的增強效果」，不過這兩種鼠尾草的香氣和無香氣的對照組相比，都有顯著增加警覺度的效果（一種情緒上的影響）。由於受試者對兩種鼠尾草香氣的評價都同樣認為是宜人的，因此香氣上的偏好應該不是影響的因素。研究者認為，香氣對情緒的調節機制和影響認知能力的機制相當不同，對於認知能力的影響很可能是一種藥理學的作用，也就是透過抑制乙醯膽鹼酯酶達到的效果。這樣的推測似乎有道理，Azizi等人（2012）的研究也強調了百里酚和香荊芥酚修復認知作用的效果，這兩種成分也存在於真正鼠尾草當中，而薰衣鼠尾草的主要成分則是1,8-桉油醇與樟腦。

吸聞精油、心情調節和更廣泛的新陳代謝影響

曾經有一項大型的綜合研究，以嗅覺和內分泌系統與新陳代謝疾病的關係為主題，針對所有公開發表的文獻進行探討（Palouzier-Paulignan et al. 2012），這項文獻研究最後做出這樣的結論，認為新陳代謝疾病和體重會改變身體對氣味的生理反應，而且「嗅覺系統並不只是負責偵測外在環境中的化學線索，它同時也會偵測體內的化學線索——這就是新陳代謝的化學反應」。不過，截至目前為止，只有少數幾則文獻曾針對嗅覺對新陳代謝的影響進行研究。

大家都知道，許多身體上的失調都可能是被焦慮或憂鬱等心情紊亂所觸發，心情紊亂實際上也可能是造成生理失調的根源。氧化壓力也是許多精神異常的病理成因之一，包括焦慮症和憂鬱症在內（Bouayed, Rammal and Soulimani 2009；

[18.] 也叫做西班牙鼠尾草。

Ersan et al. 2006，引用自Zhang et al. 2013；Kuloglu et al. 2002；Ng et al. 2008）。Atsumi和Tonosaki（2007）曾在研究中探討嗅聞薰衣草和迷迭香的自由基清除能力（FRSA）[19]——這是一種測量生物抗氧化系統的方式。健康的實驗受試者各用5分鐘的時間嗅聞了兩種精油，接著馬上由研究者採集唾液，分析其中皮質醇[20]、分泌型免疫球蛋白A（sIgA）[21]與 α -澱粉酶（α-amylase）的活性。結果發現，薰衣草精油和迷迭香精油顯著地增加了FRSA的程度等級，並且降低了皮質醇。以整體效果來看，薰衣草在低濃度（1000倍稀釋）時依然能觀察到效果，但在高濃度（10倍稀釋，氣味被認為較不討喜）時則沒有出現；迷迭香則剛好相反，在高濃度時出現效果，而低濃度則未觀察到效用。不過，無論在高濃度或低濃度，兩種精油都有降低皮質醇的效果。薰衣草能激勵副交感神經，而迷迭香則是激勵交感神經系統，作者認為兩者都有激勵FRSA的效果，只不過薰衣草的效果相對較為輕微。對於sIgA與 α -澱粉酶的活性則沒有出現顯著的影響，這可能是因為短時間（5分鐘）的嗅聞並不足以帶來這方面的生理影響。研究者做出結論，認為以宜人的香氣給予刺激，能激勵FRSA同時降低皮質醇，這不一定是透過副交感神經或交感神經帶來的影響，因此或許能對氧化壓力起到防護的作用。

2012年，研究者Wu等人首度以實驗證明，空氣中瀰漫的精油[22]香氣可以引發新陳代謝反應。這是一個以「氣相層析飛行時間質譜儀（GC/TOF-MS）代謝組學（metabonomics）技術」[23]進行的大鼠研究，實驗中大鼠的行為和新陳代謝的改變有關。實驗報告中出現細微的代謝變化，包括在腦組織中發現碳水化合物增加、神經傳導物質（包括色氨酸、絲氨酸、甘氨酸、天冬氨酸、酪氨酸、半胱氨酸、苯丙

---

[19] FRSA會因為運動疲勞而降低、因為愉悅的心理刺激（例如吸聞宜人的香氣）而升高（Atsumi and Tonosaki 2007）。

[20] 皮質醇是一種壓力荷爾蒙，因此唾液中皮質醇的濃度可以被視為是檢視壓力的標記物。

[21] 分泌型（IgA）是黏膜免疫系統中的重要抗體，它是存在於眼淚、唾液和汗水中主要的免疫球蛋白，在嚴峻的生理環境下也能存活。sIgA也是一種壓力標記物，它會在經歷壓力事件後迅速分泌，也可能出現延遲分泌的情況。

[22] 這裡使用的是一個「經典配方」（Wildwood 1996），使用的精油包括：真正薰衣草（*Lavandula angustifolia*）、快樂鼠尾草（*Salvia sclarea*）、檀香（*Santalum album*）和甜橙（*Citrus sinensis*）。實驗分為四個組別：一個對照組、一個壓力組（以高腳十字迷宮增加壓力）、香氣組、香氣壓力組（香氣加上高腳十字迷宮）。接觸香氣的兩組大鼠每天以45分鐘的時間暴露在精油香氣中，持續10天。

[23] 研究者能透過這樣的技術測量暴露在香氣環境後，大腦和尿液當中的內在代謝標記物。精油的成分並沒有被偵測到，這可能是因為精油濃度太低，因此在生物體液和組織中的含量並未達到能被測量的濃度。

氨酸、亞牛磺酸、組氨酸和天冬醯胺）、氨基酸和脂肪酸都有降低的現象，而尿液中則發現天冬氨酸、蔗糖、麥芽糖、果糖、葡萄糖、核苷、乳酸和丙酮酸有增加的情形。由於血腦屏障的關係，所以大腦的代謝獨立於末梢循環之外，這是為什麼在大腦和尿液會測量到不同的代謝物。腦組織中顯著增加的碳水化合物可能是因為香氣帶來了抗焦慮作用，腦中降低的組織胺和組織胺代謝物苯丙氨酸也可能是基於同樣的原因。人體中組織胺和苯丙氨酸的增加，表示處在「千頭萬緒」（mind racing）的情況，並且可能和睡眠問題與焦慮症有關。研究者做出結論，認為吸聞精油可以降低焦慮導致的新陳代謝變化；這些變化和行為表現上的觀察結果一致；並且這樣的資訊可以使我們對焦慮相關行為的影響路徑有進一步的了解。

Zhang 等人（2013）的研究則透過受試者評估了吸聞精油帶來的新陳代謝影響。這項實驗使用的精油配方和Wu等人（2012）的研究一樣，採用一個以真正薰衣草、快樂鼠尾草、檀香和甜橙調和的複方精油。實驗中，女性受試者在實驗控制的條件下，每天以45分鐘暴露在香氣環境中，連續10天。研究結果發現，每日連續暴露在香氣環境下，使某些受試者出現顯著的新陳代謝變化[24]，這些變化都是身體內源性的變化，而不是吸入的香氣物質變化。研究者也針對尿液中的幾種代謝標記物[25]進行測量，並且發現一些結果——吸聞香氣會使尿液中的碳水化合物減少，這樣的結果和焦慮感降低會出現的生理現象是一致的。腸道微生物的代謝物也減少了，這表示暴露在香氣環境下可能改變腸道的新陳代謝狀況，這也反映出胃腸道微生物生態學和腸胃問題和焦慮症的關係（Haug, Mykletun and Dahl 2002，引用自Zhang et al. 2013）。研究者做出結論，表示暴露在精油環境十天之後，和三羧酸循環（tricarboxylic acid，TCA）以及腸道新陳代謝有關的代謝物都出現大幅降低的情況，而作為一個新陳代謝的研究「窗口」，這項研究可以做為行為研究的補充。我們都知道腸道中也有血清素，因此其中可能也和血清素系統有關。

毫無疑問地，精油有活化、鈍化、平衡和諧、抗焦慮、抗憂鬱、鎮定與喚起等作用。除此之外，還有能正面影響心情、認知與行為的可能性，精油對於生理和新陳代謝等方面的助益是芳香療法極大的強項。表13.1將代表性地列出某些精油的

---

[24] 研究者假設這是因為某些人比較容易受到香氣的影響，這和他們對香氣的情緒反應有關。

[25] 這些標記物包括碳水化合物、有機酸、氨基酸和嘧啶（pyrimidine）。

實證資料，供我們作為挑選精油的參考——尤其當個人處方的目標是以心靈精神、心態層面為主，或是當需要為配方做最後精緻微調的時候。

表 13.1　對情緒心理作用的精油

精油	作用	實證資料
歐白芷 Angelica (*Angelica archangelica*)	抗焦慮	體內實驗結果顯示，口服歐白芷精油能帶來抗焦慮的效果，效用和抗焦慮藥物 diazepam 相當。這是一個以人為方式誘使小白鼠出現焦慮感的實驗（Chen et al. 2004）。
月桂 Bay laurel (*Laurus nobilis*)	輕微鎮定作用	Sayyah 等人（2003）作的一項體內實驗顯示，月桂精油除了有紓解疼痛和消炎的特性之外，還有輕微的鎮定作用。 另一項實驗顯示，吸聞低濃度的月桂葉揮發物，被認為氣味宜人，並且能透過輔助心血管功能的方式，使任務表現維持在機敏的狀態；吸聞高濃度則不僅在氣味上帶來負面的反應，也沒有增進任務表現（Matsubara et al. 2011b）。
佛手柑 Bergamot (*Citrus aurantium var. bergamia fruct.*, *C. bergamia*)	抗憂鬱 紓解壓力	佛手柑能透過胞吐作用和載體傳遞的方式，在海馬迴誘發具有神經傳導功能的氨基酸釋放，有實證資料顯示，對於局部缺血（ischaemia）和疼痛的個案能發揮神經保護的作用。這樣的結果支持了以佛手柑處理癌症疼痛、情緒困擾以及壓力導致的焦慮等症狀的作法（Bagetta et al. 2010）。 用佛手柑、薰衣草和乳香精油為住院患者進行徒手按摩，能有助於改善患者的疼痛和憂鬱情況（Chang 2008）。 吸聞佛手柑、依蘭與薰衣草的精油組合，能降低心理上的壓力反應以及血清中的皮質醇濃度，並使原發性高血壓患者的血壓降低（Hwang 2006）。
黑種草 Black cumin (*Nigella sativa*)	抗焦慮	口服黑種草精油能增加大腦的血清素濃度，以及大腦和血漿中色氨酸的濃度（Perveen et al. 2009，引用自 Lv et al. 2013）。
黑胡椒 Black pepper (*Piper nigrum*)	活化激勵	吸聞黑胡椒氣霧能使血漿中腎上腺素濃度上升，數值結果呈現 1.7 倍的增加（Nikolaevskii et al. 1990，引用自 Shaaban, El-Ghorab and Shibamoto 2012）。 吸聞黑胡椒精油能刺激交感神經活動，增加血漿中腎上腺素濃度（Haze, Sakai and Gozu 2002）。 一個隨機控制的試驗研究曾經對黑胡椒精油協助戒菸的效果進行測試[1]，結果發現，它能在 3 小時期間顯著降低抽菸的慾望（Kitikannakorn et al. 2013）。

柑橘屬植物（果皮） Citrus species *(peel)*	抗憂鬱 增強認知能力 （潛力）	Heuberger 等人（2001）的研究顯示，右旋和左旋 - 檸檬烯能使血壓收縮壓增加，然而在受試者的主觀評估結果中，只有右旋 - 檸檬烯（來自柑橘屬植物）使警覺性和不安感增加；左旋 - 檸檬烯對心理參數並沒有帶來影響。受試者自律神經系統和自我評估的結果變化，和受試者對香氣的主觀評價有關，而精油在藥理與心理方面的作用機制也是帶來影響的可能因素。 中醫和非洲民俗療法中，都以柑橘類果皮來治療退化性疾病，其中也包括如失智症等神經退化疾病。Oboh、Olasehinde 和 Ademosun（2014）的研究顯示，從檸檬果皮萃取的精油可以抑制乙醯膽鹼酯酶和丁醯膽鹼酯酶，對於促氧化劑造成的脂質過氧化 也有抑制的效果，並且有抗氧化的效用——因此表示，它或許能有助於處理氧化壓力造成的神經退化。
快樂鼠尾草 Clary sage *(Salvia sclarea)*	抗憂鬱	在 Seol 等人（2010）針對多種精油進行的測試當中，快樂鼠尾草（濃度 5%）呈現出最強的抗壓效果，這可能和它調節多巴胺的作用有關。研究者建議可以用快樂鼠尾草來開發治療憂鬱症的藥物。
青檸果 Combava peel *(Citrus hystrix)*	活化激勵 抗憂鬱	Hongratanaworakit 和 Buchbauer（2007a）的研究發現，用青檸果精油進行按摩可以增加血壓、降低皮膚溫度（和安慰劑組相比），和對照組的自我評量結果相比，接受青檸果精油按摩的受試者認為自己的狀態更警醒、歡悅且有活力；因此顯示，青檸果精油能帶來活化激勵的效果。 Aris、Taib 和 Murat（2011）的研究探討了環境中青檸果香氣對情緒反應的影響，結果發現青檸果具有活化激勵的特質，因此或許可以用來紓解輕度的憂鬱和壓力。
芫荽籽 Coriander seed *(Coriandrum sativum)*	抗焦慮 抗乙醯膽鹼酵素劑 增強記憶	Emamghoreishi、Khasaki 和 Aazam（2005）的研究指出，芫荽籽精油在小白鼠身上呈現出抗焦慮的效果。 Mahendra 和 Bisht（2011）的研究探討了以芫荽籽精油或芫荽籽的水醇萃取物（以含水的酒精萃取）取代苯二氮平類藥物，作為天然抗焦慮劑的可能性。他們認為芫荽籽精油的成分和其中的類黃酮化合物能和抗焦慮藥物 diazepam 一樣，作用於 $GABA_A$ 複合受體。他們認為，基於這樣的抗焦慮效果，以及增強記憶力和抗乙醯膽鹼酵素劑的作用，芫荽籽精油和萃取物或許可以用來處理中樞神經系統和與神經退化相關的疾病。

茴香（地面上的植株） Fennel, aerial parts (*Foeniculum vulgare*)	抗焦慮 鎮定（高劑量）	Mesfin、Asres 和 Shibeshi（2014）曾經用一項動物實驗（小白鼠）評估茴香葉精油的抗焦慮效果。實驗使用的是在實驗室中將新鮮的茴香葉片（品種不明）透過水蒸餾法萃取的精油，研究者並未分析精油的成分，而是參考引用了苦茴香精油的成分（反式洋茴香腦、小茴香酮[2] 和甲基醚蔞葉酚）。研究結果顯示，茴香精油的抗焦慮效果「大有可為」。不過在高劑量下則會干擾運動功能，並出現鎮定的效果。研究者建議未來應該以進一步的研究探討茴香精油用作抗焦慮劑的最理想劑量濃度。不過，他們的討論依然圍繞在精油成分和可能帶來效用的有效成分上，運用在芳香療法領域中會有困難，因為實驗中使用的精油真正的成分為何並不明。另外，從茴香葉片萃取的精油目前在市面上也幾乎找不到。
甜茴香 Fennel, sweet (*Foeniculum vulgare var. dulce*)	抗憂鬱 活化激勵	吸聞甜茴香（種籽）精油可以降低心理壓力、疲憊感和憂鬱（Nagai et al. 1991）。 吸聞甜茴香精油能激勵交感神經系統，並增加血漿中腎上腺素含量（Haze, Sakai and Gozu 2002）。
韓國冷杉 Fir, Korean (*Abies koreana*)	有增強認知能力（記憶）的潛力	Kim 等人（2006）的研究報告指出，韓國冷杉精油對於以東莨菪鹼誘致記憶缺失的小白鼠，能帶來增強記憶的效果。研究者認為，精油當中的萜品烯 -4- 醇扮演著重要的角色。
西伯利亞冷杉、日本冷杉 Fir, Siberian, Japanese (*Abies sibirica, A. sachalinensis*)	抗焦慮	Matsubara 等人（2011c）的研究指出，傳統療法中以西伯利亞冷杉來作為度過嚴冬的保健藥材。他們的研究發現，吸聞飄散著西伯利亞冷杉精油的空氣，能降低長時間以視覺顯示終端機進行任務後的清醒／興奮程度。 Satou 等人（2011b）的動物研究發現，吸聞日本冷杉精油能引起類似抗焦慮藥物的反應。
緬梔花／雞蛋花（緬梔屬植物） Frangipani (*Plumeria species*)	抗焦慮	緬梔花在阿育吠陀療法中被用來安撫恐懼和焦慮，以及治療顫抖和失眠等症狀（McMahon 2011）。
乳香 Frankincense (*Boswellia carterii, B. socotrana*)	平衡和諧 增強認知能力（潛力）	阿維森納曾用乳香來「增強智慧與理解力」，草藥學家卡爾佩伯則認為乳香可以幫助憂鬱症、記憶力不佳的情況，並且可以強化神經（Lawless 1994）。 Holmes（1998／1999）曾透過理論詮釋，認為乳香橫跨四種主要的香氣特質，包括：香料味、甜味、木質味與綠意味（green）。其中香料般辛辣的元素有振奮和清明的效果，而甜美、木質和綠意的元素則能帶來安撫、紮根與平衡的效果。以乳香屬植物調節情緒的作法，在傳統療法中已有千年以上的歷史；其中某些品種，特別是索科特拉乳香（B. socotrana），具有抑制乙醯膽鹼酯酶的效果[3]（Awadh Ali et al. 2014，引用自 Hussain et al. 2014），因此或許能對認知能力（或許也包括記憶力）發揮影響。

天竺葵 Geranium 波旁天竺葵 Pelargonium× Asperum 或 玫瑰天竺葵 P. roseum （P. capitatum × P. radens 的混種） 以及 P.capitatum、 P. radens、 P. odoratissimum 等 天竺葵	抗焦慮 抗憂鬱	研究顯示，吸聞天竺葵香氣能降低焦慮感（Morris, Birtwistle and Toms 1995）。 天竺葵有抗憂鬱的效果（Perry and Perry 2006）。
薑 Ginger (Zingiber officinale)	滋補 活化激勵 增強動機	薑精油能使免疫力低下的小白鼠恢復體液免疫反應（Schmidt et al. 2009）。 Holmes（1996）曾在研究中探討薑對於心靈、精神、心態的作用，並且認為，薑的香氣能夠同時「增進意志力與清晰度」，因此適合在失去動機、漠不關心、猶豫不決、對事物無法投
葡萄柚 Grapefruit (Citrus paradisi)	活化激勵	吸聞葡萄柚精油能刺激交感神經活動，並且增加血漿中的腎上腺素（Haze, Sakai and Gozu 2002）。 Shen 等人（2005a）的研究顯示，葡萄柚香氣能影響自律神經系統活動，促進脂肪分解和新陳代謝，因此降低了實驗中大鼠的體重。於是可以説，葡萄柚的香氣具有活化激勵的效果。 Shen 等人（2007）的研究探討了葡萄柚和薰衣草香氣帶來的生理改變機制，研究發現，葡萄柚能透過組織胺受體（H1受體）激勵白脂肪組織的交感神經活動。
加拿大鐵杉 Hemlock (Tsuga canadensis)	放鬆	含有 41–43% 的乙酸龍腦酯（Lagalante and Montgomery 2003），吸聞加拿大鐵杉精油能放鬆自律神經，對長時間使用視覺顯示終端機工作的受試者帶來降低清醒／興奮程度的效果；任務表現度不會受到影響，因為低濃度下並不會抑制交感神經的作用。高濃度則有鎮定效果。（Matsubara et al. 2011a）。
羅漢柏 Hiba wood (Thujopsis dolobrata)	抗憂鬱 抗焦慮	Itai 等人（2000）曾針對長期進行血液透析（洗腎）的患者進行一項臨床試驗，結果顯示，羅漢柏的香氣能有效且不具侵略性的處理患者的憂鬱和焦慮感。
茉莉 Jasmine species 埃及茉莉 Jasminum offcinale 或 聖巴克茉莉 J. sambac	活化激勵 抗憂鬱	具有抗憂鬱效果（Perry and Perry 2006）。 茉莉的香氣能調節心情、增加警覺性、降低焦慮感，甚至能增進自信和手眼協調度（Hirsch et al. 2007）。 Hongratanaworakit（2010）的研究顯示，以聖巴克茉莉精油（J. sambac）進行自我腹部按摩，不僅能在生理上帶來激勵的作用，也可以增進主觀認定的行為激勵程度。比起對照組，使用茉莉的組別感覺更加留心注意、更有能量、平靜感較低。 在阿育吠陀療法中，埃及茉莉是一種可以抗憂鬱、催情和鎮定的藥材（Shukla 2013）。

杜松果 Juniperberry *(Juniperus communis)*	活化激勵	Kim 等人（2006）的研究顯示，杜松果的香氣可以抑制大鼠體重增加（實驗中以不同的香氣暴露時長進行測試，不過結果並沒有顯著的差異，包括每天持續 50 分鐘、短時間或斷續間隔），被移除了嗅球的大鼠則沒有出現體重抑制的現象。此外，杜松果精油也被認為有加速交感神經活動的效果。
醒目薰衣草 Lavandin *(Lavandula×intermedia)*	抗焦慮	一項隨機控制的試驗研究顯示，醒目薰衣草能降低患者進行手術前的焦慮感，被認為是一個簡單、低危險、高成本效益的干預方式（Braden, Reichow and Halm 2009）。
真正薰衣草 Lavender, true *(Lavandula angustifolia)*	紓解壓力 抗焦慮	Itai等人（2000）曾針對長期進行血液透析（洗腎）的患者進行一項臨床試驗，結果顯示，真正薰衣草的香氣能緩解患者的焦慮感。 Shen等人（2005b）的研究顯示，薰衣草香氣能抑制自律神經系統，降低脂肪分解和新陳代謝，因此使實驗中的大鼠體重增加。Shen等人（2007）的研究則探討了葡萄柚和薰衣草香氣帶來的生理改變機制，研究發現，薰衣草能透過組織胺受體（H_3受體）抑制白脂肪組織中的交感神經活動。 吸聞薰衣草、依蘭與佛手柑的精油組合，能降低心理上的壓力反應以及血清中的皮質醇濃度，並使原發性高血壓患者的血壓降低（Hwang 2006）。 空氣中的薰衣草香氣能帶來紓解壓力的效果，香氣組受試者的嗜鉻粒蛋白A（chromogranin A，簡稱CgA，是一種唾液中的內分泌壓力標記物）含量顯著地降低，不過這項研究並沒有提到唾液中的皮質醇有何影響（Toda and Morimoto 2008）。 為嬰兒進行薰衣草泡浴能顯著降低母親的壓力，並幫助嬰兒放鬆、入睡（Field et al. 2008）。 在一個「理想的放鬆環境」下使用薰衣草香氣，能讓即將照胃鏡的患者焦慮程度降到最低（Hoya et al. 2008）。 吸聞左旋-沉香醇在小白鼠身上能帶來抗焦慮和放鬆的效果，不過只有在高劑量的時候才會影響記憶力（Linck et al. 2010）。 Silexan膠囊（一種薰衣草精油口服膠囊）對於生理及心理焦慮的降低效果和鎮定劑lorazepam（一種苯二氮平類藥物）相當，不過它並沒有鎮定的效果，人體的耐受度極佳（Woelk and Schläfke 2010）。

檸檬 Lemon (Citrus limon)	活化激勵 抗憂鬱 增強認知能力 （潛力）	檸檬精油具有抗憂鬱的效果（Perry and Perry 2006）。 檸檬精油和其中的成分檸檬烯與檸檬醛，可以使血清中的皮質固醇和大腦中的單胺維持在低濃度，進而降低身體和心理的壓力（Fukumoto et al. 2007）。 Komori（2009）曾在研究中探討吸聞檸檬和纈草精油，分別對健康和憂鬱男性受試者的自律神經系統會產生什麼樣的影響。結果顯示，檸檬精油對於健康受試者的交感神經系統與副交感神經系統都有激勵的效果；而對交感神經本來就較為活躍的憂鬱受試者而言，吸聞檸檬精油後則會因為副交感系統活動增強，而出現交感神經系統活動降低的現象。纈草精油（一種鎮定劑）則對所有受試者都沒有造成激勵交感神經的現象。 檸檬可以抑制膽鹼酯酶（Oboh, Olasehinde and Ademosun 2014），因此可說具有增加認知能力的可能性。
香蜂草 Lemon balm (Melissa officinalis)	抗焦慮 增強認知能力	香蜂草精油可以降低重度失智症患者的不安情緒，並延長患者花在建設性活動上的時間，此外也減少了社交退避的時間（Ballard et al. 2002）。 Elliot 等人（2007）曾經以一個初探性研究探討香蜂草精油的生物活性，尤其針對它和造成不安反應相關的幾種主要神經傳導受體的結合情況。研究者發現，香蜂草能和非常多種受體結合（數量甚至多過薰衣草），這可以說明它的安撫與增強認知能力等效果。研究者也建議，以外用塗擦或是吸聞的方式使用香蜂草，將會比常見的肌肉注射或服藥等方式更有助於處理不安的情況。
檸檬香茅（西印度） Lemongrass (Cymbopogon citratus)	抗焦慮 鎮定	以 10mg/kg 的劑量使用檸檬香茅精油，能在小白鼠身上發揮抗焦慮的效果，很可能是經由 $GABA_A$－苯二氮平複合受體產生的效果（Costa et al. 2011）[4]。 Silva 等人（2010）的研究發現，檸檬香茅精油使被施以巴比妥類藥物（一種鎮定劑）的小白鼠增加了睡眠時間。
萊姆 Lime (Citrus aurantifolia)	抗焦慮	Saiyudthong 等人（2009）的研究顯示，在使用萊姆精油按摩一次之後，就出現了收縮壓降低的情形，表示交感神經活動降低了，副交感神經也出現了反應。研究者認為，雖然按摩本身就有降低血壓的效果，不過副交感神經的反應很可能是來自萊姆精油的作用。
長胡椒 Long pepper (Piper longum)	抗憂鬱	胡椒鹼（piperine）（一種乾燥胡椒當中的辛辣成分）具有「強大」的抗憂鬱效果——其中有部分是透過對於 MAO[5] 的抑制作用。因此胡椒鹼可以視為是一種「前景可期的」抗憂鬱物質（Zaveri et al. 2010）。
甜馬鬱蘭 Marjoram, sweet (Origanum majorana)	抗焦慮 鎮定	Perry 和 Perry（2006）的研究提到甜馬鬱蘭具有安撫、紓解焦慮和鎮定的作用。
莎草 Nagarmotha (Cyperus scariosus)	抗憂鬱	Bhwang 等人（2013）在一項針對多種藥草和精油所作的文獻研究中，提到莎草精油具有抗憂鬱的作用。

水仙原精 Narcissus absolute *(Narcissus poeticus)*	影響認知能力 鎮定	研究者曾針對水仙原精抑制膽鹼酯酶的效果進行探討，在這項體外實驗中，當水仙原精的濃度在 0.1mg / ml 時出現了抑制的效果；除此之外，它也能對阿茲海默症患者帶來行為方面的影響（Okello et al. 2008）。
橙花 Neroli *(Citrus aurantium var. amara flos.)*	抗焦慮	一項誘使沙鼠出現焦慮症狀的實驗結果顯示，吸聞橙花香氣的效用和施用贊安諾（Xanax，一種苯二氮平類藥物）同樣有效（Chen et al. 2008）。 一項隨機雙盲的實驗發現，口服橙花精油可以降低病患的術前焦慮（Akhlaghi et al. 2011）。
甜橙 Orange, sweet *(Citrus sinensis)*	鎮定 抗焦慮	Hongratanaworakit 和 Buchbauer（2007b）曾以研究探討經皮吸收甜橙精油的效用，受試者將無法聞到甜橙精油的氣味。結果發現，自律神經的激勵程度降低了，不過受試者仍然在報告中表示自己感覺歡快而有活力。這樣的效果可能是來自類藥物性的作用機制。 一項特別針對以甜橙精油進行芳療按摩的研究發現，療程的鎮定效果更多是來自嗅覺／認知的影響，而不是直接對生理系統造成影響（Fewell et al. 2007）。 Faturi 等人（2010）的研究顯示，甜橙精油的香氣能在維斯塔爾公鼠身上有明確的抗焦慮效果。為了釐清是香氣本身就能起到作用，還是甜橙精油特有的作用，研究者也用茶樹精油作了同樣的行為反應測試，結果並沒有發現任何抗焦慮的效果。 Goes 等人（2012）的實驗則是讓健康的男性受試者處於焦慮情境之中（在有攝影機側錄的環境下進行 Stroop 色字測驗），接著測量甜橙精油香氣的抗焦慮效果。同樣地，這個研究也發現甜橙精油能帶來明確的抗焦慮效果。
桂花 Osmanthus *(Osmanthus fragrans)*	抗憂鬱 活化激勵	Warren 和 Warrenburg（1993）的研究顯示，化學合成的桂花香氣有激勵和「使人歡快」的特質，可以大幅改善冷漠與憂鬱的情況。
廣藿香 Patchouli *(Pogostemon cablin)*	安撫	吸聞廣藿香精油能抑制交感神經活動，並且使血漿中的腎上腺素降低 40%（Haze, Sakai and Gozu 2002）。
紫蘇 Perilla *(Perilla frutescens)*	抗憂鬱	Yi 等人（2013）的研究指出，口服紫蘇精油能為小白鼠帶來抗憂鬱的效果。
粉紅胡椒 Pink pepper *(Schinus molle)*	抗憂鬱	實驗顯示，粉紅胡椒萃取物能作用於單胺系統，在小白鼠身上帶來類似抗憂鬱藥物的效果（Machado et al. 2007）。

泰國蔘薑 Plai (Zingiber cassumunar)	抗 AChE 抗 BChE 增強認知能力 （潛力）	Okonogi 和 Chaiyana（2012）的研究探討了泰國蔘薑的抗乙醯膽鹼酯酶（AChE）和抗丁醯膽鹼酯酶（BChE）的作用；研究者認為，這些作用加上它原有的消炎和抗氧化效果，說明泰國蔘薑有用來幫助阿茲海默症治療的潛力。研究者認為，其中的萜品烯 -4- 醇對於抗乙醯膽鹼酵素劑扮演著重要的角色。這項研究也顯示，當泰國蔘薑透過微乳化技術（microemulsion）處理後，它的乙醯膽鹼酵素劑作用將會大幅增加（這可能是因為精油的溶解度增加了），此外，實驗中使用的外用配方對於阿茲海默症患者的治療帶來了益處 [6]。
羅馬洋甘菊 Roman chamomile (Anthemis nobilis)	安撫 鎮定	Moss 等人（2006）的研究顯示，羅馬洋甘菊的氣味能帶來安撫、鎮定的效果，同時可以降低受試者主觀認定的警覺度。不過，這些效果也可能是心理預期感帶來的影響。
玫瑰 Rose 千葉玫瑰 / 大馬士玫瑰 (Rosa centifolia, R.damascena)	抗憂鬱 平衡和諧 安撫 助眠	玫瑰精油有抗憂鬱的效果（Perry and Perry 2006）。 Hongratanaworakit（2009a）的研究顯示，以經皮方式吸收玫瑰精油能使人進入放鬆的狀態，因此支持了芳香療法中以玫瑰來紓解壓力、憂鬱、焦慮、易怒、情緒起伏不定的作法。 吸聞玫瑰精油能降低交感神經活動，並且使血漿中的腎上腺素降低 40%（Haze, Sakai and Gozu 2002）。 Maleki、Maleki 和 Bekhradi（2013）的研究探討了蒸餾萃取的大馬士革玫瑰精油，對於嗎啡成癮的小白鼠的戒斷症狀能發揮何種作用，實驗另有一個對照組和一個使用抗焦慮藥物 diazepam 的組別。玫瑰精油是以不同的濃度，透過腹腔注射的方式施打。研究結果和許多研究的結論雷同，研究者認為，大馬士革玫瑰是一種抗憂鬱劑，可以作用於 GABA$_A$ 系統，此外，玫瑰精油能降低嗎啡戒斷症狀的嚴重程度。 大馬士革玫瑰精油還有助眠的效果，同樣也是來自它在 GABA$_A$ 系統的作用（Rakhshandah, Hosseini and Dolati 2004）。
迷迭香 Rosemary (Rosmarinus officinalis)	活化激勵 抗憂鬱	以迷迭香精油進行自我腹部按摩，可以增加注意度、警覺度、活力、歡悅度，同時也能增加呼吸頻率，並使血壓升高（Hongratanaworakit 2009b）。 迷迭香雖然能增加警覺度，但是效果相對短暫；它能增進速度表現，以及在數學問題上的精確度，此外，它的效用表現和提供氧氣以及短時間施用人蔘的效果是類似的（Diego et al. 1998；Moss et al. 2003）。 Moss 和 Oliver（2012）的研究探討了暴露在迷迭香氣味環境下，血漿中 1,8- 桉油醇的濃度變化。結果發現，1,8- 桉油醇的濃度和認知表現有關，並且做出結論，認為透過迷迭香精油吸收到的成分，能藉由不同的神經化學路徑，分別影響認知與主觀認定的狀態。 Machado 等人（2009）的研究顯示，迷迭香的水醇萃取物（以含水的酒精萃取）能為小白鼠帶來類似抗憂鬱藥物的效果，這是因為迷迭香能作用於單胺系統。

真正鼠尾草 Sage, common *(Salvia officinalis)*	增進記憶質量 增強認知能力	鼠尾草精油的香氣，能增進記憶質量，並加強形成長期記憶的主要因素（Moss et al. 2010）。 百里酚和香荊芥酚能對認知受損的大鼠，發揮修復認知能力的作用（Azizi et al. 2012）。
薰衣鼠尾草／西班牙鼠尾草 Sage, Spanish *(Salvia lavandulaefolia)* lavandulaefolia	改善心情 增強認知能力	Kennedy 等人（2010）曾設計一個雙盲、以安慰劑組作為對照的平衡交叉實驗，這項研究發現，只需要口服一劑薰衣鼠尾草的萃取物，就能使年輕、健康的成年受試者出現心情變佳、認知能力表現變好的效果。
檀香 Sandalwood *(Santalum album)*	平衡和諧	在印度，所有的神聖儀式，都會利用檀香的香氣來營造一種寧靜平和的氛圍（Morris 1984；Weiss 1997）。檀香也被用來啟發心靈、貫注精神（Svoboda 2004）；藏醫則用檀香加上其他芳香物質製成按摩油或線香，來處理失眠與焦慮的問題（Lawless 1994）。現代研究已證實，以外用方式使用檀香精油能同時使人放鬆並同時增進行為動機（Hongratanaworakit, Heuberger and Buchbauer 2004）。 Heuberger, Hongratanaworakit和Buchbauer（2006）曾對於吸聞α-檀香醇（檀香精油的成分之一）、檀香精油，以及無香氣的對照組的效用影響進行比較。結果發現，和其他兩組相比，檀香精油組具有活化激勵的效果。不過α-檀香醇組在注意度和情緒的評比上，都比精油組與安慰劑組的分數更高。從研究結果看來，激勵的效果和情緒的影響似乎都與吸聞的香氣品質有關。上述兩個研究結果都顯示，檀香是一種能帶來放鬆、抗憂鬱效果的精油。
穗甘松 Spikenard *(Nardostachys jatamansi)*	鎮定	吸聞沉香（agarwood）和穗甘松精油能帶來鎮定的效果，這兩種精油的主要成分也具有同樣的作用，即便用比精油含量更低的劑量，也同樣能發揮作用（Takemoto et al. 2008）。 研究顯示，吸聞穗甘松精油能帶來強大的鎮定效果，其中的揮發性成分 valerena-4,7(11)-diene 也有同樣的效用。研究者認為，它可以做為一種無害的方式，來治療失眠和孩童的注意力不足過動症（ADHD）（Takemoto, Yagura and Ito 2009）。
龍艾 Tarragon *(Artemisia dracunculus)*	活化激勵	吸聞龍艾精油（龍蒿）能增進交感神經活動，同時增加血漿中的腎上腺素（Haze, Sakai and Gozu 2002）。
薑黃 Turmeric *(Curcuma longa)*	抗憂鬱	薑黃根莖、油樹脂和 CO_2 萃取物中含有的薑黃素，有作為抗憂鬱劑使用的潛力。一項隨機控制的試驗結果顯示，它和百憂解的作用相當（Sanmukhani et al. 2014）。薑黃精油中並不含有薑黃素，不過根據民間傳聞，薑黃精油的香氣也能發揮抗憂鬱、活化激勵等效果。

白馬鞭草 Verbena, white (*Lippia alba*)	抗焦慮／鎮定 安神	一項動物實驗顯示，白馬鞭草和其中的主要成分右旋 - 香芹酮（含量約占 40–46%）都有抗焦慮的效果（Hatano et al. 2012）。
岩蘭草 Vetiver (*Vetiveria zizanoides*)	抗焦慮	阿育吠陀療法會用岩蘭草線香和精油來沉靜心思、增進專注力（Svoboda 2004）。
依蘭 Ylang Ylang (*Cananga odorata var. genuina*)	平衡和諧 紓解壓力	Hongratanaworakit 和 Buchbauer（2004）的研究顯示，依蘭能帶來「平衡和諧」（harmonising）的效果，能使血壓和心跳降低，但注意力和警覺度卻能增加。 吸聞依蘭、薰衣草與佛手柑的精油組合，能降低心理上的壓力反應以及血清中的皮質醇濃度，並使原發性高血壓患者的血壓降低（Hwang 2006）。 Hongratanaworakit 和 Buchbauer（2006）的研究顯示，以外用方式使用依蘭，能顯著降低血壓、增加皮膚溫度（和安慰劑組相比）。在受試者的回饋報告中，依蘭組的受試者認為自己感覺更平和、更放鬆（和對照組相比）。 Moss、Hewitt 和 Moss（2008）發現依蘭的香氣能大幅增加平靜感，不過警覺度與反應時間出現降低的現象，記憶力與記憶處理時間也受到影響。

[1.] 以中空的塑膠管吸聞。

[2.] 這項分析資料是引用自 Gulfraz 等人（2008）的研究； 其中主要的成分包括70.1%的反式洋茴香腦、6.9%的小茴香酮和4.8%的甲基醚蔞葉酚，不含有右旋檸檬烯。這和甜茴香精油的成分組合並沒有太大的差別，只不過甜茴香精油還可能含有0.2–21%的檸檬烯（Tisserand and Young 2014）。研究者認為 Gulfraz 等人（2008）分析的是苦茴香（F. vulgare var. amara）的成分，他們測試的茴香籽是從巴基斯坦拉瓦品第市（Rawalpindi）的當地市場採購而來。

[3.] 這類乳香對乙醯膽鹼酯酶的抑制效果，很可能是來自其中的(E)-2,3-epoxycarene 和 para-menth-1(7)-en-2-one 等單萜類成分。

[4.] GABA是人體中樞神經系統中主要的抑制型神經傳導物質，而GABA$_A$是其中的一個次分類。GABA$_A$ 一苯二氮平複合受體是苯二氮平類藥物和受體結合的作用點。某些精油和其中的成分能使GABA受體出現反應，因此產生鎮定和抗癲癇的效果（Tisserand and Young 2014）。

[5.] 單胺氧化酶（MAO）是一種能分解血清素、多巴胺、腎上腺素和正腎上腺素的酵素。某些精油和其中的成分（如肉豆蔻醚和丁香酚）被認為有抑制MAO的作用，因此也被認為具有抗憂鬱的效果。這些精油應避免與MAO抑制劑或選擇性血清素再吸收抑制劑（SSRI）等抗憂鬱藥物一起使用（Tisserand and Young 2014）。

[6.] 研究者認為，老年人的慢性神經疾病很適合透過皮膚外用方式來治療，因為它能使有效成分維持在穩定的濃度，使用方式也很簡單，並且能降低身體系統可能出現的不良副作用。

第三部

香氣個論

　　第三部將呈現171種精油與原精的檔案。整理這些資料是為了要列出這些精油已經為人所知的作用，以及其他具有的功效；此外還包括它們的使用方向、民俗傳統上的用法、重要成分，加上如何搭配相關或互補的精油等延伸使用建議。

　　這些資料按照精油英文俗名的字母順序排列。如果好幾種植物都來自同一個科屬，例如百里香屬，則會一起被歸在「百里香」的類目，在內文分別說明。不過，如果同一個俗名可能代表來自不同科屬的植物（例如胡椒），那麼就會以不同類目呈現，例如：黑胡椒、長胡椒、粉紅胡椒、山椒……等。如果你想查找的精油資料沒有出現在第14章，那麼或許你可以在第15章「更多可以應用的香氣」，或是書末的精油索引中找到它。

　　我在這裡選擇的精油主要是在第二部內容中曾經出現，因此我們可以參照第

二部中的實證資料來斟酌使用方式。我在挑選時，也排除了稀有少見且價格非常昂貴的精油，例如沉香。此外，某些常見的精油會出現在「延伸用法」的類目底下，尤其當它們能從療效和香氣等層面提供補足或加強的時候。本書沒有排除在特殊情況下會帶來危險的某些精油，因為它們的療癒長處大過於帶來危害的可能性。

某些精油的檔案中會提到能量特質，這部分多半來自傳統醫學和宗教儀式上的用法，遇到以下狀況時會助你一臂之力：想了解精油（和原精）的靈性特質，或是為配方「最後微調」，又或者你正苦惱怎麼從幾種精油中挑選最適合的一種，而常見的考量方式並沒辦法幫助你做出決定的時候。

精油檔案中也提供了主要化學成分的比例，不過需要說明的是，這些比例是綜合眾多資料來源整理出的「代表性」數據；其中Tisserand和Young（2014）的著作是最主要的參考依據，尤其當其他文獻提出的數據資料不一致的時候。精油成分出現數據差異是常有的事，尤其是那些從野生植物萃取出來的精油。如果你希望根據精油的有效成分配置配方，我強烈建議你，向精油供應商索取準確的成分數據資料。不過請記得，單一成分的效用並不能完全反映出精油的整體效果，因為精油成分之間仍有極大的可能會出現協同作用或抵銷作用，當精油和其他精油調和時更是如此。安全使用精油是非常重要的一件事，因此我也在精油檔案中列出重要的「注意事項」。然而，本書主要的核心並非安全，建議找有信譽的專家論述參考。

最後需要說明的是，精油檔案中提到的調和建議並非絕對。其中建議的精油組合只是比較有可能相互協調的組合，它們可能具有共同成分，或是具有可能產生協同作用的成分，或者它們的效果與功用方向是一致的，又或者它們的氣味特別能夠相輔相成。調和的建議也不是以「配方比例」的形式提供，因為決定配方如何配置是治療師的責任，只有治療師才知道自己要調製的是什麼樣的個人處方。這些精油組合建議也不是按字母順序或任何方面的重要性排列的，不過其中建議的精油確實含括了幾種能供你參考、選擇的「組別」，例如：藥草類、柑橘類、香料類、木質類、樹脂類、松杉類和花香類。這些建議絕對不是硬性的規定，也不是要限制各位的創意，只是希望以此幫你開個頭，希望能為你帶來更多靈感。

我在第14章列出了某些在第二部提到的精油檔案，包括氣味的描述、主要成分、主要的使用建議、效果和作用方向，以及根據實證資料提出的精油組合建議。除此之外，我也在適當的地方提出了另類或互補精油組合的建議，這些資料能幫助你更加拓展配置芳香療癒配方的視野。第15章則是針對延伸使用建議的精油，以及更多其他的精油，列出簡要的精油資料。

精油和原精：實證實務

🌸 歐白芷 Angelica

Angelica archangelica；取自根部；以蒸氣蒸餾法萃取精油；含有微量的非揮發性成分（包括補骨脂內酯〔psoralen〕和佛手柑內酯〔bergaptene〕）。

繖形科	
氣　味	有藥草和泥土的氣味，香氣濃郁。
成　分	α-蒎烯（24%）、α-和β-水茴香萜（分別占14%–24%）、右旋-檸檬烯（含量可達13%）、δ3-蒈烯（含量可達13%）、對傘花烴、β-月桂烯（5–10%）和δ-羅勒烯（含量可達5%）；有時也含1,8-桉油醇（15%）。
主要功效	祛痰、止痛、鎮痛、抗痙攣、抗焦慮。
使用建議	肌肉骨骼系統（疲勞、發炎、疼痛）；女性生殖系統（經痛）；呼吸系統（充血／阻塞）；具有抗癌的可能性；情緒心理（壓力和焦慮）；能量層面。

📋 調和建議與延伸用法：

- **呼吸系統**：針對充血／阻塞，可以考慮搭配大西洋雪松、西伯利亞冷杉、檀香、乳香、香桃木、綠薄荷、佛手柑。

- **肌肉骨骼系統**：針對持續性疼痛、一般疼痛和毒素累積，可以考慮搭配黑胡椒、肉豆蔻、芫荽籽、快樂鼠尾草、甜馬鬱蘭、杜松果。

- **女性生殖系統**：針對經痛，可以考慮搭配泰國蔘薑、百里香、杜松果、韓國／西伯利亞／日本冷杉、道格拉斯杉、玫瑰草、玫瑰精油。

- **情緒心理**：如想減輕壓力和焦慮（例如來自恐懼的焦慮），可以考慮搭配紅沒藥、粉紅蓮花、廣藿香和岩蘭草；如想消除疲勞和焦慮，可以搭配西伯利亞冷杉和佛手柑或檸檬，或是道格拉斯杉和天竺葵、玫瑰草、玫瑰。

- **能量層面**：搭配粉紅蓮花一起薰香，可以喚起靈性層面的支持和保護，增進復原力，帶來平靜和超越。

注意事項： 注意光敏性；濃度最高不超過 0.8%。

❀ 髯花杜鵑 Anthopogon

Rhododendron anthopogon；取自葉片、嫩枝和花朵（尼泊爾）；以蒸氣蒸餾法萃取精油。

杜鵑花科	
氣　味	樹脂般的氣味，加上微微的甜味，氣味清淡、有草本香氣。
成　分	包括α-和β-蒎烯（各占37%和16%）和右旋-檸檬烯（13%），此外還有δ-杜松烯（9%）、β-羅勒烯（5%）與其他的萜烯類成分；這些成分同樣也存在於許多松杉類精油當中，因此髯花杜鵑也和松杉類精油一樣，具有止痛消炎的特質，適合用於呼吸系統和肌肉骨骼系統。
主要功效	抗微生物（枯草桿菌、結核桿菌）、抗真菌（各種念珠菌）；止痛、消炎、抗增生（癌細胞株）。
使用建議	肌肉骨骼系統（肌肉痠痛、風濕症）；呼吸系統（喉嚨不適、咳嗽、充血/阻塞、肺部不適、感染）；皮膚系統（發炎、念珠菌感染）；能量層面（心臟與肺部、釋放心理與情緒上的苦痛、重新連結到喜悅、用來擴香可以創造一個神聖的環境氛圍）。

調和建議與延伸用法：

- **肌肉骨骼系統**：可以搭配蘇格蘭赤松、巨松、白松香和黑醋栗芽苞，來滋補或調理肌肉骨骼系統的相關問題，尤其是出現發炎的情況時。

- **呼吸系統**：可以考慮搭配富含乙酸龍腦酯的加拿大鐵杉、黑雲杉、紅雲杉、西伯利亞冷杉、日本冷杉和歐洲冷杉等精油來擴香，或是直接用來處理呼吸系統的相關問題。

- **皮膚系統**：針對發炎和青春痘的問題，可以搭配白玉蘭、神聖羅勒、日本柳杉、青檸葉。

- **能量層面**：在尼泊爾地區，日本柳杉（*Cryptomeria japonica*）又叫做日本杉（tsugi），當地人會燃燒用這種杉樹製成的燃香。如果想讓空間變得神聖莊嚴，或是想創造出寧靜平和的氛圍，可以用髯花杜鵑加上日本柳杉精油一起擴香。

🌸 甜羅勒 Basil

*Ocimum basilicum CT*沉香醇；取自葉片（法國）；以蒸氣蒸餾法萃取精油。

唇形科	
氣　　味	草本氣味，有一點點茴香味，也帶點甜。
成　　分	左旋沉香醇（54–58%）、丁香酚（9–15%）、1,8-桉油醇（6%）、甲基醚蔞葉酚（含量可達2%）、微量的甲基醚丁香酚。
主要功效	止痛、鎮痛、消炎、抗氧化、支持免疫、增加皮膚滲透力。
使用建議	肌肉骨骼系統（疼痛和發炎）；情緒心理（壓力、疲勞）；能量層面（增加與他人的情緒連結、長眠之地）。

調和建議與延伸用法：

- **肌肉骨骼系統**：針對伴隨著壓力與焦慮的疼痛或發炎情況，可以考慮搭配真正薰衣草、快樂鼠尾草、甜馬鬱蘭和天竺葵；如果心理上的倦怠和枯竭感是其中的因素之一，那麼可以考慮加上迷迭香、佛手柑和黑胡椒來使用。

- **情緒心理**：針對焦慮，可以搭配真正薰衣草和天竺葵；針對疲勞、困惑，或是感覺被淹沒、壓垮了，可以考慮搭配穗花薰衣草、醒目薰衣草、桉油醇迷迭香、甜茴香、芫荽籽，或是佛手柑、檸檬和萊姆等柑橘類精油，富含桉油醇的尤加利精油也是不錯的選擇。

- **延伸用法**：熱帶羅勒，也就是來自科摩洛島的羅勒，是主要成分為甲基醚蔞葉酚（龍艾腦）的羅勒CT類型。熱帶羅勒的成分中，有相當大的比例是兩種被認為有致癌可能性的苯酚醚類成分——甲基醚蔞葉酚（73–87%）和甲基醚丁香酚（微量–4%）。不過，甲基醚蔞葉酚也被認為具有抗痙攣的特質，某些作者認為外用在皮膚上來紓解疼痛是不具有危險性的；一般建議的最高使用濃度是0.1%。基於同樣的原因，還有一個可以考慮的精油是龍艾（*Artemisia dracunculus*），上述兩種成分在龍艾當中的比例和熱帶羅勒相仿。龍艾同樣有抗癲癇的效果，還有抗血小板凝結的作用。

🌿 神聖羅勒 Basil ,holy / Tulsi

Ocimum sanctum；取自葉片或是開花的頂部和葉片（印度）；以蒸氣蒸餾法萃取精油。

唇形科	
氣　味	香氣馥郁、有藥草味、甜美、類似丁香；某些品種甚至有獨特的黑醋栗花苞香調；也有某些品種帶有檸檬（檸檬醛）氣味。
成　分	丁香酚（含量會因產地而有變化，從印度加穆的40%到阿薩姆的71%不等），除了地區差異之外，根據採收季節的不同，成分也會有所變化；此外還有甲基醚丁香酚（微量–13%左右）、1,8-桉油醇（含量可達15%左右）、β-沒藥烯；微量的β-丁香油烴。
主要功效	抗微生物（體外實驗結果顯示，能對抗大腸桿菌、炭疽桿菌和綠膿桿菌、結核桿菌、痤瘡桿菌）、抗真菌（各種念珠菌）和抗病毒；止痛、消炎、抗抽筋、抗痙攣、血管擴張、保護心臟、激勵免疫、抗過敏、適應原＊的作用（有助於對抗壓力）、抗氧化、化學預防＊，以及抗腫瘤的作用。
使用建議	肌肉骨骼系統（肌肉痠痛、肌肉緊繃、痙攣、風濕症、風濕性關節炎）；循環系統（末梢血液循環不良、高血壓）；免疫系統（免疫力低下、念珠菌感染、身體虛弱、恢復調養、過敏）；皮膚系統（青春痘，也有助於防止留疤）；能量層面（淨化、邀請神靈現身、靈性層面的保護）。

📃 調和建議與延伸用法：

- **肌肉骨骼系統**：針對持續性的疼痛和一般疼痛，可以考慮搭配黑胡椒、粉紅胡椒、迷迭香、甜馬鬱蘭、薰衣草；針對風濕性關節炎，可以考慮搭配天竺葵、芫荽籽、薑、泰國蓼薑和肉豆蔻。

- **循環系統**：如果想加強末梢血液循環不良的問題，可以考慮搭配黑胡椒、粉紅胡椒、山椒；針對高血壓與壓力問題，可以搭配真正薰衣草、佛手薄荷、佛手柑、依蘭。

- **免疫系統**：可以搭配檸檬香茅和薑來達到激勵免疫的效果；針對念珠菌感染可以搭配天竺葵、檸檬香茅、甜茴香。

- **皮膚系統**：如要處理青春痘，可以考慮搭配青檸葉、白玉蘭、依蘭、檀香。

＊ 譯註：適應原（adaptogen）指的是具備全面性的生理調節功能，且無毒性、可長期使用的物質，適應原能增強抵抗力、促進身體機能正常化。例如人蔘、靈芝、刺五加都被認為是具備適應原特質的藥材。

＊ 譯註：化學預防（chemoprevention）是指能夠逆轉或延遲癌症的發展。也可參見第二部第9章「抗癌作用」的相關說明。

- **延伸用法**：神聖羅勒可能與抗生素產生協同作用；丁香羅勒（*O. gratissimum*）的主要成分也是丁香酚，比例約占54%左右，此外也含有1,8-桉油醇（22%）；它的作用和使用建議都與神聖羅勒相當接近；西印度月桂（*Pimenta racemosa*）可能含有高達56%的丁香酚，以及許多與紓解疼痛和消炎有關的成分（例如β-月桂烯，含量可達25%）；因此，針對肌肉骨骼系統方面的問題，也可以考慮用它來取代神聖羅勒，不過使用時同樣需要加以注意，因為西印度月桂依然含有少量的甲基醚丁香酚。

注意事項： 神聖羅勒的丁香酚含量相對較高，因此有可能和某些藥物產生作用，包括抗凝血劑；如以口服方式使用，有可能對血栓的形成造成影響。以皮膚方式外用，最高濃度應不超過 1%，當用在膚質敏感或患有皮膚炎的客戶身上時，需要格外注意小心。

🌿 月桂 Bay laurel

Laurus nobilis；取自葉片；以蒸氣蒸餾法萃取精油和原精。

樟　　科		
氣　　味	**精油**：清新、甜美、草本、有像香料和丁香一般的香調，以及樟腦和桉油醇的氣味。	
	原精：草本、清新、溫暖、香氣馥郁，帶有一股青嫩的、香料般的香調（通常使用在香水業中）。	
成　　分	**精油**：1,8-桉油醇（含量可達44%）以及α-和β-蒎烯、α-乙酸萜品酯、左旋-沉香醇（以上成分含量都大致在5–15%之間）、丁香酚（3%）；有時也含有甲基醚丁香酚，含量在微量–4%之間；請向你的精油供應商索取詳細的成分含量資料。	
	原精：尚未取得相關資訊。	
主要功效	止痛、鎮痛、消炎、祛痰、抗病毒（SARS）、抗高血壓、鎮定。	
使用建議	肌肉骨骼系統（疼痛和發炎）；呼吸系統（充血／阻塞、感染）；情緒心理（壓力、不安）；能量層面（占卜、靈視、預言）。	

🧴 調和建議與延伸用法：

- **肌肉骨骼系統**：針對疼痛和發炎，以及風濕引起的疼痛，可以搭配不刺激、無毒性的精油，例如：真正薰衣草、天竺葵、快樂鼠尾草、甜馬鬱蘭、杜松果、迷迭香；請以極低的濃度使用（參見「注意事項」）。

- **呼吸系統**：針對充血／阻塞的情況，可以搭配富含桉油醇的精油，例如：藍膠尤加利、羅文莎葉、莎羅白樟、香桃木、牛膝草CT 1,8-桉油醇等，或是松杉

類精油，或富含乙酸龍腦酯的精油（例如加拿大鐵杉）；用吸聞的方式會比外用塗擦更適合。

- 情緒心理：如果想放鬆，或是紓解壓力與不安的情緒，可以搭配依蘭、萊姆、青檸果和勞丹脂；用吸聞的方式會比外用塗擦更適合。

- 能量層面：古人會燃燒月桂的煙，以帶來迷幻的效果，並且在準備進行占卜之前，咀嚼月桂的葉片；月桂葉也象徵著學術上的成就；建議用月桂原精擴香，來為你的冥想練習加持，或是增進你的靈視與洞察能力。

- 延伸用法：月桂精油還是可能有使用上的危險性，其他可以替代的精油包括肉豆蔻、羅勒、神聖羅勒、甜茴香。

注意事項： 月桂精油可能含有具基因毒性的致癌物質——甲基醚丁香酚（可能只有極微量，也可能達到 4% 的比例），因此購買時盡量選擇只含微量的產品，並且避免與其他甲基醚丁香酚含量較高的精油一起使用。月桂精油也被認為有可能導致接觸性的過敏反應，包括造成皮膚發紅與嚴重的發炎情況。月桂原精通常使用在香水業，因此造成危險的程度有限。在皮膚上使用月桂精油時，最高濃度建議不超過 0.5%。

🌸 佛手柑 Bergamot

Citrus aurantium subsp. bergamia；取自果皮；以壓榨法萃取精油；市面上也能找到去除了呋喃香豆素的佛手柑精油（FCF）。

芸香科	
氣　味	柑橘香氣，前調明晰、強烈，中調則更加甜美，帶有檸檬、花香（類似小蒼蘭與橙花的氣味）、胡椒和藥草（類似薰衣草）的香調。
成　分	根據產地不同，成分也有所差異；典型的成分包括乙酸沉香酯（含量可達40%，但也可能只含17%）和右旋檸檬烯（27–50%）；此外也可能包含左旋沉香醇（少則2%，多則可達20%）；檜烯、γ-萜品烯和β-蒎烯則大約占5%–12%左右；此外還有佛手柑內酯等非揮發性成分，比例在微量–0.7%左右。
主要功效	鎮痛、抗氧化、抗動脈硬化症、抗憂鬱、抗焦慮。
使用建議	肌肉骨骼系統（疼痛）；皮膚系統（搔癢、異位疼痛）；情緒心理（壓力、憂鬱、焦慮）；能量層面（釋放）。

📕 調和建議與延伸用法：

- 肌肉骨骼系統：處理疼痛時（包括發炎造成的疼痛），可以搭配真正薰衣草、快樂鼠尾草、天竺葵、杜松果、黑胡椒、長胡椒、粉紅胡椒、芫荽籽，或是肉桂葉或丁香花苞。

- **皮膚系統**：處理皮膚搔癢或疼痛時，可以搭配真正薰衣草、天竺葵、永久花，此外也可以考慮富含檸檬醛的精油，例如山雞椒（Litsea cubeba）或香蜂草（*Melissa officinalis*），或是佛手薄荷加上胡椒薄荷或綠薄荷。

- **情緒心理**：針對焦慮和憂鬱，尤其當疼痛與壓力合併發生時，可以考慮搭配真正薰衣草、依蘭和乳香；如果想調製能使人煥然一新、恢復精神的香氣，可以用佛手柑加上檸檬、甜橙、苦橙葉、迷迭香和少量的橙花——這些都是用來調製古龍水的經典香氣。

- **能量層面**：在充滿著憤怒或挫折的場域裡，可以用佛手柑的香氣進行擴香。

- **延伸用法**：佛手薄荷（*Mentha citrata*）的主要成分是左旋沉香醇（40%）和乙酸沉香酯（40%），它的香氣讓人聯想到苦橙葉、佛手柑和薰衣草；它很適合與佛手柑一起用來處理疼痛、發炎，或是用來舒緩壓力和焦慮。日本柚子（*C.×junos*，宜昌橙*C. ichangensis*與酸橘的雜交種）是另一種帶有花香調的柑橘類精油，也可以用來舒緩疼痛與發炎等症狀。

注意事項： 佛手柑精油含有微量的光敏性成分，例如佛手柑內酯；因此外用時的濃度建議不超過 0.4%，或是選用已透過精餾法去除了光敏性成分的精油（佛手柑 FCF）。佛手柑的抗微生物和組織癒合效果很可能來自它的促發炎作用，因此在臨床上的使用必須謹慎小心。

🌸 佛手薄荷 Bergamot mint

Mentha citrata；取自葉片；以蒸氣蒸餾法萃取精油。

唇形科	
氣　　味	像柑橘和檸檬一般的香氣，輕盈、明快、清爽。讓人聯想到佛手柑、苦橙葉、花梨木、薰衣草和快樂鼠尾草的氣味。
成　　分	乙酸沉香酯（40%）、左旋沉香醇（40%）、乙酸牻牛兒酯（3%）、薄荷腦（2%）、乙酸橙花酯（2%）、此外也有β-月桂烯、β-丁香油烴、右旋檸檬烯、反式β-羅勒烯、α-萜品醇和微量的其他成分。
主要功效	鎮痛、消炎、抗氧化、抗微生物、抗真菌、鎮定、抗焦慮（根據主要成分的效果推測）。
使用建議	肌肉骨骼系統（發炎、疼痛、肌肉緊繃）；皮膚系統（預防皮膚表面感染）；情緒心理（焦慮、壓力）。

調和建議與延伸用法：

- **肌肉骨骼系統**：用來舒緩疼痛（包括發炎和水腫造成的疼痛）時，可以考慮搭配薰衣草、快樂鼠尾草、香蜂草、佛手柑、黑胡椒、粉紅胡椒、芫荽籽和杜松果。

- **皮膚系統**：用來作為伺機性細菌感染的殺菌劑時，可以考慮搭配百里香屬植物和茶樹；處理真菌感染時，可以搭配胡蘿蔔籽、神聖羅勒、甜茴香和茶樹，或是搭配富含檸檬醛的精油，例如：山雞椒、檸檬香桃木、香蜂草。

- **情緒心理**：針對壓力、緊張、焦慮和情緒低落，可以考慮搭配佛手柑、青檸果、芫荽籽、依蘭、天竺葵、玫瑰、茉莉、黃玉蘭；如想振奮、活化感官，則可以考慮搭配桉油醇迷迭香、羅勒和胡椒薄荷；如果想達到安撫助眠的效果，可以搭配薰衣草、苦橙與橙花。

- **延伸用法**：佛手薄荷很適合用來作為一種多功能的環境香氛，它的氣味細緻、輕柔、清新、低調，並且能溫和地提振情緒、消除不雅氣味，甚至可以幫助驅趕家中的蒼蠅，因此有助於維持環境衛生。

❀ 黑種草籽 Black cumin

Nigella sativa；取自種籽；以蒸氣蒸餾法萃取精油。

毛茛科	
氣　　味	強勁的胡椒和香料氣味，帶有百里香和野馬鬱蘭的草本香調。
成　　分	成分會因來源而有所不同；包括百里醌（thymoquinone）（微量–55%）、對傘花烴（15–60%）、反式洋茴香腦（含量可達38%）、α-側柏烯（2–10%）、香芹酮（微量–4%）、右旋檸檬烯（1–4%）、百里酚和香荊芥酚（3%，可能出現變動）、肉豆蔻醚（可能出現變動）、γ-萜品烯（13%，可能出現變動）、α-和β-蒎烯（各占2%）、檜烯（微量–2%）。
主要功效	抗氧化、止痛、消炎、抗氣喘（支氣管擴張）、化學預防、保護肝臟、抗動脈硬化症、抗癲癇。
使用建議	肌肉骨骼系統（疼痛、關節炎、風濕性關節炎）；呼吸系統（發炎、支氣管收縮、氣喘）；一般性保健（LDL膽固醇、肝臟功能、免疫力）；情緒心理（焦慮）。

🧴 調和建議與延伸用法：

- **肌肉骨骼系統**：針對疼痛（包括發炎或關節炎造成的疼痛），可以搭配真正薰衣草、天竺葵、薑、泰國蔘薑、黑胡椒、長胡椒、粉紅胡椒、芫荽籽。

- **呼吸系統**：針對支氣管收縮的情況，可以搭配荳蔻、長胡椒、粉紅胡椒、薑、泰國蔘薑、玫瑰原精、乳香、百里香、日本柚子（適合透過吸聞方式使用）。

- **情緒心理**：針對焦慮，可以考慮搭配玫瑰原精、莎草、廣藿香、檸檬香茅、甜橙（適合透過吸聞方式使用）。

- **能量層面**：黑種草籽在阿拉伯地區叫做*Habbah Sadwa*或*Habbat el Baraka*，意思是「天佑之籽」（*seeds of blessing*）；它的特色是能夠保護身體、恢復健康，它對於呼吸系統的作用，或許能夠呼應一種在給予、釋放和接收之間的動態平衡關係。

注意事項：百里醌有可能造成接觸性過敏，不過，以吸聞的方式使用就安全多了；或許不適合孕婦使用；在使用之前請先向你的精油供應商確認其中的百里醌含量。

🌸 黑胡椒 Black pepper

Piper nigrum；取自乾燥、壓碎、幾乎成熟的果實；以蒸氣蒸餾法萃取精油。

胡 椒 科	
氣　味	清新、乾燥、香料和木質氣味。
成　分	產地、採收和乾燥的方式都可能影響成分含量；主要成分是單萜類的碳氫化合物（約占70–80%），其中包括右旋-檸檬烯（0–40%）、β-蒎烯（5–35%）、α-蒎烯（1–19%）、α-水茴香萜（1–27%）、β-水茴香萜（0–19%）、檜烯（0–20%）、δ3-蒈烯（微量–15%）、月桂烯（微量–10%）；此外也含倍半萜烯類成分，包括β-丁香油烴（9–33%）和β-沒藥烯（微量–5%）。
主要功效	止痛、鎮痛、消炎、抗氧化、促進局部血液循環、暖身、活化激勵。
使用建議	肌肉骨骼系統（持續性疼痛和一般疼痛、肌肉痠痛、肌肉緊繃、風濕症）；循環系統（末梢血液循環不良）；增進整體健康；能量層面（復原力）。

🗒️ 調和建議與延伸用法：

- **肌肉骨骼系統**：針對持續性疼痛和一般疼痛，可以考慮搭配真正薰衣草、甜羅勒、快樂鼠尾草、迷迭香、甜馬鬱蘭、胡椒薄荷、天竺葵、杜松果、芫荽籽、肉豆蔻、白松香、玫瑰精油、柑橘類精油（佛手柑、檸檬、日本柚子）。

- **循環系統**：如想加強末梢血液循環，可以考慮搭配檸檬香茅、西印度月桂、肉桂葉、丁香花苞、依蘭。

- **延伸用法**：有幾種其他的胡椒類精油可以列入考慮，包括：
  粉紅胡椒Pink pepper（*Schinus molle*，漆樹科）：含有20%的β-月桂烯，以及α-水茴香萜、對傘花烴、右旋檸檬烯和β-水茴香萜，以上成分都具有止痛效果，而且並未發現危險性或使用禁忌；此外，也有消炎和抗痙攣的作用。

巴西胡椒 *Brazilian pepper* (*Schinus terebinthifolius raddi*，芸香科)：含有 δ3-蒈烯、α-水茴香萜、α-蒎烯、右旋檸檬烯和萜品烯-4-醇──這些都是可以達到止痛效果的成分，而且並未發現任何危險性或使用禁忌。

山椒 *Szechuan pepper* (*Zanthoxylum piperitum*，芸香科)：主要成分是右旋檸檬烯(約占40–45%)，並且含有大量的 β-月桂烯──因此也具有相當程度的止痛效果，基本上沒有危險性，不過如果精油氧化，有可能在使用時造成過敏的情況。山椒具有抗氧化的作用，很適合加在植物性保養品當中，此外還有促進腸胃蠕動的效果，因此也可以用來處理胃腸問題。

長胡椒 *Long pepper* (*Piper longum*，胡椒科)：含有約占18%的 β-丁香油烴和胡椒鹼，可以止痛(抗刺激[*])、消炎(並且可以減輕和水腫有關的發炎症狀)，也具有抗氣喘的效果；不過，當以1g／kg的濃度使用時，也可能造成避孕／抗生殖的效果，因此應避免使用在孕婦身上。

注意事項： 精油氧化後可能對皮膚造成刺激。

🌸 黑醋栗花苞 Blackcurrant bud

Ribes nigrum；取自花苞；以蒸氣蒸餾法萃取精油、溶劑萃取法取得原精。

醋 栗 科	
氣 味	強烈、擴散性強，具有穿透力；混合著果香與青嫩的香氣，加上草本、黑醋栗、薄荷和貓一樣的香調。
成 分	**精油：** δ3-蒈烯(15–35%)、β-蒎烯(微量–24%)、β-水茴香萜(可達11%)、右旋-檸檬烯(可達10%)、萜品油烯(可達9%)、α-蒎烯(可達6%)；其他比例低於5%的成分是γ-萜品烯、β-羅勒烯和對傘花烴。
	原精： δ3-蒈烯(可達19%)、對傘花烴(可達15%)、檜烯(可達15%)、β-丁香油烴(可達14%)、萜品油烯(可達11%)、β-水茴香萜(可達10%)、β-羅勒烯(可達7%)、萜品烯-4-醇(可達6%)；其他比例低於5%的成分是右旋檸檬烯、α-丁香油烴(和乙酸香茅酯)、α-萜品烯、β-月桂烯、α-萜品醇、γ-萜品醇以及其他成分。
主要功效	抗細菌(對多種細菌有廣泛的效用，包括金黃色葡萄球菌)，並且有抗病原體的潛力；可以抑制HLE(消炎、皮膚防護和促進再生)；也有止痛和消炎的作用(根據主要和次要成分的作用)。
使用建議	肌肉骨骼系統(疼痛和發炎)；皮膚系統(發炎、皮膚再生、曬傷、感染控制)；情緒心理。

*譯註：透過刺激來減輕發生在他處的疼痛。

📱 **調和建議與延伸用法：**

● **肌肉骨骼系統**：針對疼痛和發炎，可以考慮搭配蘇格蘭赤松、巨松和白松香，或是搭配杜松果、迷迭香、羅勒、天竺葵和佛手薄荷。

● **皮膚系統**：針對因日曬而損傷的皮膚，可以考慮搭配永久花和紫羅蘭葉，或是茉莉、可可原精；同時也應考慮使用具有皮膚再生效果的基底油；如想用來殺菌或控制感染情況，可以搭配佛手柑、芫荽籽、粉紅胡椒。

● **情緒心理**：在香水界當中，黑醋栗「像貓一樣」（catty）的香氣元素，有時候會被形容成是能帶來動物般的、喚起本能的效果，不過黑醋栗花苞精油在傳統用法上並沒有被當成催情劑使用。

● **延伸用法**：黑醋栗花苞帶點果香的青嫩香調，可以用來修飾氣味強勁的草葉氣味，例如白松香和紫羅蘭葉的香氣。

🌿 香芹籽 Caraway seed

Carum carvi；取自乾燥的種籽；以蒸氣蒸餾法萃取精油；通常會再精餾以改善氣味。

繖 形 科	
氣　味	香料味，強勁、溫暖、甜美（前調也可能帶有一絲「野草」的氣味）。
成　分	主要成分為右旋-香芹酮（50–60%）和右旋-檸檬烯（40–50%），加上微量的順式二氫香芹酮（cis-dihydrocarvone）與β-月桂烯。
主要功效	抗氧化、保護肝臟，也可能有降血脂的功能；從主要成分來看，可能有抗焦慮、消炎（抑制5-LOX）的作用；傳統上用來助消化、消脹氣。
使用建議	肌肉骨骼系統（疼痛和發炎）；消化系統（支持消化功能）；增進整體健康；情緒心理（焦慮、身體虛弱）；能量層面。

📱 **調和建議與延伸用法：**

● **肌肉骨骼系統**：可以考慮搭配黑胡椒、肉桂、薰衣草、日本柚子。

● **消化系統**：可以考慮搭配山椒、粉紅胡椒、甜茴香、芫荽籽、萊姆、百里香、綠薄荷或莫吉托薄荷。

- **情緒心理**：針對焦慮的情緒，可以考慮搭配茉莉、黃玉蘭、金合歡（*Acacia farnesiana*）原精、菸草原精或白馬鞭草。

- **能量層面**：香芹籽在傳統上被認為具有強化和滋養的特質，據說能帶來「存續力」（retention），因此被用來恢復體力，防止虧失、盜竊和失貞。

- **延伸用法**：也可以考慮用蒔蘿來取代，蒔蘿精油也含有右旋-檸檬烯和右旋-香芹酮，另外還有 α-水茴香萜。

🌿 荳蔻 Cardamom

Elettaria cardamomum；取自曬乾的果實與種籽；以蒸氣蒸餾法萃取精油。

薑　　科	
氣　　味	馥郁、溫暖、香料般的氣味。前調有些微的樟腦/桉油醇香氣。
成　　分	1,8-桉油醇（含量可達50%，不過通常會希望含量低一些，這樣氣味接受度比較高）、α-乙酸萜品酯（24–40%）、檸檬烯（6%），此外還有乙酸沉香酯和沉香醇、牻牛兒醇、α-萜品醇及其他成分。
主要功效	祛痰、止咳、解充血、抗氧化、抗微生物、鎮痛、止痛、消炎、增強認知能力（因為1,8-桉油醇的緣故）。
使用建議	呼吸系統（感染、支氣管收縮、發炎、充血/阻塞、氣喘）；情緒心理（心理疲勞、壓力、焦慮）；能量層面（在傳統用法上是知名的催情劑）。

🧴 調和建議與延伸用法：

- **呼吸系統**：針對充血/阻塞和呼吸問題，可以考慮搭配粉紅胡椒、薑、泰國蓁薑、玫瑰原精、月桂、乳香、日本柚子。

- **情緒心理**：針對心理上的疲勞和焦慮，可以考慮搭配茉莉、玫瑰、黃玉蘭、依蘭、佛手柑、勞丹脂、乳香、檀香。

- **延伸用法**：如果想調製伊斯蘭經典文學作品《芳香四溢的感官樂園》（*The Perfumed Garden of Sensual Delight*）當中的催情古方，可以用荳蔻加上肉桂、丁香、肉豆蔻、胡椒，再加上一種花香類精油，例如玫瑰或康乃馨原精（如果能取得的話）；或者，將荳蔻加上薑黃、丁香和檀香，就成了儀式典禮用的印度經典香氣Abir。

🌿 胡蘿蔔籽 Carrot seed

Daucus carota subsp. carota；取自乾燥的種籽；以蒸氣蒸餾法萃取精油。

繖 形 科	
氣　　味	像香料一般，清新、甜美、強勁；香氣持久、有泥土與根和木質的氣味。
成　　分	成分根據精油來源而有所不同；包括胡蘿蔔烯醇（carotol，含量可達70%）、胡蘿蔔醇（daucol）、α-蒎烯，同時也有乙酸牻牛兒酯、檜烯、檸檬烯、β-丁香油烴、β-沒藥烯和11-α-(h)-himachal-4-en-1-β-ol。
主要功效	抗真菌、抗皮癬菌，能有效對抗白色念珠菌。
使用建議	皮膚系統（皮癬菌感染、念珠菌感染）消化系統（傳統用法）、泌尿系統（傳統用法）。

📋 調和建議與延伸用法：

- **皮膚系統**：按1：1的比例調和胡蘿蔔籽與真正薰衣草，將會出現協同作用，並能有效對抗白色念珠菌；如要處理黴菌，則可以考慮搭配富含檜烯的泰國蓼薑或西洋蓍草，或是搭配天竺葵、檸檬香茅、甜茴香、粉紅胡椒、鼠尾草、黑種草籽或薑黃。

- **消化系統**：如果想刺激食慾、支持消化系統，可以考慮搭配甜茴香、芫荽籽和萊姆，此外也可以考慮搭配粉紅胡椒、山椒、綠薄荷、薑。

- **延伸用法**：將胡蘿蔔籽與雪松類精油調和在一起，就會出現很像鳶尾草油的香氣（一種香膏或是凝香體），這是一種從*Iris pallida*、*I. germanica*和*I. florentina*等鳶尾草的根莖萃取出來的香氣。胡蘿蔔籽也很適合與葫蘆巴精油（fenugreek，*Trigonella foenum-graecum*）一起調和使用，葫蘆巴精油中含有大約15%的樟腦成分，能增強對於某些皮癬菌的抗菌效果。

🌿 金合歡 Cassie

Acacia farnesiana；取自花朵；以溶劑萃取原精。

含 羞 草 科	
氣　　味	是一種溫暖並且結合了花香與香料的香氣，前調融合了粉香與花香，揮發之後則富含香脂氣味。
成　　分	成分相當複雜，成分含量的差異性也很大；成分包括苯甲醇、水楊酸甲酯、金合歡醇、牻牛兒醇、沉香醇、乙酸沉香酯、乙酸牻牛兒酯、對茴香醛（para-anisaldehyde）、橙花叔醇，以及微量的α-和β-紫羅蘭酮。

主要功效	消炎。
使用建議	皮膚系統（發炎、氧化）；情緒心理（壓力、憂鬱、焦慮）。

調和建議與延伸用法：

- **皮膚系統**：針對內在和外在老化因素造成的發炎和皮膚損傷，可以考慮搭配紫羅蘭葉和黑醋栗花苞，或是茉莉、玫瑰原精、香脂楊；同時也應考慮使用具有皮膚再生功效的基底油。

- **情緒心理**：針對壓力、憂鬱和焦慮，可以考慮搭配菩提花、銀合歡、茉莉，或許還可以加入一點點香芹籽。

- **延伸用法**：金合歡醇（這是一種倍半萜醇）擁有細緻的花香（像鈴蘭的香氣）和青嫩的香調，並且有消炎的潛力；可以考慮為金合歡搭配其他同樣含有金合歡醇的精油，例如菩提花和銀合歡。金合歡含有不到5%的水楊酸甲酯，這個成分的氣味混合了甜味、果香和藥味，同樣具有消炎的作用，因此可以考慮搭配其他同樣含有微量水楊酸甲酯的精油，例如依蘭和緬梔原精，再加上一點點富含水楊酸甲酯的甜樺（*Betula lenta*，含量達90%）；水楊酸甲酯會抑制血栓，所以需要小心使用。

大西洋雪松Cedar, Atlas / 喜馬拉雅雪松Cedar, Himalayan

*Cedrus atlantica*和*C. deodara*；取自木質；以蒸氣蒸餾法萃取精油。

松 科	
氣　　味	大西洋雪松（摩洛哥）是木質調的氣味，溫暖、帶有樟腦特有的香氣，加上輕柔的花香；喜馬拉雅雪松也是木質調的氣味，帶有甜美的樹脂香氣，不過如果未經精餾，則可能出現一股接近尿的氣味，帶有一點「髒髒的」氣味感受。
成　　分	**大西洋雪松**：α-、β-和γ-喜馬拉雅烯（70%）；其他成分包括α-和γ-大西洋酮同份異構物（10–15%）、喜馬拉雅醇（2–4%），此外也有δ-杜松烯和γ-薑黃烯（curcumene）。 **喜馬拉雅雪松**：α-和β-喜馬拉雅烯（45%）、雪松烯（16%）、α-和γ-大西洋酮同份異構物（10%）、順式和反式大西洋酮（含量可達7%）、芳香二氫薑黃酮（ar-dihydroturmerone）、右旋-喜馬拉雅醇（d-himachalol）與右旋-別喜馬拉雅醇（d-allohimachalol）。
主要功效	消炎、止痛、抗痙攣，紮根和安撫。
使用建議	肌肉骨骼系統（疼痛和發炎、肌肉緊繃、痙攣）；情緒心理（心煩意亂）、呼吸系統（傳統用法）、皮膚系統和泌尿系統的感染；能量層面。

調和建議與延伸用法：

- 肌肉骨骼系統：對於肌肉緊繃和疼痛，可以考慮搭配絲柏、杜松果、維吉尼亞香柏、樟樹CT橙花叔醇、乳香、沒藥、依蘭。

- 情緒心理：針對內心不安或心煩意亂，可以考慮搭配佛手柑、橘（桔）、枸櫞、薰衣草、乳香、沒藥、羅漢柏、檀香、莎草、岩蘭草、薑、依蘭。

- 能量層面：黎巴嫩雪松是豐產和富足的象徵，也代表著靈性的力量；「雪松」（cedar）這個字來自阿拉伯文的kedron，意思是「力量」；許多文化都相當重視雪松的「防腐」效果。

德國洋甘菊Chamomile, German / 羅馬洋甘菊Chamomile, Roman

*Matricaria recutita*和*Anthemis nobilis*（*Chamaemelum nobile*）；取自地面上的植株和花朵，或是乾燥的花朵；以蒸氣蒸餾法萃取精油。

菊　　科	
氣　　味	德國洋甘菊：強烈、甜美、草本並且帶有果香，加上像乾草一樣的香調，帶有一點點菸草般的氣息。
	羅馬洋甘菊：草本、果香、甜美、溫暖、強勁、擴散性強，加上藥草一般、像蘋果也像茶的香調。
成　　分	德國洋甘菊：因為有不同的CT種類，所以精油成分的差異性也很大；主要的有效成分包括α-沒藥醇（2–60%）、α-沒藥醇氧化物A、B（微量–60%）、母菊天藍烴（3–25%）、反式β-金合歡烯（5–30%）。
	羅馬洋甘菊：根據植株來源的不同，精油成分也會有相當大的差異；包括歐白芷酸異丁酯和歐白芷酸正丁酯（各占0–35%）、丁酸異丁酯（0–20%）和歐白芷酸異戊酯（5–20%）、樟烯（0–5%）、龍腦（0–5%），以及許多含量不到5%的其他成分。
主要功效	德國洋甘菊：消炎、抗過敏、止癢、抗痙攣、抗真菌（酵母菌）、抗氧化、抑制癌症。
	羅馬洋甘菊：抗痙攣（可能），也很可能帶來安撫、鎮定，以及降低主觀警覺度的效果。
使用建議	德國洋甘菊：肌肉骨骼系統（發炎、肌肉緊繃、痙攣）；皮膚系統（發炎、過敏、搔癢、念珠菌感染）；增進整體健康。
	羅馬洋甘菊：情緒心理（壓力、緊張、焦慮、失眠）；能量層面。

調和建議與延伸用法：

- **肌肉骨骼系統**：可以用德國洋甘菊搭配天竺葵、薰衣草、甜馬鬱蘭、快樂鼠尾草、一枝黃花、枸櫞、依蘭。

- **皮膚系統**：針對搔癢和發炎的情況，可以用德國洋甘菊搭配薰衣草、佛手薄荷、天竺葵、永久花、玫瑰精油、胡椒薄荷、茶樹、綠花白千層、蛇麻草、大麻、番石榴葉、岩蘭草。

- **情緒心理**：針對緊張和頭痛，可以考慮用德國洋甘菊加上胡椒薄荷；針對壓力、緊張和焦慮、失眠。而羅馬洋甘菊搭配薰衣草、快樂鼠尾草、橙花、甜橙、依蘭、乾草原精、勞丹脂。

- **延伸用法**：羅馬洋甘菊對於強勁的草葉氣味（例如白松香和紫羅蘭葉）能帶來修飾調整的效果；在市面上也可能看到羅馬洋甘菊的原精，原精的氣味甜美，有溫暖的果香和草本香氣，比精油的氣味更醇厚濃烈、更甜更溫暖，此外還有些微的花香。可以為羅馬洋甘菊加入少量的萬壽菊（辛辣、溫暖的草本香，同時有甜美的果香，帶有類似蘋果的氣味；具有抗氧化和消炎的特質）來增強它像蘋果一樣的果香調；如果想讓德國洋甘菊當中的乾草和煙草香調更突出，則可以加入乾草和菸草原精。

- **能量層面**：羅馬洋甘菊長久以來一直是一種治療用的藥草，以及植物生長的夥伴（有「植物醫生」之稱）；它也是中古世紀時經常用在地板上為室內增添香氣的的瀰漫香（strewing herb），代表「在逆境中堅持不懈」；羅馬洋甘菊如蘋果般的香氣能帶來助眠、幫助放鬆的效果。

黃玉蘭 Champaca, Golden ／白玉蘭 Champaca, White

Michaela champaca（黃玉蘭）和*M. alba*（白玉蘭，或稱木蘭花）；取自花朵；以溶劑萃取法取得原精；透過蒸餾方式萃取白玉蘭精油。

木 蘭 科	
氣　味	**黃玉蘭**：穿透力強，有溫暖、平撫人心且富含吲哚、飽滿的花香味，加上一點橙花般的香調，後調有香料和茶的香氣。
	白玉蘭：強勁、甜美、使人暈陶的吲哚花香，百合、乾草和橙花的香調。

成　　分	成分相當複雜，差異性也大，目前已辨識出來的成分就超過250種。
	黃玉蘭：主要成分是2-苯乙醇（含量可達35%），加上亞麻酸甲酯（methyl lineolate）、鄰氨基苯甲酸甲酯（methyl anthranilate）、苯甲酸甲酯（methyl benzoate）、苯甲醇、α-金合歡烯、金合歡醇、左旋沉香醇、微量的紫羅蘭酮，以及其他成分。
	白玉蘭：主要成分為左旋沉香醇（含量可達75%），苯乙醇（2-phenylethanol，5–10%），以及苯甲醇、水楊酸甲酯、金合歡醇、牻牛兒醇、乙酸沉香酯、乙酸牻牛兒酯、對茴香醛、橙花叔醇，也可能出現微量的α-和β-紫羅蘭酮；此外，白玉蘭也可能含有少量的甲基醚丁香酚（0–2%）。
主要功效	消炎、抗氧化（促進角質分化）、抗細菌（白玉蘭能有效對抗痤瘡桿菌）、幫助放鬆。
使用建議	**黃玉蘭**：皮膚系統（發炎和氧化壓力、皮膚乾燥、老化）。
	白玉蘭：皮膚系統（發炎、青春痘）；情緒心理（壓力和緊張）。

調和建議與延伸用法：

● **皮膚系統**：

黃玉蘭：針對內在和外在老化因素造成的發炎與皮膚損傷（例如皮膚屏障功能受損、皮膚乾燥、皺紋、皮膚變薄等），可以考慮搭配玫瑰、橙花、香脂楊和可可原精、檀香、廣藿香、岩蘭草；此外可以考慮搭配能促進皮膚再生的基底油，如酪梨油、黑醋栗籽油、雷公根浸泡油、蛋黃果油（lucuma nut）、玫瑰果油。

白玉蘭：針對青春痘，可以考慮搭配茉莉、快樂鼠尾草、番石榴葉、芫荽籽和檀香，或是泰國蔘薑、神聖羅勒、番石榴葉、檸檬香桃木和藍膠尤加利；基底油可以考慮使用荷荷芭油、黑醋栗籽油、覆盆子油、葡萄籽油等。

● **情緒心理**：針對壓力、緊張、憂鬱和焦慮，可以考慮搭配玫瑰、茉莉、橙花、緬梔花、粉紅蓮花、乾草、菸草（原精）、依蘭、佛手柑、芫荽籽、香芹籽、肉豆蔻、檀香、莎草、廣藿香。

● **延伸用法**：黃玉蘭原精擁有豐富的苯乙醇，很適合加在需要發揮苯乙醇特質的配方當中。白玉蘭原精對痤瘡桿菌有強力的抗菌效果，可以用來調理青春痘，尤其當配方中需要添加一些花香調的元素時。 不過為了將甲基醚丁香酚可能具有的危險盡量最小化，如果你的白玉蘭原精中含有超過2%的甲基醚丁香酚（請向供應商確認成分含量），用在配方中的比例請低於1%，或是以白玉蘭精油來取代（也叫做「木蘭花」'magnolia flower'）。白玉蘭精油的主要成分是沉香醇（70%），此外也含有 β-丁香油烴和其他成分。

🌸 肉桂葉 Cinnamon leaf

Cinnamomum zeylanicum（*C. verum*）；取自錫蘭肉桂的葉片；以蒸氣蒸餾法萃取精油。

樟　　科	
氣　味	刺鼻、辛辣、溫暖、像香料般的氣味，有肉桂獨特的香氣，但也讓人聯想到丁香，帶有甜美的花香調。
成　分	主要是丁香酚（65–90%），另外也有乙酸丁香酯、乙酸肉桂酯（含量可達3%）、苯甲酸酯（benzyl benzoate）、順式肉桂醛、沉香醇，此外也可能含有微量的黃樟素。
主要功效	抗氧化、止痛、促進局部血液循環（反刺激）、消炎、抗細菌、抗真菌（酵母菌）。
使用建議	肌肉骨骼系統（發炎、疼痛）；循環系統（末梢血液循環不良）；皮膚系統（表面感染）；情緒心理（滋補恢復、催情）。

🧴 調和建議與延伸用法：

- **肌肉骨骼系統**：針對發炎、疼痛，以及血液循環不良的情況，可以用肉桂葉搭配其他不具刺激性的消炎用油，例如：天竺葵、薰衣草、羅勒、芫荽籽、肉豆蔻、薑黃、沒藥、乳香、橘（桔）、日本柚子、橙花和玫瑰原精、玫瑰精油（比例為1：9）。

- **皮膚系統**：當薰衣草加上肉桂，且薰衣草含量更高的時候，就有可能出現協同作用，能有效對抗白色念珠菌；此外對於金黃色葡萄球菌也會出現疊加效果，不過當肉桂含量較高的時候（只有在比例為3：7時）也觀察到協同作用。

- **情緒心理**：針對壓力和不安、脆弱等情緒，可以用肉桂搭配依蘭或玫瑰、勞丹脂、香草原精與可可原精。

- **延伸用法**：肉桂在古文化中意味著權力與財富；它既被視為是萬靈丹，也是一種催情劑。如果想調製伊斯蘭經典文學作品《芳香四溢的感官樂園》（*The Perfumed Garden of Sensual Delight*）當中的催情古方，可以用肉桂加上荳蔻、丁香、肉豆蔻、胡椒，再加上一種花香類精油，例如玫瑰或康乃馨原精（如果能取得的話）。

注意事項：丁香酚可能會和藥物起作用，有可能抑制血栓，也可能造成刺激。請小心地以低濃度使用（建議最高濃度不超過 0.5%）。

❀ 快樂鼠尾草 Clary sage

Salvia sclarea；取自開花的植株頂部與葉片；以蒸氣蒸餾法萃取精油。

唇形科	
氣　　味	甜美、溫暖的草本氣味，有煙草和茶一般的香調。
成　　分	乙酸沉香酯（60–75%）、左旋-沉香醇（10–16%）、大根老鸛草烯D（2%）、β-丁香油烴（1–2%），此外還含有快樂鼠尾草醇（sclareol，0%–微量）。
主要功效	止痛、鎮痛、消炎、抗細菌（痤瘡桿菌）、抗憂鬱。
使用建議	肌肉骨骼系統（疼痛、發炎、肌肉緊繃）；女性生殖系統（經痛）；皮膚系統（青春痘）；情緒心理（情緒低落、悲觀、憂鬱）。

調和建議與延伸用法：

- **肌肉骨骼系統**：針對發炎、疼痛和肌肉緊繃，可以考慮搭配天竺葵、薰衣草、羅勒、佛手薄荷、蛇麻草、一枝黃花、杜松果、芫荽籽、荳蔻、佛手柑、橘（桔）、日本柚子、依蘭、黑胡椒、粉紅胡椒、檀香。

- **女性生殖系統**：針對經痛，可以考慮搭配薰衣草、甜馬鬱蘭、歐白芷、泰國蔘薑、甜茴香。

- **皮膚系統**：針對青春痘，可以考慮搭配神聖羅勒、迷迭香，也可以考慮使用檸檬香桃木、青檸葉、芫荽籽、茉莉、玫瑰、黑醋栗花苞。

- **情緒心理**：對於情緒低落、憂鬱和焦慮等情況，可以考慮搭配甜橙、茉莉、黃玉蘭、玫瑰、依蘭、芫荽籽、檀香、蛇麻草、乾草、煙草原精。

- **延伸用法**：長久以來，快樂鼠尾草一直被用來處理女性生殖系統和相關的失調與疾病，它也有能使人心情歡快的作用。

★鼠尾草可以根據主要成分分成三大類：

第一組的成分主要是 α-和 β-側柏酮的品種，例如：達爾馬提亞鼠尾草；
第二組的成分主要是沉香醇和乙酸沉香酯，例如：快樂鼠尾草；
第三組的成分主要是1,8-桉油醇與樟腦，例如：希臘鼠尾草、黎巴嫩鼠尾草和西班牙鼠尾草。

如果用來擴香，快樂鼠尾草原精也是很好的選擇。原精的氣味甜美、輕盈，是溫暖的草本香氣，並以木質氣味和一點點琥珀味作為點綴（這兩種香氣都只隱約存在，卻相當持久）可以用來營造一種放鬆、歡快的氣氛。

❀ 丁香花苞 Clove bud

Syzygium aromaticum；取自乾燥而未綻放的花苞；以水蒸餾法萃取精油。

桃金孃科	
氣　　味	直接能聯想到丁香的氣味，香氣飽滿、溫暖、甜美，帶有果香和木質香調。
成　　分	主要成分為丁香酚（含量可達97%），此外有β-丁香油烴（微量–12%）和其他成分，有可能含有微量的甲基醚丁香酚（請向你的精油供應商確認含量）。
主要功效	消炎、止痛、激勵免疫、抗細菌、抗真菌（各種念珠菌）、抗氧化、抗增生、抗動脈硬化症（血管舒張）。
使用建議	肌肉骨骼系統（發炎、關節炎、疼痛）；免疫系統（免疫力低下、身體虛弱、恢復調養）；增進整體健康；皮膚系統（皮膚表面感染，包括念珠菌感染）；情緒心理（放鬆、催情）。

📋 調和建議與延伸用法：

- **肌肉骨骼系統**：可以考慮搭配薰衣草、快樂鼠尾草、天竺葵、佛手柑、依蘭、肉豆蔻、薑黃、芫荽籽、粉紅胡椒、巴西胡椒、山椒或長胡椒。

- **免疫系統**：針對感染預防、身體虛弱，或維持整體健康等需求，可以考慮搭配廣藿香、薑、薑黃、檸檬香茅、玫瑰草。

- **皮膚系統**：如想預防皮膚感染，或處理皮膚表面的細菌感染與念珠菌感染，可以考慮搭配迷迭香、薰衣草、永久花、芫荽籽、黑醋栗花苞。

- **情緒心理**：如想幫助放鬆、增進整體健康，可以考慮搭配玫瑰、茉莉、黃玉蘭、依蘭、粉紅蓮花、芫荽籽、薑黃、檀香、莎草、廣藿香、祕魯聖木。

- **延伸用法**：我們可以用芳香療法的方式，調製出伊斯蘭經典文學作品《芳香四溢的感官樂園》（*The Perfumed Garden of Sensual Delight*）當中的催情古方。用丁香加上荳蔻、肉桂、肉豆蔻、胡椒，再加入一種花香類精油，例如玫瑰或康乃馨原精（如果能取得的話），這個配方將創造出一種性

感、放鬆的氛圍；或者用丁香加上薑黃、荳蔻和檀香，就能仿製出儀式典禮用的印度經典香氣Abir，創造出寧靜平和的氣氛。若想要試著調出香水業的經典底調「梅莉絲香調」（Mellis accord，這是調製香料味東方調香水中經常使用的底調），那麼可以用丁香加上廣藿香和菩提花。丁香也經常出現在傳統的止痛藥膏當中，成分中通常還會有樟腦、冬青和野馬鬱蘭。可以用其他同樣含有丁香酚的精油來取代丁香，例如：神聖羅勒和西印度月桂。

注意事項： 由於丁香酚的含量非常高，請務必少量使用，最好以 1：9 的比例搭配其他不含丁香酚的精油。

青檸果 Combava /makrut lime /kaffir lime peel

Citrus hystrix；取自果皮；以蒸氣蒸餾法萃取精油。

芸 香 科	
氣　　味	鮮明的柑橘香氣，令人想到萊姆，有著清新的、像松樹一樣的香調。
成　　分	成分可能因來源而不同；β-蒎烯（30–32%）、右旋-檸檬烯（5–29%）、檜烯（15–21%）、香茅醛（微量–17%）、α-萜品醇（6–7%）。
主要功效	鎮痛、消炎、抗微生物（包括呼吸系統病原體）、活化激勵、抗憂鬱。
使用建議	肌肉骨骼系統（疼痛、發炎）；呼吸系統（感染）；情緒心理（情緒低落、憂鬱、壓力）。

調和建議與延伸用法：

- **肌肉骨骼系統**：針對疼痛、發炎和肌肉緊繃，可以考慮搭配泰國蔘薑、薑黃、檸檬香茅、檀香、丁香花苞。

- **呼吸系統**：如想處理或預防呼吸道感染，可以考慮搭配青檸葉、藍膠尤加利、芳枸葉、薑、粉紅胡椒、長胡椒、檀香。

- **情緒心理**：針對情緒低落、憂鬱、壓力，可以考慮搭配天竺葵、依蘭、快樂鼠尾草、迷迭香、芫荽籽、粉紅胡椒、莎草、廣藿香、檀香。

- **延伸用法**：研究者建議，可以將青檸果加在喉嚨噴霧中，預防或治療鏈球菌造成的喉嚨感染； 這樣的噴霧也可以用來幫助虛弱的住院病患預防院內肺炎感染。

🌿 青檸葉 Combava petitgrain / makrut lime / kaffir lime leaf

Citrus hystrix；取自葉片；以蒸氣蒸餾法萃取精油。

芸 香 科	
氣　　味	強烈的、像香茅一樣的氣味，帶有一點溫暖的萊姆味和玫瑰般的花香。
成　　分	成分可能因來源而不同；左旋-香茅醛（59–82%）、香茅醇（10–14%）、右旋-檸檬烯（含量可達6%）、乙酸香茅酯、異胡薄荷醇（iso-pulegol）、檜烯、沉香醇（微量–5%）、β-蒎烯、β-月桂烯和γ-萜品烯（含量可達2%）；一般來說，帶有檸檬香氣的精油，例如：錫蘭香茅（*Cymbopogon nardus*）和檸檬尤加利（*Eucalyptus citriodora*），通常含有的是右旋的香茅醛，目前還不確定左旋和右旋香茅醛在療癒作用上有什麼樣的差別。
主要功效	鎮痛、消炎、抗氧化、抗細菌（痤瘡桿菌）、鎮定和助眠（成分中香茅醛的作用）。
使用建議	肌肉骨骼系統（疼痛和發炎、肌肉緊繃）；呼吸系統（抗微生物病原體）；皮膚系統（青春痘）；情緒心理（壓力、緊張、失眠）；能量層面。

📋 調和建議與延伸用法：

- **肌肉骨骼系統**：針對疼痛、發炎和肌肉緊繃，可以考慮搭配青檸果、日本柚子、薑、泰國蔘薑、檸檬香茅、芫荽籽、薑黃、肉豆蔻、黑胡椒、粉紅胡椒、岩蘭草。

- **呼吸系統**：如想預防或處理感染，可以搭配青檸果、藍膠尤加利、芳枸葉、薑、粉紅胡椒、長胡椒、檀香。

- **皮膚系統**：針對青春痘，可以考慮搭配神聖羅勒或丁香羅勒、番石榴葉、苦橙葉、依蘭、白玉蘭、檀香、廣藿香；居家使用時或許比較適合以親水性的基質（例如蘆薈膠和蜂蜜）來調和。

- **情緒心理**：針對緊張和壓力，可以考慮搭配青檸果、薑、檸檬香茅、玫瑰草、依蘭、粉紅胡椒、長胡椒、芫荽籽、薑黃、檀香、廣藿香、莎草、岩蘭草。

- **能量層面**：青檸葉在民俗傳統中被用來驅趕惡靈；此外，馬來西亞地區有一種叫做mandi berlimau的淨身沐浴儀式，青檸葉是其中會用到的重要素材。

- **延伸用法**：傳統療法經常會用青檸葉來製作草藥敷布，來舒緩疼痛和發炎的症狀，此外，也會用青檸葉來進行泡浴，來達到增強循環系統、舒緩肌肉緊繃的效果。

芫荽籽 Coriander seed

Coriandrum sativum；取自完全成熟、乾燥的種籽；以蒸氣蒸餾法萃取精油。

繖 形 科	
氣　味	清新、甜美的香料和木質氣味，帶有花香和柑橘香調。
成　分	成分可能因來源而不同；芫荽醇（coriandrol）或右旋-沉香醇（60–88%）、α-蒎烯（微量–10%）、γ-萜品烯（微量–10%）、β-蒎烯和對傘花烴（微量–9%）、樟腦（1.5–7%）、牻牛兒醇、樟烯（微量–5%），此外也有右旋-檸檬烯、乙酸牻牛兒酯、萜品烯-4-醇和α-萜品醇。
主要功效	止痛、消炎、抗痙攣、抗氧化、抗細菌（痤瘡桿菌、表皮葡萄球菌、金黃色葡萄球菌、化膿性鏈球菌）、抗焦慮、增強記憶力。
使用建議	肌肉骨骼系統（疼痛、肌肉緊繃、發炎、骨性關節炎、風濕引起的疼痛）；消化系統（絞痛）；增進整體健康；皮膚系統（青春痘和滲液型皮膚炎、傳統用法）；情緒心理（焦慮、認知能力受損、壓力）；能量層面。

調和建議與延伸用法：

- **肌肉骨骼系統**：可以考慮搭配薰衣草、快樂鼠尾草、甜馬鬱蘭、天竺葵、泰國蔘薑、薑、檸檬香茅、薑黃、肉豆蔻、荳蔻、甜橙、日本柚子、黑胡椒、粉紅胡椒、長胡椒。

- **消化系統**：如果想刺激食慾、支持消化系統或紓解腹部絞痛，可以考慮搭配甜茴香、胡蘿蔔籽、萊姆、橘（桔）、山椒、綠薄荷、薑。

- **增進整體健康**：針對身體保健、加強保養，可以考慮搭配萊姆、甜橙、柚子、佛手柑、羅勒、檸檬香茅、玫瑰草、薑黃、藏茴香、粉紅胡椒、長胡椒。

- **皮膚系統**：可以考慮搭配玫瑰、永久花、大麻、岩蘭草；也可以加上快樂鼠尾草、青檸果和泰國蔘薑來處理青春痘。

- **情緒心理**：針對焦慮的情況，可以考慮搭配依蘭、玫瑰、廣藿香和檀香，或是甜橙、橘（桔）、日本柚子、萊姆、青檸果等柑橘類精油；如想增強認知能力，可以考慮搭配泰國蔘薑、荳蔻和檸檬。

- **能量層面**：古代的中國人相信芫荽籽能延年益壽、長生不老；精油的香氣則能使人感到愉快。

🌿 絲柏 Cypress, Mediterranean

Cupressus sempervirens、*C. sempervirens var. horizontalis*；取自葉片和細枝，有時也從毬果萃取；以蒸氣蒸餾法萃取精油。

柏 科	
氣　味	木質、香脂和樹脂般的氣味，帶有煙燻的香調。
成　分	α-蒎烯（49%）、δ3-蒈烯（22%）、檸檬烯（5%）、α-萜品油烯（5%）、月桂烯（4%）、α-雪松醇（3.5%）、β-蒎烯（2.5%）、大根老鸛草烯D（1.5%）、檜烯（1%）、γ-萜品烯（1%）以及其他成分。
主要功效	消炎、紓解疼痛、抗氧化、清除一氧化氮、抗增生、抗糖化、抗細菌（抗生物膜）、收斂止血（傳統用法）、傷口癒合（可能）。
使用建議	肌肉骨骼系統；呼吸系統（傳統用法）；增進整體健康；皮膚系統；能量層面。

🔖 調和建議與延伸用法：

- **肌肉骨骼系統**：針對發炎和疼痛，可以考慮搭配蘇格蘭赤松、杜松果、大西洋雪松、快樂鼠尾草、薰衣草、甜馬鬱蘭、迷迭香、黑胡椒、莎草。

- **呼吸系統**：如想預防感染和發炎，可以考慮搭配百里香、希臘鼠尾草、迷迭香、藍膠尤加利、加拿大鐵杉、長胡椒、粉紅胡椒；也可以考慮用沼澤茶樹、芳枸葉、髯花杜鵑。

- **皮膚系統**：如想達到預防感染、發炎以及傷口癒合的效果，可以考慮搭配天竺葵、迷迭香、快樂鼠尾草、髯花杜鵑、佛手柑、甜橙、檸檬、韓國冷杉、杜松果、藍膠尤加利；絲柏的抗糖化作用也很適合用在抗老化的配方中，可以考慮搭配玫瑰、沒藥和西洋蓍草，再加上具有皮膚再生效果的基底油。

- **能量層面**：是悲傷和緬懷的象徵，但同時也有轉變與轉化的意涵。

藍膠尤加利 Eucalyptus "blue gum"

Eucalyptus globulus var. globulus；取自葉片和細枝；以蒸氣蒸餾法萃取精油。

氣　味	典型的強勁、清新、有穿透力的氣味，像藥一樣，有桉油醇和樟腦的氣味，青嫩的草葉香調。
成　分	含有大量的1,8-桉油醇；藍膠尤加利的成分包括1,8-桉油醇（56–85%），此外有α-蒎烯（含量可達15%）、右旋-檸檬烯（含量可達10%），以及包括對傘花烴（含量可達4%）等其他成分。
主要功效	1,8-桉油醇具有相當大的影響力；它能加強皮膚的穿透度，也可以解充血、止咳，也是一項可以用來治療支氣管炎、鼻竇炎、呼吸道感染和風濕症狀的專利產品；它還能在不影響鴉片反應系統的情況下，發揮鎮痛的效果；高劑量使用可能對運動功能產生不良反應，而低劑量則可能誘發脊椎和脊椎以上的痛覺；它是一種強效的消炎劑，有卓越的末梢神經止痛效果；也具有麻醉的特質（可以直接運作在感覺神經，阻斷神經的應激反應）；1,8-桉油醇的「清涼」效果，可能是來自它對特定離子通道的激活作用；它也是一種祛痰劑、支氣管擴張劑和止咳劑，並且能對抗呼吸系統病原體；具有抗真菌（包括酵母菌）和振奮心智的作用；藍膠尤加利有促進皮膚穿透度的作用，並且可以達到收斂止血和抗皮脂的效果（縮小皮脂腺進而減少皮脂分泌）；藥用的尤加利精油（eucapharma oils）大致上都具備了以上的特質。
使用建議	肌肉骨骼系統（疼痛、發炎）；呼吸系統（充血／阻塞、感染）；皮膚系統（青春痘）；情緒心理（心智疲勞）。

調和建議與延伸用法：

- **肌肉骨骼系統**：針對疼痛和發炎，可以考慮搭配薰衣草、醒目薰衣草、穗花薰衣草、桉油醇迷迭香、迷迭香CT月桂烯、甜馬鬱蘭、百里香、丁香花苞、黑胡椒、粉紅胡椒、泰國蔘薑、薑、檸檬。

- **呼吸系統**：針對充血／阻塞和感染，可以考慮搭配香桃木、大西洋雪松、月桂、白千層、綠花白千層、羅文莎葉、莎羅白樟、沼澤茶樹（第2型）、甜茴香、百里香、胡椒薄荷、希臘鼠尾草、各種冷杉（西伯利亞冷杉、日本冷杉、膠冷杉或歐洲冷杉）、芳枸葉、薑、泰國蔘薑、長胡椒、加拿大鐵杉、檸檬、日本柚子。

- **皮膚系統**：針對容易長青春痘的膚質和油性肌膚，可以考慮搭配羅勒、神聖羅勒、韓國冷杉、迷迭香、樟樹CT橙花叔醇、檸檬香桃木、青檸葉、檸檬、日本柚子、檀香。

- **情緒心理**：如果想增加警覺性，可以考慮搭配桉油醇迷迭香、胡椒薄荷、杜松果、鼠尾草、薰衣鼠尾草、葡萄柚、檸檬、黑胡椒。

- **延伸用法**：除了藍膠尤加利之外，還可以考慮使用其他幾種藥用的尤加利精

油，包括：多苞葉尤加利（blue-leaved mallee，*E. polybractea*）、綠尤加利（green mallee，*E. viridis*）、史密斯尤加利（Smith's gum，*E. smithii*）或河岸紅尤加利（*E. camadulensis*）；另外還有幾種大量生產的尤加利也可以列入考慮，包括澳洲尤加利（broad-leaved peppermint，*E. radiata*）和薄荷尤加利（narrow-leaved peppermint，*E. dives*），這兩種尤加利的祛痰和抗微生物效果也很出色。除了尤加利之外，其他可以替換的精油包括白千層、綠花白千層、桉油樟（氣喘）與香桃木。其中某些精油含有適當比例的單萜烯、單萜醇和1,8-桉油醇，因此被認為能同時對抗感冒和流感，例如：綠花白千層、桉油樟和澳洲尤加利。

注意事項：富含 1,8- 桉油醇的精油有可能對幼兒與嬰兒具有危險性——可能造成呼吸困難、影響中樞神經系統，因此不應在嬰幼兒臉部附近使用富含桉油醇的精油。如要處理皮膚炎，外用濃度最高不應超過 1%。

🌸 甜茴香 Sweet fennel

Foeniculum vulgare var. dulce；取自乾燥的種籽；以蒸氣蒸餾法萃取精油。

繖 形 科	
氣　　味	清新、甜美、香料般的氣味，帶有茴香和泥土味。
成　　分	反式洋茴香腦（50–90%）、右旋-檸檬烯（含量可達20%）、小茴香酮（微量–8%）、甲基醚蔞葉酚（1–4.5%），以及α-蒎烯、α-水茴香萜和順式洋茴香腦。
主要功效	止痛、消炎、血管舒張、抗血栓、化學預防、保護肝臟、抗氧化、抗細菌、抗真菌（皮癬菌和酵母菌）、抗痙攣、活化激勵、抗憂鬱。
使用建議	肌肉骨骼系統；呼吸系統；消化系統；女性生殖系統；皮膚系統；增進整體健康；情緒心理；能量層面。

📋 調和建議與延伸用法：

- **肌肉骨骼系統**：針對疼痛、發炎、痙攣、肌肉緊繃，可以考慮搭配羅勒、薰衣草、甜馬鬱蘭、天竺葵、薑、泰國蔘薑、黑胡椒、粉紅胡椒。

- **呼吸系統**：針對支氣管痙攣或咳嗽，可以考慮搭配百里香、桉油醇迷迭香、胡椒薄荷，或是沼澤茶樹、日本柚子，以及玫瑰、長胡椒、薑、大高良薑。

- **消化系統**：針對急性腹痛、絞痛、痙攣，可以考慮搭配百里香、綠薄荷、胡椒薄荷、莫吉托薄荷、薑、芫荽籽、萊姆。

- **女性生殖系統**：針對經痛，可以考慮搭配泰國蔘薑、歐白芷、粉紅胡椒。

- **皮膚系統**：針對皮癬菌和皮膚表面感染（非黏膜感染），可以搭配泰國蔘薑、胡蘿蔔籽、鼠尾草CT 1,8-桉油醇、天竺葵、檸檬香茅。

- **情緒心理**：如想增進警覺性、戰勝心理疲勞，可以考慮搭配迷迭香、黑胡椒、檸檬、萊姆；如想增進整體健康、改善憂鬱，可以搭配芫荽籽、荳蔻和玫瑰。

- **能量層面**：在古時，茴香意味延年益壽、力量與勇氣，可以幫助增進視察力、避開惡魔之眼。

- **延伸用法**：也可以考慮使用其他「茴香類」精油，例如：洋茴香（anise，*Pimpinella anisum*，取自種籽）和八角茴香（star anise，*Illicium verum*，取自乾燥的果實），不過這些茴香類精油和甜茴香一樣都需要小心使用，原因是其中含有高濃度的洋茴香腦，此外還含有甲基醚蔞葉酚。

注意事項： 甜茴香、洋茴香和八角茴香精油都有可能干擾藥物效果（抗糖尿病、利尿與抗凝血劑）。此外，也應避免在以下情況使用：懷孕、哺乳、子宮內膜異位、雌激素依賴性癌症、出血性疾病、幼兒與嬰兒。請向你的精油供應商確認其中的甲基醚蔞葉酚含量；如果含量在 5% 以內，外用的濃度建議在 1.5–2.0% 之間。

冷杉 Fir

膠冷杉（*Abies balsamea*）、巨杉（*A. grandis*）、韓國冷杉（*A. koreana*）、西伯利亞冷杉（*A. siberica*）、日本冷杉（*A. sachalinensis*）和歐洲冷杉（*A. alba*）；取自幼嫩的枝芽和針葉，有時也從毬果萃取；以蒸氣蒸餾法萃取精油。

松　科	
氣　味	一般來說，冷杉類精油有一種清新、典型的松杉香氣，有時也會帶有一點檸檬氣息，不過沒有松或杜松的樹脂底調；各種冷杉的氣味仍有細緻的差別，舉例來說，西伯利亞冷杉的氣味是清新、甜美的松杉味，加上微微的香脂和柑橘氣息；巨杉則有橙一般的香調；膠冷杉的氣味是甜美的香脂味，如同身處森林一般，帶有果香；歐洲冷杉則是甜美、飽滿的香脂氣味
成　分	成分因品種而有差異；其中典型的成分包括α-和β-蒎烯、乙酸龍腦酯、樟烯、右旋檸檬烯、β-月桂烯、δ3-蒈烯和β-水茴香萜。 **西伯利亞冷杉**：乙酸龍腦酯（31%）、樟烯（24%）。 **日本冷杉**：乙酸龍腦酯（30%）、樟烯（18–19%）。 **膠冷杉**：β-蒎烯（含量可達56%）、乙酸龍腦酯（5–16%）。 **歐洲冷杉**：乙酸龍腦酯（30%）、樟烯（20%）、δ3-蒈烯（14%）、三環萜（tricyclene，13%）、右旋-檸檬烯（7.5%），此外α-蒎烯、β-丁香油烴、β-水茴香萜和α-萜品烯的含量較低，大約占1.0–5.0%左右。

主要功效	止痛、消炎、抗氧化、抗微生物（某些品種）、抗焦慮。
使用建議	肌肉骨骼系統；呼吸系統；皮膚系統；增進整體健康；情緒心理；能量層面。

調和建議與延伸用法：

- **肌肉骨骼系統**：針對發炎、疼痛與風濕症，可以考慮搭配富含乙酸龍腦酯的加拿大鐵杉和各種雲杉（黑、紅或白雲杉）；或是考慮蘇格蘭赤松、迷迭香、穗花薰衣草、醒目薰衣草，也可以搭配白松香、黑醋栗花苞、佛手柑、檸檬。

- **呼吸系統**：針對發炎、咳嗽和預防感染，可以搭配富含乙酸龍腦酯的加拿大鐵杉和各種雲杉（黑、紅或白雲杉）、勞丹脂、岩玫瑰、迷迭香、百里香、希臘鼠尾草、藍膠尤加利、絲柏、長胡椒，也可以考慮沼澤茶樹（第2型）、芳枸葉、髯花杜鵑。

- **皮膚系統**：針對青春痘和皮膚發炎，可以考慮以韓國冷杉搭配日本柳杉、黎巴嫩雪松、迷迭香、香脂楊。

- **情緒心理**：如想處理焦慮、預防心理疲乏、帶來放鬆的效果，可以考慮搭配加拿大鐵杉、道格拉斯杉、羅漢柏、杜松果、乳香、迷迭香、檸檬、黑胡椒。

- **能量層面**：加拿大鐵杉、雲杉和冷杉類精油，經常在傳統儀式中被用來維持靈性與身體健康。先人認為這些松杉類植物和它們的精油能帶來力量、復原力、清晰、目標與幸福；這些精油也特別適合用來處理肺部、關節與肌肉的問題，通常會用來處理呼吸系統的不適，以及風濕症和關節炎。

乳香 Frankincense(olibanum)

東非乳香（*Boswellia carterii*）或神聖乳香（*B. sacra*）、印度乳香（*B. serrata*）、蘇丹乳香（*B. papyrifera*）；取自樹脂；以蒸氣蒸餾法萃取精油。

橄 欖 科	
氣　　味	萜烯類的氣味，檸檬、木質、香料般的氣味、接近香脂的氣味。
成　　分	成分可能因來源而不同，東非乳香和神聖乳香的典型成分為α-蒎烯（20–50%）、α-水茴香萜（微量–40%）、右旋檸檬烯（5–22%）、β-月桂烯（微量–20%）、β-蒎烯（微量–10%）、對傘花烴（微量s–15%）、β-丁香油烴（2–10%），以及許多其他成分，包括萜品烯-4-醇、檜烯、沉香醇、乙酸龍腦酯、δ3-蒈烯、δ-杜松烯、樟烯、α-丁香油烴等。

主要功效	消炎、抗關節炎、抗氧化、抗增生、致使細胞凋亡、抗細菌、抗真菌、平衡和諧,且有強化認知能力的可能性。
使用建議	肌肉骨骼系統;呼吸系統(傳統用法);皮膚系統(傳統用法);增進整體健康;情緒心理;能量層面。

調和建議與延伸用法:

- **肌肉骨骼系統**:針對發炎和關節疼痛,可以考慮搭配膠冷杉、韓國冷杉、蘇格蘭赤松、絲柏、杜松果、甜馬鬱蘭、薰衣草、芫荽籽、肉桂葉、丁香花苞、薑、佛手柑、檸檬、橘(桔)、沒藥、黑胡椒、粉紅胡椒、茉莉、金合歡原精。

- **呼吸系統**:如果要幫助呼吸、支持呼吸系統,可以考慮搭配玫瑰和荳蔻,或是使用薑、芳枸葉、沼澤茶樹(第2型)或長胡椒。

- **皮膚系統**:針對發炎或是皮膚防護,可以考慮搭配佛手柑、茉莉、玫瑰、沒藥、粉紅胡椒,或是搭配紫羅蘭葉、白松香與黑醋栗花苞。

- **增進整體健康**:如果想增進健康、保養身體、支持免疫,可以考慮搭配熏陸香、紅沒藥和沒藥;也可以考慮丁香花苞、廣藿香、檸檬香茅、茉莉、金合歡原精。

- **情緒心理**:如果想提振情緒、增強認知能力,可以考慮搭配佛手柑、萊姆、葡萄柚、青檸果、芫荽籽、杜松果、薰衣鼠尾草、西伯利亞冷杉、羅漢柏、水仙、緬梔花、玫瑰、依蘭、檀香。

- **能量層面**:乳香是最原始的焚香,具有影響精神的特質;古希臘哲學家畢達哥拉斯(Pythagoras)就曾用乳香來幫助自己的預言能力。於是,焚香對於精神層面的影響,例如:提升直覺與洞察力等跨文化的觀察,就開始被研究者以神經生理學的角度加以解釋。在11世紀首次以蒸餾法蒸餾出精油的阿拉伯醫師阿維森納(Avicenna)就曾經用乳香來「強化智慧與理解力」,而17世紀的草藥學家卡爾佩伯(Culpeper)則認為乳香有助於改善憂鬱、記憶力不良,並且能強化神經。從芳香能量學的角度來看,乳香橫跨了四個主要的香氣類別──香料味、甜香味、木質味和青草味;其中香料般辛辣的元素有振奮和清明的效果,而甜美、木質和青草的元素則能帶來安撫、紮根與平衡的效果。因此,乳香的氣味能創造一種動態的平衡,不過最終的平衡效果是來自甜美和青草的香調。

✿ 天竺葵 Geranium

波旁天竺葵（*Pelargonium×asperum*）、玫瑰天竺葵（*P. roseum*，是*P. capitatum×P. radens*的雜交種），以及*P. capitatum*、*P. radens*、*P. odoratissimum*等品種；取自葉片；以蒸氣蒸餾法萃取精油。

牻牛兒科	
氣　味	根據品種和產地而有所不同。 來自留尼旺島（古稱波旁）的精油（玫瑰天竺葵）有清新、像玫瑰般的氣味，並且微微帶有藥草、青草、蔬菜和像薄荷一樣的香氣。 來自摩洛哥的精油氣味甜美、有玫瑰和藥草的香氣。 來自埃及的精油和摩洛哥的精油氣味相似。 來自中國的精油品質差異比較大，這是因為蒸餾方式不同，而且經過栽培後也出現許多變種的品種。不過一般來說，比起留尼旺島的精油，中國產的精油氣味比較衝，但是會有更強的檸檬、玫瑰、甜味與藥草味。
成　分	典型產自留尼旺島的玫瑰天竺葵含有香茅醇（20–48%）、牻牛兒醇（含量可達30%）、左旋沉香醇（含量可達15%）、異薄荷酮（含量可達10%）、γ-桉葉醇（γ-eudesmol，含量可達8%），以及許多其他成分，包括牻牛兒酯、薄荷酮、β-月桂烯、β-丁香油烴和順式玫瑰氧化物（cis-roseoxide）等。
主要功效	止痛、消炎、降低血壓、血管舒張、抗真菌（包括酵母菌）、抗細菌、抗焦慮、抗憂鬱。
使用建議	肌肉骨骼系統（發炎、疼痛、水腫）；皮膚系統（發炎、疼痛、感染）；情緒心理（壓力、緊張、焦慮、憂鬱）；能量層面。

調和建議與延伸用法：

- **肌肉骨骼系統**：針對伴隨著水腫的發炎情況，可以搭配佛手薄荷、薰衣草、快樂鼠尾草、百里香、胡椒薄荷、永久花、香蜂草、檸檬香茅、日本柚子、長胡椒、粉紅胡椒。

- **皮膚系統**：針對發炎、疼痛、軟組織損傷和瘀傷，可以搭配薰衣草、永久花、羅勒、佛手柑、黎巴嫩雪松、維吉尼亞香柏、杜松果、玫瑰、廣藿香；如要預防細菌感染，可以搭配茶樹，並考慮黑醋栗花苞、迷迭香、快樂鼠尾草、芫荽籽、韓國冷杉、青檸葉、檸檬香桃木；如要對抗皮癬菌，可以考慮薩丁尼亞鼠尾草、胡蘿蔔籽、甜茴香、檸檬香茅、泰國蔘薑、粉紅胡椒。

- **情緒心理**：針對壓力、焦慮和憂鬱等情況，可以考慮搭配道格拉斯杉、膠冷杉、巨杉、甜橙、日本柚子、佛手柑、佛手薄荷、快樂鼠尾草、茉莉、依蘭、玫瑰、檀香、廣藿香。

- **能量層面**：天竺葵通常意味著平衡與創造力。

- **延伸用法**：除了香氣上的差別之外，各種天竺葵精油的作用和使用建議其實很接近。如果可能的話，請選擇在香氣上最能和你配方中其他精油搭配的天竺葵精油。舉例來說，可以用來自中國的天竺葵精油來搭配富含檸檬醛或香茅醛的精油，用埃及或摩洛哥產的天竺葵精油搭配草本類精油，而產自留尼旺島的天竺葵精油則適合搭配花香、草本、青草類或帶薄荷味的精油。

✿ 薑 Ginger

Zingiber offcinale；取自未去皮的乾燥根莖，研磨成粉後萃取；以蒸氣蒸餾法萃取精油。

薑 科	
氣　　味	一種帶點檸檬氣味的香料味前調，中調是溫暖的香料氣味加上木質味，揮發之後留下香料、香脂般的香氣。
成　　分	薑烯（38–40%）、芳香薑黃烯（ar-curcumene，17%）、β-倍半水茴香萜（7%）、樟烯（5%）、β-水茴香萜、龍腦、1,8-桉油醇、α-蒎烯、β-欖香脂烯以及其他成分；有時也含有金合歡烯。
主要功效	止痛、消炎、止吐、抗痙攣、抗氧化、抗腫瘤、激勵免疫、解充血、支氣管擴張、活化激勵、激發動機。
使用建議	肌肉骨骼系統（疼痛和發炎、骨性關節炎）；消化系統（噁心、絞痛）；增進整體健康；免疫系統；呼吸系統（充血/阻塞、支氣管收縮）；情緒心理（疲勞、倦怠、漠不關心）；能量層面。

調和建議與延伸用法：

- **肌肉骨骼系統**：針對疼痛和發炎，可以考慮搭配薰衣草、迷迭香、天竺葵、檸檬香茅、山雞椒、日本柚子、佛手柑、大西洋雪松、薑黃、大高良薑、黑胡椒、長胡椒、粉紅胡椒；針對骨性關節炎，可以考慮加上泰國蔘薑一起使用。

- **消化系統**：噁心想吐時，可以直接吸聞薑；針對腸胃絞痛，可以考慮搭配甜茴香、甜馬鬱蘭、綠薄荷、胡椒薄荷、莫吉托薄荷、芫荽籽、大高良薑、萊姆。

- **呼吸系統**：針對充血/阻塞、發炎與支氣管收縮等情況，可以考慮搭配泰國蔘薑、大高良薑、荳蔻、甜茴香、黑種草籽、髯花杜鵑、甜馬鬱蘭、迷迭香、長胡椒、日本柚子、露兜花、玫瑰原精。

- **免疫系統**：如想增強免疫，可以考慮搭配薑黃、丁香花苞、乳香、檸檬香茅、廣藿香。

- **增進整體健康**：可以考慮搭配歐白芷、黑種草籽、乳香、佛手柑、葡萄柚、柚子、玫瑰草、大高良薑、薑黃、香脂楊、莎草、廣藿香、依蘭、野薑花根。

- **情緒心理**：針對疲勞、倦怠、被消耗殆盡的感覺，以及缺乏方向感、清晰感等情況，可以考慮搭配乳香、芫荽籽、萊姆、葡萄柚、甜橙；或是搭配玫瑰、茉莉、黃玉蘭、野薑花原精。

- **能量層面**：薑精油的氣味可以支持意志、帶來清晰的覺知；它對於失去動機、漠不關心、猶豫不決和感覺無法融入等情況，都能帶來助益。

- **延伸用法**：我們可以用薑精油加上黑胡椒和長胡椒，來調製一個芳療版本的 Trikatu（這是阿育吠陀療法中的一個藥方，用來增強消化之火，處理感冒和發燒等症狀，也可以舒緩呼吸系統的充血、阻塞等現象）。也可以用薑加上野薑花根（*Hedychium spicatum*，取自根莖）和野薑花（*H. coronarium*，取自花朵）一起擴香，創造一個放鬆的氛圍。也可以考慮使用大高良薑（*Alpinia galanga*），可以和薑一起使用，它可以做為薑的替代用油，處理跟肌肉骨骼系統及呼吸系統有關的問題。

葡萄柚 Grapefruit

Citrus×paradisi；取自果皮；以冷壓法萃取精油。

芸香科	
氣　味	前調是鮮明的柑橘氣味，中調為甜美、清新、柑橘類的氣味，是一種接近橙的氣味，不過有「葡萄柚」獨一無二的香氣。這是因為葡萄柚中含有一種微量成分，也就是叫做諾卡酮（nootkatone，也叫做圓柚酮）的含硫化合物。
成　分	右旋-檸檬烯（含量可達95%），以及β-月桂烯、α-蒎烯、檜烯、右旋沉香醇、牻牛兒醇和諾卡酮（微量–1%）。
主要功效	鎮痛、消炎（抑制5-LOX）、抗氧化、保護肝臟（可能）、抑制癌症（以上作用都是根據其中大量的右旋-檸檬烯所做的推斷）、活化激勵、抗焦慮。
使用建議	肌肉骨骼系統（疼痛和發炎）；增進整體健康；情緒心理（倦怠、焦慮和憂鬱）。

- **肌肉骨骼系統**：針對肌肉緊繃、壓力、疼痛、發炎，可以考慮搭配佛手柑、羅勒、醒目薰衣草、迷迭香、甜茴香、荳蔻、黑胡椒、長胡椒、粉紅胡椒、泰國蔘薑、薑。

- **增進整體健康**：可以考慮搭配柚子、玫瑰草、黑胡椒、薑、薑黃、廣藿香。

- **情緒心理**：針對倦怠、情緒低落和焦慮等情況，可以考慮搭配檸檬、佛手柑、柚子、枸櫞、天竺葵、迷迭香、杜松果、薑、粉紅胡椒、黑胡椒。

- **延伸用法**：葡萄柚這種「香調」，在調香上比較棘手；雖然來自果皮的葡萄柚精油的主要成分是右旋-檸檬烯，但真正賦予葡萄柚這種獨特香氣的成分，是諾卡酮（這是一種結構為萜烯基環己醇〔terpenylcyclohexanol〕、有異構物形式的單萜酮成分）以及微量的含硫化合物。一般來說，會比較推薦使用黃色葡萄柚，而不是粉紅葡萄柚或紅色葡萄柚等品種，原因是黃色葡萄柚的諾卡酮含量較高；不過無論如何，香氣的偏好還是關乎個人喜好。

🌸 加拿大鐵杉 Hemlock

Tsuga canadensis；取自針葉和細枝；以蒸氣蒸餾法萃取精油。

松　　科	
氣　　味	乾淨、甜美的松杉氣味，帶有一絲松樹、綠葉和泥土的氣息，完全沒有任何刺鼻、衝腦或類似消毒劑的味道。
成　　分	乙酸龍腦酯（41–43%）、α-蒎烯（13%）、樟烯（8%），以及β-蒎烯、β-月桂烯、α-和β-水茴香萜、聚傘花烴（ortho-cymene）、右旋-檸檬烯、順式羅勒烯、龍腦、胡椒酮、β-丁香油烴、α-葎草烯、γ-和δ-杜松烯（均不達5%）和其他成分。
主要功效	止痛、鎮痛、消炎、止咳、袪痰、放鬆。
使用建議	肌肉骨骼系統（發炎和疼痛）；呼吸系統（充血／阻塞、咳嗽）；情緒心理（壓力、緊張、專注）；能量層面（力量、復原力、清晰、意志）。

📋 **調和建議與延伸用法：**

- **肌肉骨骼系統**：針對疼痛、發炎、肌肉緊繃和疲勞等情況，可以考慮搭配富含乙酸龍腦酯的冷杉類或雲杉類；此外，也可以搭配道格拉斯杉、蘇格蘭赤松、

迷迭香CT乙酸龍腦酯或CT月桂烯、穗花薰衣草、一枝黃花、白松香、黑醋栗花苞、佛手柑、檸檬。

- **呼吸系統**：針對咳嗽或充血、阻塞的情況，可以考慮搭配富含乙酸龍腦酯的冷杉類、雲杉類、土木香、一枝黃花、纈草；或是絲柏、迷迭香CT乙酸龍腦酯或桉油醇迷迭香、百里香、勞丹脂、岩玫瑰、長胡椒、髯花杜鵑。

- **情緒心理**：針對疲勞、失去專注和集中力、緊張等情況，可以考慮搭配桉油醇迷迭香、萊姆、葡萄柚、檸檬、道格拉斯杉、膠冷杉、粉紅胡椒；如想幫助放鬆，則建議搭配薰衣草和纈草。

- **能量層面**：加拿大鐵杉、雲杉和冷杉類精油，經常在傳統儀式中被用來維持靈性與身體健康。先人認為這些松杉類植物和它們的精油能帶來力量、復原力、清晰、目標與幸福；這些精油也特別適合用來處理肺部、關節與肌肉的問題，通常會用來處理呼吸系統的不適，以及風濕症和關節炎。

- **延伸用法**：上班族在工作時（例如需要長期盯著大螢幕或電腦螢幕時），可以用加拿大鐵杉精油擴香，來增進專注力，或者也可以加上道格拉斯杉一起擴香，讓思緒更清晰。

✿ 永久花 Immortelle

Helichrysum angustifolium 或 *H. italicum subsp. italicum*；取自開花的植株頂部；以蒸氣蒸餾法萃取精油。

菊 科	
氣 味	強勁、飽滿、甜美的氣味，像蜂蜜、水果和茶一樣，揮發之後留下溫暖的藥草香氣。
成 分	乙酸橙花酯（35–40%）、γ-薑黃烯（6–13%），此外也可能含有比例不一的α-蒎烯（微量–20%）、右旋檸檬烯（3–10%）、芳香薑黃烯（微量–12%）、義大利酮（含量可達8%），以及右旋沉香醇、橙花醇和其他成分。
主要功效	止痛、消炎、抗細菌（葡萄球菌與鏈球菌）、傷口癒合、消血腫。
使用建議	肌肉骨骼系統（疼痛和發炎）；皮膚與軟組織（發炎、疼痛、軟組織損傷、瘀傷）。

🧴 調和建議與延伸用法：

- **肌肉骨骼系統**：針對疼痛和發炎，包括關節炎等情況，可以考慮搭配薰衣草、天竺葵、一枝黃花、蛇麻草、薑、泰國蔘薑、粉紅胡椒、肉豆蔻、丁香花苞。

- **皮膚系統**：針對發炎、疼痛、軟組織損傷、瘀傷，可以搭配薰衣草、甜馬鬱蘭、佛手柑、黎巴嫩雪松、維吉尼亞香柏、土木香、玫瑰、橙花原精、廣藿香、粉紅胡椒；如想預防感染，可以考慮搭配髯花杜鵑和黑醋栗花苞；此外，也可以搭配能幫助皮膚再生的基底油（例如玫瑰果油）針對過敏反應，可以考慮搭配茶樹和德國洋甘菊。

- **延伸用法**：乙酸橙花酯作為精油主要成分的情況並不常見，不過它卻被認為是為永久花帶來紓解疼痛與消炎等作用的一大功臣；如想增強乙酸橙花酯的效用，可以視情況考慮葫蘆巴（Fenugreek，含有15%的乙酸橙花酯），或是香蜂草（含量可達4%）、橙花原精（含量可達4%）和苦橙葉（2-3%）等精油。

🌸 茉莉 Jasmine

大花茉莉（*Jasminum grandiflorum*）、小花茉莉（*J. sambac*）、星星茉莉（*J. auriculatum*）以及其他品種；取自花朵；以溶劑萃取法取得原精，市面上也能找到用超臨界CO_2方式萃取的商品。

木 樨 科	
氣 味	產自法國的大花茉莉：使人暈陶、強勁、擴散性強，飽滿、濃重、溫暖的花香（茉莉獨有的氣味），富含吲哚氣味，有像水果、動物、蠟、香料、茶一般的青嫩香調。
	產自印度的小花茉莉：甜美、細緻、清新、輕盈的前調，中調則使人暈陶、強勁、擴散性強，有飽滿的吲哚花香（茉莉香氣），加上像百合、茶、水果一樣的青嫩香調。
成 分	**大花茉莉**：乙酸苄酯（15-25%）、苯甲酸苄酯（8-20%），加上右旋-沉香醇、吲哚（含量可達4%）、順式素馨酮（cis-jasmone，含量可達4%）等成分。
	小花茉莉：α-金合歡烯、吲哚（含量可達14%）、右旋-沉香醇（含量可達15%）、鄰氨基苯甲酸甲酯（5%）、乙酸苄酯（4-5%）、苯乙醇（2-3%），以及其他成分。
主要功效	活化激勵、抗憂鬱、放鬆、使人歡快、催情、抗氧化、抑制HLE（消炎、皮膚防護和促進再生）、抗細菌（包括痤瘡桿菌）、殺菌、消炎、促進再生、傷口癒合、抗痙攣。
使用建議	肌肉骨骼系統；女性生殖性統；皮膚系統（青春痘、內在或外在因素使然的老化、發炎、損傷）；情緒心理（憂鬱、情緒低落）；能量層面。

調和建議與延伸用法：

- **肌肉骨骼系統**：和壓力有關的肌肉緊繃與痙攣，可以考慮搭配快樂鼠尾草、羅馬洋甘菊、日本柚子、薑、黑胡椒、長胡椒、粉紅胡椒、山椒、檀香。

- **女性生殖系統**：針對經前症候群和經痛，可以考慮搭配甜茴香、泰國蔘薑、歐白芷、玫瑰、玫瑰草、粉紅胡椒。

- **皮膚系統**：如要調理青春痘，可以考慮在配方中加入白玉蘭、芫荽籽、快樂鼠尾草、泰國蔘薑和日本柚子；如要處理皮膚損傷、促進皮膚再生，可以考慮搭配黑醋栗花苞原精、玫瑰原精、絲柏、沒藥、廣藿香、檀香，並搭配使用有皮膚再生功效的基底油。

- **情緒心理**：針對情緒低落、憂鬱、自尊低落、缺乏自信和焦慮等情況，可以考慮搭配快樂鼠尾草、羅馬洋甘菊、莎草、廣藿香、檀香、芫荽籽、黑胡椒、長胡椒、粉紅胡椒、甜橙、葡萄柚、萊姆、青檸果、乳香、薑、薑黃、依蘭、露兜花、粉紅蓮花、緬梔花和黃玉蘭原精。

- **能量層面**：從古代起，芳香的茉莉花就經常被用來製作花環、作為妝點的髮飾、用在敬神等各種儀式、鋪灑在宴會場地中瀰漫香氣，以及用來洗芳香浴；南印度甚至流傳著一個民間傳說，曾經有一個國王只要張嘴笑，就能把茉莉的花香傳到遠方；茉莉被認為是一種催情劑，但也被認為有放鬆肌肉的作用，被用來助產；茉莉還被認為是最能「帶來好心情」的重要香氣之一。

- **延伸用法**：許多研究都曾經探討過茉莉的作用，上述功效不僅是根據民間的傳統用法，也有實證資料可以佐證。你或許會覺得小花茉莉的氣味比起大花茉莉更令人陶醉、吲哚味道也更重，那麼它就更適合用在放鬆、改善心情和感官層面的配方當中，而大花茉莉則適合用在護膚美容的配方中。有很多不同品種的茉莉可以進一步探索。如果想為配方增加一點吲哚氣味，也可以考慮使用紅玉蘭或黃玉蘭、橙花原精、晚香玉、野薑花或忍冬花（honeysuckle，如果能取得的話，這種原精非常少見）等花朵類原精。在印度，茉莉被用來製成香膏、身體按摩油、美髮產品和香水等商品；當地的香料商（gandhika）在社會中扮演著重要的角色。你也可以參考當地的芳香身體油調製一個屬

於你自己的版本，使用芝麻油，加上小花茉莉、芫荽籽、荳蔻、神聖羅勒、露兜花、薑黃、紅玉蘭或黃玉蘭和丁香花苞；或著也可以用古羅馬時代的香水 Iasmelaion作為靈感，調製一種芳香療法用的按摩油：用芝麻油加上大花茉莉、荳蔻、肉桂、薑黃和沒藥。

🌿 杜松果 Juniperberry

Juniperus communis；取自漿果；以蒸氣蒸餾法萃取精油。

柏　科	
氣　味	萜烯類的氣味、松杉類的氣味（接近松的味道）、樹脂味、木質味，香脂般的清新氣味。
成　分	α-蒎烯（25–55%）、檜烯（含量可達30%）、β-月桂烯（含量可達25%）、萜品烯-4-醇（含量可達18%）、左旋檸檬烯（含量可達10%），以及γ-萜品烯、δ3-蒈烯、對傘花烴、β-丁香油烴與α-萜品醇等其他成分。
主要功效	止痛、鎮痛、消炎、抑制組織胺、抗痙攣（可能）、抗微生物、抗真菌（包括皮癬菌，因為成分中含有檜烯與α-蒎烯）、抗氧化、活化激勵。
使用建議	肌肉骨骼系統（發炎、疼痛）；呼吸系統（組織胺引起的支氣管收縮和痙攣）；皮膚系統（發炎、皮癬菌）；泌尿系統（傳統用法）；情緒心理（壓力）；能量層面。

🧴 調和建議與延伸用法：

- **肌肉骨骼系統**：針對疼痛、發炎以及壓力造成的肌肉緊繃、肌肉痙攣，以及關節炎和風濕引起的疼痛，可以考慮搭配羅勒、快樂鼠尾草、薰衣草、天竺葵、迷迭香、百里香、甜馬鬱蘭、芫荽籽、甜茴香、乳香、薑、泰國蔘薑、肉豆蔻、檸檬香茅、玫瑰草、絲柏、喜馬拉雅雪松、加拿大鐵杉、樟樹CT橙花叔醇、佛手柑、黑胡椒、粉紅胡椒、長胡椒。

- **呼吸系統**：針對支氣管收縮，可以考慮搭配泰國蔘薑、薑、茶樹、甜馬鬱蘭、露兜花、黑種草籽、日本柚子、德國洋甘菊、西洋蓍草。

- **皮膚系統**：針對皮膚發炎和皮癬菌感染，可以考慮搭配薩丁尼亞鼠尾草、胡蘿蔔籽、甜茴香、檸檬香茅、玫瑰草、泰國蔘薑、粉紅胡椒。

- **能量層面**：根據民間傳統的用法，杜松可以驅趕惡靈、幫助禱告、用在各種儀式和典禮中、對自然元素的侵擾有防護作用；草藥學家相信，杜松果能修復大腦和神經，甚至可以使人重返青春。

- **延伸用法：** 杜松果精油具有活化激勵的作用，實驗顯示它能抑制大鼠的體重增加。在本人不希望的情況下增加體重，確實是個棘手的問題，不過，用杜松果加上葡萄柚（也可以加點迷迭香）來擴香，可以對希望減重的人提供一些幫助。腓尼基柏精油（取自漿果）具有消炎和傷口癒合等作用，在與皮膚相關的配方中也可以列入考慮。

露兜花 Kewda/Kewra

Pandanus odoratissimus、*P. fascicularis*；取自「花朵」（只取雄花，它的肉穗花序被包裹在長而芬芳的苞片中）；以水蒸餾法萃取精油（也叫做露兜花露〔rooh kewra〕）。

露兜樹科	
氣　　味	強勁、甜美，像百合、草葉和蜂蜜的氣味。
成　　分	成分可能因來源而不同；露兜花的主要香氣來源成分是苯乙基甲醚（phenylethyl methyl ether，65–75%）、萜品烯-4-醇（含量可達20%）、對傘花烴、α-萜品醇、γ-萜品烯；此外也可能含有苯乙醇、苯甲醇（以及衍生而來的酯類，例如：乙酸苄酯、苯甲酸苄酯和水楊酸苄酯），以及沉香醇和牻牛兒醇、乙酸沉香酯、檀香醇、癒創木醇和ω-溴苯乙烯（ω-bromstyrene）。
主要功效	鎮痛、消炎、抑制組織胺、抗痙攣、支氣管擴張（根據主要成分推斷有這樣的可能性）。
使用建議	肌肉骨骼系統（疼痛、發炎）；呼吸系統（組織胺導致的發炎和支氣管收縮、氣喘）；皮膚系統（發炎和過敏）。

調和建議與延伸用法：

- **肌肉骨骼系統：** 針對疼痛和發炎、風濕症與肌肉緊繃，可以考慮搭配神聖羅勒、甜馬鬱蘭、天竺葵、杜松果、甜茴香、喜馬拉雅雪松、丁香花苞、肉豆蔻、薑黃、乳香、白松香、莎草、檀香、廣藿香、黑醋栗花苞、萊姆、玫瑰原精、茉莉、黑胡椒、長胡椒、粉紅胡椒。

- **呼吸系統：** 針對過敏、支氣管收縮、氣喘，可以考慮搭配玫瑰原精、泰國蔘薑和檀香。

- **皮膚系統：** 針對皮膚發炎，可以考慮搭配天竺葵、玫瑰草、玫瑰原精、茉莉、乳香、廣藿香、檀香。

- **能量層面：** 露兜花一直以來都被用來製作香油、香水和乳液；此外也常被用來

製作花環與髮飾，不過在敬神儀式中不會用到露兜花，因為根據印度教的說法，露兜花曾遭到濕婆（Lord Shiva）詛咒；露兜花露（rooh kewra）要價不斐，通常被當作香水使用，不過也有藥用價值，具有抗痙攣與激勵的效果；露兜花也被用來治療頭痛和風濕症。

- **延伸用法：**可以用露兜花精油加上純正的檀香精油，來擬仿露兜attar的香氣；或是利用熱帶花朵類精油調配一種純天然的療癒系香氛，例如用緬梔花、依蘭、茉莉和黃玉蘭，加上粉紅蓮花、勞丹脂、乳香和香草；或是加上紫蘇、天竺葵、丁香花苞、粉紅胡椒、莎草和廣藿香。

🌸 真正薰衣草 True lavender

Lavandula angustifolia、*L. offcinalis*或*L. vera*（此外還包括delphinensis與fragrans等亞種）；取自開花的植株頂部；以蒸氣蒸餾法萃取精油，市面上也能買到原精。

唇形科	
氣　　味	甜美、清新、輕盈的草本香（薰衣草的香氣），加上花香味、木質味與果香等香調。
成　　分	左旋沉香醇（20–45%，含量比例根據產地而有不同；產自法國的真正薰衣草精油通常含量在30–45%左右）、乙酸沉香酯（一般來說占40–42%，不過有些精油可能不會含有這麼多，而來自法國高山的真正薰衣草含量則更高，可能占50–52%，因此會有更鮮明的果香氣味，類似「洋梨糖」、佛手柑的香調）、乙酸薰衣草酯、β-丁香油烴、萜品烯-4-醇、β-羅勒烯與其它成分（可向精油商確認精油成分）；薰衣草原精的成分則主要是乙酸沉香酯（45%）、沉香醇（30%）以及其他成分。
主要功效	止痛、鎮痛、消炎、抗氧化、抗微生物、抗焦慮。
使用建議	肌肉骨骼系統（疼痛和發炎）；女性生殖系統（經痛）；循環系統 （動脈硬化）；免疫系統（支持免疫）；皮膚系統（發炎、過敏、感染）；情緒心理（焦慮和相應的身體症狀、失眠）；能量層面。

🗒 調和建議與延伸用法：

- **肌肉骨骼系統：**針對疼痛和發炎，包括關節方面的問題，可以考慮搭配佛手柑、佛手薄荷、天竺葵、快樂鼠尾草、甜羅勒、迷迭香、百里香、甜馬鬱蘭、一枝黃花、杜松果、乳香、芫荽籽、甜茴香、肉豆蔻、薑、泰國蔘薑、檸檬香茅、玫瑰草、絲柏、喜馬拉雅雪松、加拿大鐵杉、樟樹CT橙花叔醇、丁香花苞、神聖羅勒、肉桂葉、黑胡椒、長胡椒、粉紅胡椒。

- **女性生殖系統**：處理經痛問題，可以用真正薰衣草加上快樂鼠尾草和甜馬鬱蘭（比例2：1：1，濃度3%，塗擦在腹部）；此外也可以考慮甜茴香和泰國蔘薑。

- **循環系統**：針對動脈硬化，可以用薰衣草搭配蜂香薄荷或佛手柑、橘（桔）和檸檬、熏陸香、丁香花苞、百里香、矮松（有可能刺激皮膚，所以建議用擴香的方式使用），以及茶樹。

- **免疫系統**：如想支持免疫，可以用薰衣草加上甜馬鬱蘭和絲柏（3：2：1）；或是考慮搭配丁香花苞、神聖羅勒、薑、檸檬香茅、玫瑰草。

- **皮膚系統**：可以考慮搭配髯花杜鵑、佛手柑、天竺葵、番石榴葉、廣藿香等精油；對於感染造成的發炎或皮膚創傷，可以搭配永久花和玫瑰果浸泡油；針對過敏造成的發炎，可以搭配德國洋甘菊或綠花白千層；針對皮膚感染，可以搭配茶樹以及（或）西班牙百里香（*Thymus zygis*）的各種栽培種（包括真菌造成的感染，不過對MRSA可能比較沒有效果）；針對白色念珠菌造成的表面皮膚感染，可以用薰衣草加上絲柏，或是薰衣草加山雞椒（比例都是1：1）；如想對抗白色念珠菌和金黃色葡萄球菌，可以按1：1的比例用薰衣草搭配胡蘿蔔籽、維吉尼亞香柏、肉桂或是甜橙。

- **情緒心理**：針對焦慮和失眠等情況，可以考慮搭配佛手柑、快樂鼠尾草、乳香和依蘭，也可以考慮加上玫瑰和天竺葵，或是冷杉和岩蘭草。

- **能量層面**：薰衣草的能量能直接對應到胸部與心臟，有平撫、清涼、淨化的作用，能逐漸為心靈注入平靜、逐漸接受，使憂鬱消散。

- **延伸用法**：薰衣草原精的主要成分也是乙酸沉香酯（45%）和左旋沉香醇（28%），此外還有香豆素（4-5%）和其他成分；它的香氣可能比精油更接近植物本身的氣味，可以透過吸聞的方式影響心理層面。也可以考慮使用醒目薰衣草，它同樣有鎮痛和抗焦慮的效果。醒目薰衣草主要有三個品種：雅碧拉（Abrialis）、葛羅索（Grosso）和超級醒目薰衣草（Super）；如果正在使用抗凝血劑，或是患有出血性疾病，請謹慎使用。穗花薰衣草（*L. latifolia*）並不含有乙酸沉香酯，處理焦慮情況時，乙酸沉香酯能和沉香醇發揮協同效果，因此如果想達到抗焦慮的目的，比較不適合使用穗花薰衣草。頭狀薰衣草（*L.*

stoechas）的主要成分是樟腦、右旋小茴香酮和1,8-桉油醇，其中只含有少量的左旋沉香醇（2%），而且通常也不含乙酸沉香酯，因此頭狀薰衣草並不適合用來取代真正薰衣草。

🌿 檸檬 Lemon

Citrus×limon、*C. limonum*；取自果皮；以冷壓法萃取精油。

芸香科	
氣　　味	清新、鮮明的柑橘前調，加上甜美、清新的檸檬味中調，味道並不持久，也不深厚。
成　　分	右旋檸檬烯（含量可達76%）、β-蒎烯（15%）、γ-萜品烯（12–13%）、α-萜品醇（8%），以及牻牛兒醛、α-蒎烯、對傘花烴、檜烯、β-月桂烯等成分；含有微量具光敏性的非揮發性成分，例如氧化前胡素（oxypeucedanin）、佛手柑素和佛手柑內酯。
主要功效	消炎（能抑制TFN-α）、抗氧化、LDL 抗氧化（γ-萜品烯）、抗乙醯膽鹼酵素劑（增強認知能力）、活化激勵、抗憂鬱。
使用建議	肌肉骨骼系統（發炎）；情緒心理（認知、憂鬱）。

📝 調和建議與延伸用法：

- **肌肉骨骼系統**：針對發炎的情況，可以考慮搭配薰衣草、天竺葵、日本柚子、泰國蔘薑、薑、乳香、黑胡椒、山椒、粉紅胡椒、廣藿香。

- **情緒心理**：針對認知功能受損，可以搭配泰國蔘薑、水仙和富含萜品烯-4-醇的精油（甜馬鬱蘭、露兜花、杜松果）；也可以考慮百里香、迷迭香、薰衣鼠尾草、芫荽籽、甜茴香；針對低落的情緒或憂鬱，可以考慮搭配枸櫞、青檸果、佛手柑、葡萄柚、快樂鼠尾草、天竺葵、乳香、芫荽籽、薑、薑黃、韓國冷杉、黑胡椒、粉紅胡椒、茉莉、黃玉蘭、桂花、依蘭、廣藿香、檀香。

- **延伸用法**：檸檬的氣味並不持久，當想用它來調製一種具療癒效果的香氛，可以加上枸櫞或日本柚子，來加強柑橘的氣味，或是搭配山雞椒與山椒，使檸檬香調成為香氣的主軸；此外請記得，檸檬是有光敏性的。

🌿 香蜂草 Lemonbalm

Melissa offcinalis；取自葉片；以蒸氣蒸餾法萃取精油。

唇 形 科	
氣　　味	柑橘、草本的前調，中調是草本氣味。
成　　分	成分可能因來源而不同、主要成分為檸檬醛（含量可達64%）包括牻牛兒醛（可達38%）以及橙花醛（可達26%），此外還有β-丁香油烴（可達20%）、香茅醛（可達14%），以及許多其他成分，包括牻牛兒醇、β-羅勒烯和乙酸橙花酯（可達4%）。
主要功效	消炎、止痛、抗痙攣、抗病毒、抗癌、鎮定、助眠。
使用建議	肌肉骨骼系統（疼痛、發炎、肌肉緊繃）；皮膚系統（過敏、搔癢、發炎）；增進整體健康；情緒心理（壓力、緊張、不安、焦慮、失眠）；能量層面（增強認知）。

調和建議與延伸用法：

- **肌肉骨骼系統**：針對肌肉緊繃、疼痛和發炎，可以考慮搭配薰衣草、快樂鼠尾草、佛手薄荷、一枝黃花、蛇麻草、天竺葵、永久花、山椒、粉紅胡椒。

- **皮膚系統**：針對過敏、搔癢和發炎，可以考慮搭配薰衣草、檸檬香茅、玫瑰草、永久花、德國洋甘菊、賈巴拉柑橘（jabara）、檀香。

- **增進整體健康**：可以考慮搭配玫瑰草、檸檬香茅、薑、泰國蔘薑、廣藿香。

- **情緒心理**：針對不安、壓力、焦慮、失眠等情況，可以考慮搭配薰衣草、穗甘松、廣藿香、乳香、水仙、玫瑰、橙花、白馬鞭草、甜橙。

- **能量層面**：香蜂草在古希臘和古羅馬時代就享有盛名；羅馬時代的博物學家普林尼（Pliny）和醫師迪奧科里斯（Dioscorides）都認為香蜂草有助於傷口癒合，並且能抑制發炎情況。早期的草藥學家都稱它為「balm」（芳香、療癒之意），並相當重視它對神經系統性疾病的作用；草藥學家約翰・艾佛林（John Evelyn）曾言：「香蜂草掌握了大腦的主宰權，除了能強化記憶力，驅趕憂鬱的效用也是一流。」他還提到，將香蜂草浸在酒液中，便能「平撫心靈、掃除憂鬱和悲傷」（Grieve 1992、p.76）；因此可以說，香蜂草對於增強認知功能和提振心靈能量都有卓著的功效。

🌸 檸檬香茅 Lemongrass

西印度檸檬香茅（*Cymbopogon citratus*）、東印度檸檬香茅（*C. flexuosus*）；取自像草一樣的葉片；以蒸氣蒸餾法萃取精油。

禾 本 科	
氣　　味	持久、強烈的檸檬味草本香氣，揮發後依然有油質感，且維持著草本的氣味。
成　　分	根據類型的不同，成分也不同： **西印度檸檬香茅**：牻牛兒醛（45–55%）、橙花醛（30–36%）、乙酸牻牛兒酯（含量可達4%）、牻牛兒醇（含量可達4%）、檸檬烯（含量可達4%）以及丁香油烴氧化物、6-methyl-5-hepten-2-one和左旋-沉香醇。 **東印度檸檬香茅**：牻牛兒醛（37–60%）、橙花醛（25–35%）、β-月桂烯（5–20%）、牻牛兒醇（含量可達7%）、檸檬烯氧化物（含量可達7%）、1,8-桉油醇（含量可達3%），加上6-methyl-5-hepten-2-one、乙酸牻牛兒酯和左旋-沉香醇。
主要功效	止痛、鎮痛、抗癌（致使細胞凋亡、抗增生、化學預防）、激勵免疫（起到防護作用）、抗過敏、消炎、抗真菌、抗焦慮、鎮定。
使用建議	肌肉骨骼系統（疼痛、發炎、壓力造成的肌肉緊繃）；增進整體健康； 皮膚系統（發炎、過敏、青春痘、皮癬菌感染）；情緒心理（焦慮、壓力、失眠）。

調和建議與延伸用法：

- **肌肉骨骼系統**：針對疼痛和發炎、壓力、肌肉緊繃，可以考慮搭配玫瑰草、薑、泰國蔘薑、薑黃、大高良薑、肉豆蔻、丁香花苞、芫荽籽、山椒、粉紅胡椒、長胡椒、黑胡椒、羅勒、薰衣草、天竺葵、乳香、杜松果、青檸葉和青檸果、莎草、廣藿香、檀香。

- **增進整體健康**：可以考慮搭配萊姆、柚子、日本柚子、桔葉、玫瑰草、薑、泰國蔘薑、薑黃、大高良薑、肉豆蔻、丁香花苞、山椒、粉紅胡椒、羅勒、薰衣草、紫蘇、熏陸香、乳香、杜松果、廣藿香、檀香。

- **皮膚系統**：針對過敏和發炎，可以考慮黑醋栗花苞、羅勒、薰衣草、天竺葵、玫瑰、永久花、維吉尼亞香柏、檀香、大麻、廣藿香、岩蘭草；如想對抗皮癬菌，可以考慮泰國蔘薑、胡蘿蔔籽、甜茴香、粉紅胡椒、薩丁尼亞鼠尾草； 如要調理青春痘，可以考慮快樂鼠尾草、青檸葉、番石榴葉、泰國蔘薑、芫荽籽、茉莉、白玉蘭。

- **情緒心理**：針對焦慮、失眠、壓力等情況，可以考慮搭配萊姆、薰衣草、玫瑰、依蘭、緬梔花、乳香、廣藿香、檀香、歐白芷、穗甘松、岩蘭草。

🌸 萊姆 Lime

*Citrus aurantifolia*或*C. medica var. acida*；取自果皮；以蒸氣蒸餾法萃取精油（有時也會見到以冷壓法萃取的精油）。

芸 香 科	
氣　　味	前調是清新、突出的萜烯類香氣，加上甜美、水果味的柑橘氣味，明確的萊姆特色氣味。
成　　分	成分可能因來源而不同。主要是右旋-檸檬烯（含量可達50%），此外可能出現1,8-桉油醇、α-萜品醇、γ-萜品烯、萜品油烯（以上各成分的含量，最高約在10%左右），再加上對傘花烴、萜品烯-4-醇、α-萜品烯、α-和β-蒎烯、龍腦和其他成分。
主要功效	抗痙攣、血管舒張（可能）、抗增生、抗焦慮。
使用建議	肌肉骨骼系統（肌肉緊繃）；消化系統（絞痛、痙攣）；循環系統（高血壓）；增進整體健康（LDL抗氧化、抗動脈硬化症）；情緒心理（焦慮和壓力）；能量層面。

🧴 調和建議與延伸用法：

- **肌肉骨骼系統**：針對肌肉緊繃和痙攣，可以考慮搭配羅勒、神聖羅勒、芫荽籽、薑、泰國蔘薑、茉莉、莎草、岩蘭草、粉紅胡椒。

- **消化系統**：針對腹部絞痛和痙攣，可以考慮搭配香蜂草、綠薄荷、百里香、芫荽籽、甜茴香、薑、粉紅胡椒。

- **循環系統**：針對高血壓，可以考慮搭配佛手柑、甜馬鬱蘭、天竺葵、玫瑰、丁香花苞。

- **增進整體健康**：可以考慮搭配日本柚子、薑、薑黃、檸檬香茅、香蜂草、乳香、熏陸香、廣藿香。

- **情緒心理**：針對壓力、緊張和焦慮，可以考慮搭配緬梔花、依蘭、芫荽籽、黑胡椒、薑、白馬鞭草、椴花、日本柚子、甜橙、葡萄柚、黑胡椒、乳香、勞丹脂、岩蘭草、廣藿香、檀香。

- **能量層面**：在阿育吠陀療法中，萊姆是一種多功能的萬能藥材；它的味道酸、苦，有收斂止血和清涼的效果，甚至認為沒有任何一種疾病是這個水果無法治療的。

- **延伸用法**：也可以用其他不同的萊姆品種來取代，例如帶有檸檬香氣的甜萊

姆（sweet lime，*C. limetta*）。而澳洲手指青檸（Australian finger lime，*C. australasica*）的主要成分則是右旋-檸檬烯，加上異薄荷酮和香茅醛，這樣的成分組成在柑橘屬植物精油中是相當少見的。另外還有一種俗名叫做「佛手」或「指橼」（'Buddha's hand' 或 'fingered citron'）的柑橘類植物（*C. medica var. sarcodactylis*），它的果實氣味非常濃郁，在中國和日本被用來為室內空間和服飾添加香氣。當它的果實呈現閉合狀，看起來就像是正在合十祈禱的手掌，因此也會在佛教寺廟中作為供品。

🌸 橘（桔）Mandarin

Citrus reticulata；取自果皮；以冷壓法萃取精油。

芸香科	
氣　　味	強勁、甜美、輕柔的柑橘氣味，加上類似橙類的水果味，在極少數的情況下會出現胺類（像魚一樣）的氣味。這種胺類的氣味是來自三甲胺（trimethylamine）等含氮化合物。
成　　分	右旋檸檬烯（含量可達75%）、γ-萜品烯（含量可達23%），以及α-和β-蒎烯、β-月桂烯、對傘花烴和其他成分，例如C8、C10和C12等短鏈脂肪醛和N-甲基鄰氨基苯甲酸甲酯（methyl-N-methyl anthranilate）。
主要功效	消炎（抑制5-LOX）、LDL 抗氧化（γ-萜品烯）、抗憂鬱、安撫。
使用建議	肌肉骨骼系統（疼痛和發炎）；循環系統（抗動脈硬化）；情緒心理（壓力、緊張、情緒低落、失眠）。

🔖 調和建議與延伸用法：

- **肌肉骨骼系統**：針對壓力、肌肉緊繃與發炎等情況，可以考慮搭配薰衣草、肉豆蔻、芫荽籽、丁香花苞、黑胡椒、粉紅胡椒、山椒。

- **循環系統**：可以考慮搭配其他富含 γ-萜品烯的精油，例如：小茴香、桔葉、水仙原精、檸檬、日本柚子。

- **情緒心理**：針對情緒低落的情況，可以考慮搭配茉莉、橙花，也可以考慮芫荽籽、粉紅胡椒、山椒、快樂鼠尾草、羅馬洋甘菊。

- **延伸用法**：香水業偏好使用萃取自未成熟果實的綠橘（桔）精油；如果想調製一種具有療癒效果的個人香氛，可以考慮用綠橘（桔）作為前調中的柑橘氣味，它能為花香為主的香氣增加鮮明突出的前調氣味。也可以考慮用日本橘柑／

立花橘（Citrus tachibana）精油，這是一個和橘（桔）有關的品種，有甜美、青嫩的柑橘氣味。

🌿 甜馬鬱蘭 Marjoram, sweet

Origanum majorana、*O. hortensis*；取自開花的全株植物，乾燥後萃取；以蒸氣蒸餾法萃取精油。

唇 形 科	
氣　味	溫暖，典型的草本香氣，帶有一絲樟腦味，和木質與香料般的香調。
成　分	成分可能因來源而不同；主要包括萜品烯-4-醇（15–32%）、反式檜烯氫氧化物、乙酸沉香酯（含量可達10%），以及α-萜品醇、γ-萜品烯、檜烯、左旋沉香醇、對傘花烴等其他成分。
主要功效	止痛、消炎、抗痙攣、放鬆平滑肌、血管擴張、抑制組織胺、支氣管擴張、傷口癒合、抗焦慮、鎮定。
使用建議	肌肉骨骼系統（疼痛、發炎、肌肉緊繃、痙攣）；女性生殖系統（經痛）、循環系統（高血壓）；呼吸系統（過敏、支氣管收縮、氣喘）；皮膚系統（發炎、過敏和傷口癒合）；情緒心理（壓力、緊張、焦慮、失眠）；能量層面（滿足感）。

🧴 調和建議與延伸用法：

● **肌肉骨骼系統**：針對肌肉和關節的疼痛與發炎，以及壓力造成的肌肉緊繃、肌肉痙攣，可以考慮搭配迷迭香、薰衣草、穗花薰衣草、醒目薰衣草、羅勒、香蜂草、快樂鼠尾草、百里香、胡椒薄荷、樟樹CT橙花叔醇、絲柏、杜松果、薑、泰國蔘薑、肉豆蔻、黑胡椒、粉紅胡椒。

● **女性生殖系統**：針對經痛，可以考慮搭配羅馬洋甘菊、甜茴香、歐白芷、肉豆蔻、泰國蔘薑、粉紅胡椒。

● **循環系統**：針對高血壓，可以考慮搭配佛手柑、天竺葵、莫吉托薄荷。

● **呼吸系統**：針對支氣管收縮和過敏，可以考慮搭配玫瑰原精、泰國蔘薑、薑、長胡椒，或綠薄荷、胡椒薄荷、百里香、迷迭香、香桃木、沼澤茶樹（第2型）、加拿大鐵杉、冷杉類、雲杉類、杜松果、茶樹。

● **皮膚系統**：針對皮膚發炎或想促進傷口癒合，可以考慮搭配絲柏、黎巴嫩雪松、維吉尼亞香柏、樟樹CT橙花叔醇、杜松果、粉紅胡椒，或是香脂楊、永久

花、土木香、玫瑰、廣藿香、檀香。

- **情緒心理**：針對壓力、緊張、焦慮和失眠等情況，可以考慮搭配薰衣草、香蜂草、白馬鞭草、甜橙、玫瑰、依蘭、穗甘松、廣藿香、檀香。

- **能量層面**：根據民間資料，自古代起馬鬱蘭就有幫助睡眠和帶來知足、滿足感的意涵。

- **延伸用法**：你可以用西班牙馬鬱蘭（也叫做熏陸香百里香，*Thymus Mastichina*）來達到化痰與祛痰的效果。也可以用芳香療法的方式，調製一份土耳其的傳統癒傷油：用甜馬鬱蘭加上土耳其牛至（*O. minutiflorum*，如果能取得的話）和希臘鼠尾草，調入聖約翰草浸泡油和橄欖油中。

🌿 沒藥 Myrrh

Commiphora myrrha、*C. molmol* 和其他品種；取自樹脂；以蒸氣蒸餾法萃取精油精油（新鮮的精油呈液體狀，隨時間過去，會因為接觸到空氣而逐漸變得黏稠、像樹脂一樣）。

橄欖科

氣　　味	甜美的香料氣味，有一點藥味，接近香脂的味道；精油放久之後味道會更柔和，新鮮精油鮮明的藥味會漸漸消失。
成　　分	成分可能因來源和品種而不同；包括呋喃二烯（furanodienes，50%）、烏藥根烯（lindestrene）、β-和δ-欖香脂烯、大根老鸛草烯、蓬莪術烯（curzerene）、β-丁香油烴、γ-杜松烯和其他成分。
主要功效	止痛、消炎（抑制5-LOX和HLE）、抗癌（致使細胞凋亡）；降血脂（可能）、抗氧化（可以淬滅單態氧）。
使用建議	肌肉骨骼系統（疼痛和發炎、關節炎）；皮膚系統（發炎、老化、日曬、感染，均是傳統用法）；增進整體健康；能量層面。

🧴 調和建議與延伸用法：

- **肌肉骨骼系統**：針對疼痛和發炎、關節炎，可以考慮搭配乳香、白松香、杜松果、絲柏、天竺葵、薰衣草、甜馬鬱蘭、檸檬、薑黃、丁香花苞、肉桂葉、玫瑰、金合歡、黑胡椒、粉紅胡椒。

- **皮膚系統**：對於皮膚發炎、促進皮膚再生，以及內在或外在因素造成的皮膚老化與損傷，或甚至是希望癒合傷口的時候，可以考慮搭配日本柳杉、絲柏、天竺葵、茉莉、玫瑰、香脂楊、粉紅胡椒、檀香、廣藿香。

- **增進整體健康**：可以考慮搭配乳香、熏陸香、大高良薑、勞丹脂、岩玫瑰、日本柳杉、玫瑰、粉紅蓮花。

- **能量層面**：沒藥和乳香經常會被同時提起，這是因為它們的產地類似、植物特性也相當接近，而正是因此，他們在傳統文化中也有著類似的使用方式。不過，沒藥並不如乳香名貴，且象徵的是受難和死亡。沒藥曾是焚香的重要材料，古埃及的經典燃香奇斐（kyphi）和希伯來人的聖香當中，都含有沒藥。許多文化的著名香品中也都少不了沒藥，例如古埃及的stakte（一種未混合其他香料使用的單方香品），以及古羅馬時代混合了幾種香料的治療用香品，像是可以緩解肌肉疼痛的Mendesium，還有一種名叫的Murra香品也加了沒藥，它可以用來清潔肌膚、調理毛髮。沒藥自古以來就具有淨化的意涵，用它調製的香品也被用來淨化空間（除臭）。

- **延伸用法**：如果想放鬆或冥想，可以考慮使用紅沒藥（古時使用的沒藥）搭配乳香一起擴香；或可以把紅沒藥、荳蔻與白松香加在一起，調製一份芳香療法版的Mendesium薰香油。

水仙 Narcissus

Narcissus poeticus；取自花朵；以溶劑萃取法取得原精。

石 蒜 科	
氣　味	甜美、濃重、使人迷醉的花香味，加上類似泥土、藥草和乾草的香調（適合稀釋到低濃度品賞香味）。
成　分	其成分相當複雜多變；包括有γ-萜品烯（含量可達28%）、反式肉桂酸甲酯（微量–16%）、左旋-沉香醇（微量–12%）、乙酸苄酯（9–10%）、苯甲酸苄酯（微量–9%）、對傘花烴（微量–9%）、δ3-蒈烯（6–9%）、α-萜品醇（微量–7%），以及其他成分，包括苯甲醇、γ-甲基紫羅蘭酮、茴香醛、苯乙醇和微量的吲哚。
主要功效	抗動脈硬化症（γ-萜品烯有LDL抗氧化的作用）、增強認知能力（抗乙醯膽鹼酵素劑）、鎮定（傳統用法）、麻醉（過量使用時有此作用）。
使用建議	情緒心理（認知能力受損、記憶力受損、行為過激）；增進整體健康；能量層面。

🧴 **調和建議與延伸用法：**

- **情緒心理：** 可以單獨使用水仙原精，以非常低的濃度塗擦或擴香；針對不安、壓力、焦慮、失眠等情況，也可以考慮搭配薰衣草（精油或原精）、快樂鼠尾草（精油或原精）、穗甘松、莎草、廣藿香、檀香、白松香、紅沒藥、乾草、鷹爪豆、晚香玉、玫瑰、橙花、橙花、白馬鞭草、苦橙、苦橙葉；針對情緒上的震驚或受到驚嚇，可以和岩玫瑰一起使用。

- **能量層面：** 水仙這個名字並不是來自希臘神話中的自戀少年納希瑟斯（Narcissus），而是來自希臘文中「narkao」這個字（迷醉、麻醉之意），因為植物本身有令人麻醉的特質。也因此，蘇格拉底把水仙稱為「地獄之神的項圈」。如果將水仙球莖的萃取液塗擦在開放式的傷口上，會使神經系統遭到超乎想像的麻木效果，甚至可能麻痺心臟。如果從正面的角度來解釋水仙的能量特質，或許我們可以用「使人舒服的麻木」來形容，也就是能使紛亂或痛苦的情緒平靜下來。

- **延伸用法：** 我們可以用水仙來調製具有療癒效果的天然香氣，將水仙加上白松香、黑醋栗花苞、香草和檀香；或是搭配晚香玉或茉莉、橙花、乾草、鷹爪豆、銀合歡、煙草、勞丹脂及雪松類精油。如果可以的話，你也可以考慮使用黃水仙原精（jonquil），它的前調清新，中調則濃郁、迷醉、甜美，有蜂蜜、草葉和花朵香調——氣味和水仙類似，來源植物是一種英文俗名叫做「rush daffodil」的品種，拉丁學名是 *Narcissus jonquilla*。

🌸 橙花 Neroli / Orange blossom

Citrus aurantium var. amara；取自花朵；以蒸氣蒸餾法萃取精油、溶劑萃取法取得原精。

芸香科	
氣　味	橙花精油的前調是強烈、輕盈、帶有柑橘味的花香，中調則混和著花香和草葉香，帶點苦味，揮發後幾乎不留下任何氣味。 橙花原精的前調清新，中調強勁、使人暈陶，是飽滿而濃重的吲哚花香味（橙花獨特的氣味），揮發後仍能留下花朵的香氣（適合稀釋後品賞香味）。

成　　分	橙花精油：左旋-沉香醇（45–55%）、右旋-檸檬烯（6–10%）、乙酸沉香酯（5–10%），以及 β-羅勒烯、α-萜品醇、β-蒎烯和乙酸牻牛兒酯（均含約5%），以及其他成分，包括反式橙花叔醇、牻牛兒醇、雙反式金合歡醇、乙酸橙花酯等。
	橙花原精：苯乙醇（5–35%）、左旋-沉香醇（30%）、乙酸沉香酯（含量可達17%）、鄰氨基苯甲酸甲酯（含量可達15%）、雙反式金合歡醇（含量可達8%）、橙花叔醇（含量可達8%），以及右旋-檸檬烯、β-羅勒烯、α-萜品醇、牻牛兒醇、橙花醇、乙酸橙花酯和吲哚（含量可達1%）。
主要功效	止痛、抗癲癇、消炎、鎮痛、減輕心血管對壓力的反應、促進皮膚再生（增強角質分化）、有可能增加皮膚穿透度（根據主要成分的效用推斷）、抗焦慮、抗憂鬱（傳統用法）、血管舒縮（可以緩解更年期的熱潮紅）。
使用建議	高血壓（包括壓力引起的高血壓）；更年期（熱潮紅、性慾降低）；感染（控制皮膚感染）；肌肉骨骼系統（疼痛與發炎）；皮膚系統（發炎、壓力、老化）；情緒心理（焦慮、壓力與憂鬱）；能量層面。

調和建議與延伸用法：

- **更年期**：針對熱潮紅、焦慮和性慾降低的現象，可以單獨使用橙花，或是以橙花搭配依蘭，透過按摩或製成護膚保養品使用。

- **肌肉骨骼系統**：針對疼痛、發炎、肌肉緊繃和壓力，可以考慮以橙花搭配薰衣草、佛手薄荷、苦橙葉、佛手柑、日本柚子、檸檬、芫荽籽、乳香、沒藥、紅沒藥、粉紅胡椒。

- **皮膚系統**：針對發炎、皮膚損傷、組織或屏障功能受損等情況，可以考慮用橙花原精搭配大花茉莉、玫瑰、香脂楊、黑醋栗花苞，或是搭配黃玉蘭原精、甜橙、絲柏、沒藥、紫羅蘭葉，加上具有再生效果的基底油。

- **壓力和高血壓**：可以單獨使用橙花，或者是搭配薰衣草、依蘭和甜馬鬱蘭一起按摩。

- **情緒心理**：針對焦慮的情況，可以用橙花搭配薰衣草、佛手薄荷、羅馬洋甘菊、岩玫瑰、苦橙葉、佛手柑、苦橙、橘（桔）；至於壓力和憂鬱，則可以考慮用橙花搭配小花茉莉、快樂鼠尾草、甜橙、勞丹脂、芫荽籽、粉紅胡椒。

- **能量層面**：橙花的香氣可以催情，不過弔詭的是，它也有貞潔、純真與守貞的意味；這可能也反映了橙花對比的兩面性：雖是純白雅緻的花朵，卻有著刺激感官的吲哚氣味。

- **延伸用法**：橙花在香水業是調製古龍水的重要素材之一，通常會搭配佛手柑、橙類和依蘭。橙花原精的吲哚香氣更強，可以加上其他白色花朵類的精油，來創造一種刺激感官、令人暈陶、氣味更濃重且具有療癒效果的香水。

許多研究都已證實，吸聞橙花能有效降低焦慮，以及壓力造成的生理影響（例如血壓升高、脈搏加快），並且也可以紓解某些更年期的症狀。針對以上情境，也可以考慮搭配精油掛鍊或項鍊，來更持續、長久地散發橙花的香味。

🌸 肉豆蔻 Nutmeg

Myristica fragrans；取自果核；以蒸氣蒸餾法萃取精油。

肉豆蔻科

氣　　味	清新、溫暖的香料香氣，加上像松樹一樣、甜美的醚類香調。
成　　分	市面能取得的肉豆蔻精油有兩種；香水業更偏好使用來自印尼和斯里蘭卡的「東印度肉豆蔻」，而不是來自拉丁美洲（格瑞納達島）的西印度肉豆蔻；這兩種肉豆蔻精油的主要成分都是檜烯、α-和β-蒎烯，不過其中肉豆蔻醚的含量卻有所不同。來自東印度的肉豆蔻含量較高（可達14%），西印度的含量較低（0.5–1.0 %），不過西印度肉豆蔻的檜烯含量較高。東印度肉豆蔻精油含有檜烯（15–45%）、α-蒎烯（18–27%）、β-蒎烯（9–18%）、肉豆蔻醚（4–14%）、萜品烯-4-醇（含量可達10%）、γ-萜品烯（可達8%），以及許多其他成分，包括左旋-沉香醇、右旋-檸檬烯、α-萜品烯、欖香脂醚、β-月桂烯、α-側柏烯、對傘花烴、β-水茴香萜、δ3-蒈烯、萜品油烯和α-萜品醇；其中還有兩種可能具有危險性的成分：黃樟素（微量–3.5%）和甲基醚丁香酚（微量–1.2%），可向供應商確認精油的成分內容。
主要功效	消炎、抗癲癇、化學預防、抗增生、治療精神方面的疾病、催情（傳統用法）。
使用建議	肌肉骨骼系統（疼痛和發炎）；增進整體健康；情緒心理（壓力、失眠）；能量層面；能量層面。

📋 調和建議與延伸用法：

- **肌肉骨骼系統**：針對發炎、持續性疼痛、一般疼痛和關節炎，可以考慮搭配杜松果、絲柏、泰國蔘薑、薑、乳香、薰衣草、醒目薰衣草、快樂鼠尾草、天竺葵、佛手薄荷、樟樹CT橙花叔醇、苦橙葉、芫荽籽、丁香花苞、露兜花、甜橙、萊姆、日本柚子、黑胡椒、粉紅胡椒。

- **增進整體健康**：如想增進整體健康、加強免疫力，可以考慮搭配莎羅白樟、神聖羅勒、丁香花苞、乳香、熏陸香、薑、萊姆、檸檬香茅、玫瑰草、廣藿香。

- **情緒心理**：針對壓力、緊張、憂鬱和失眠等情況，可以考慮搭配玫瑰原精、晚香玉、特級依蘭、月桂、粉紅胡椒、乳香、熏陸香、莎草、廣藿香、檀香。

- **能量層面**：印度人會用肉豆蔻來做麻醉劑——在阿育吠陀療法中，肉豆蔻又叫做shaunda，也就是「麻醉果」的意思；不過，雖然有著這樣的名氣，但肉豆蔻的麻醉效果並沒有廣為人知或遭到濫用。肉豆蔻的麻醉效果可能跟其中的肉豆蔻醚和欖香脂醚有關，體外實驗結果顯示，這兩種成分會轉變成trimethoxyamphetamine（TMA）和3-methoxy-4, 5-methoxyamphetamine（MMDA）等兩種安非他命，這樣的轉變也很可能發生在人體當中。不過，如以低濃度使用的話，效用非常非常輕微，目前肉豆蔻的致幻性也只被用來發展成助眠的睡前飲料而已。

- **延伸用法**：你也可以考慮使用肉豆蔻皮精油（mace），肉豆蔻皮精油和肉豆蔻精油非常相似，不過它的前味不像肉豆蔻精油帶有一點松樹般的氣味。肉豆蔻皮指的是包覆著種籽的「假種皮」，也就是在肉豆蔻外層的紅色外皮。它同樣也有影響精神的效果。

注意事項：黃樟素和甲基醚丁香酚都有致癌的可能性，但是目前並沒有證據顯示精油也有致癌的可能；然而，使用時還是謹慎為好，建議低濃度使用。

🌸 甜橙 Orange, sweet

Citrus×sinensis（是一個雜交種，很可能是柚子*C. maxima*與橘/桔*C. reticulata*雜交而來）；取自果皮的精油以冷壓法萃取；市面上還有從許多不同栽培種萃取的精油，例如「血橙」（*C. sinensis cv. 'Sanguinelli'* 和cv. 'Moro'）。

芸 香 科	
氣　味	清新的果香調，和剝開果皮時的氣味非常接近；前調是甜美、輕盈、清新的柑橘氣味，中調是帶有醛類氣味的柑橘味，揮發之後氣味單純而微弱。
成　分	成分可能因來源和栽培種而有所不同；典型的成分包括右旋檸檬烯（90–95%）、β-月桂烯（1–5%），其中的辛醛（octanal）和癸醛（decanal）可能對氣味有顯著的影響；此外也可能出現沉香醇、乙酸正辛酯和乙酸橙花酯。
主要功效	消炎、抗氧化（保護肝臟）、抗細菌（抗葡萄球菌）、鎮定、抗焦慮。
使用建議	皮膚系統（殺菌、消炎）、增進整體健康、情緒心理（壓力、焦慮）。

調和建議與延伸用法：

- **皮膚系統**：作為殺菌劑，處理皮膚表面的感染以及（或）發炎情況時，可以考慮搭配薰衣草（1：1）或丁香（1：9）；或是搭配賈巴拉柑橘、天竺葵、永久花、玫瑰草、快樂鼠尾草、橙花、廣藿香、檀香，加在保養品中。

- **增進整體健康**：可以考慮搭配黑胡椒、粉紅胡椒或長胡椒、薑、芫荽籽、肉豆蔻、甜茴香、香蜂草、玫瑰草、香脂楊。

- **情緒心理**：可以考慮搭配茉莉、橙花，也可以考慮芫荽籽、粉紅胡椒、快樂鼠尾草、羅馬洋甘菊。

- **延伸用法**：雖然有些研究特別支持用甜橙來消炎（它有抑制5-LOX的作用）和抗焦慮等作法，不過其他的柑橘品種也很可能都有這樣的作用。例如苦橙（含有90%右旋檸檬烯），它有清新、細緻的香氣，加上甜美的花香與草葉香調；它的氣味比甜橙更幽微、清新和持久。如果希望香氣更持久，也可以考慮枸櫞精油（citron／cédrat），尤其當你想在個人香水中強調柑橘氣味時。另外，柚子精油（pomelo）也是個好選擇，它有良好的抗氧化效果；還有氣味溫和、香甜、柔美的克萊蒙橙（clementine），以及氣味甜美、青嫩的日本橘柑／立花橘（*C. tachibara*）精油。此外，如果想要同時有消炎、舒緩和抗過敏的作用，可以在甜橙之外加上賈巴拉柑橘（*C. jabara*）。

✿ 玫瑰草 Palmarosa

Cymbopogon martinii var. martinii；取自像草一樣的葉片；以蒸氣蒸餾法萃取精油。

禾 本 科	
氣　　味	清新、甜美、細緻的花香（近似玫瑰），加上木質、紫羅蘭和油一般的香調。
成　　分	成分可能因來源而不同；典型的成分包括牻牛兒醇（75–80%）、乙酸牻牛兒酯（含量可達10%）、反式／順式金合歡醇（含量可達6%）、左旋沉香醇（含量可達5%），加上β-羅勒烯、β-丁香油烴、β-月桂烯和牻牛兒醛等其他成分。
主要功效	鎮痛、消炎、抗真菌（酵母菌）、抗癌（抗癌）、調控細菌的抗藥性。
使用建議	肌肉骨骼系統（疼痛和發炎）；皮膚系統（發炎）；增進整體健康。

調和建議與延伸用法：

- 肌肉骨骼系統：針對疼痛和發炎，可以考慮搭配天竺葵、薰衣草、香蜂草、檸檬香茅、青檸葉、薑、泰國蔘薑、維吉尼亞香柏、粉紅胡椒、廣藿香、莎草、檀香。

- 皮膚系統：針對發炎和皮膚表面的酵母菌感染，可以考慮搭配天竺葵、永久花、玫瑰、廣藿香、莎草、泰國蔘薑、檸檬香茅、胡蘿蔔籽；如要舒緩疼痛和搔癢，可以再加上山雞椒和薰衣草。

- 增進整體健康：可以考慮搭配丁香花苞、芫荽籽、萊姆、薑、玫瑰、廣藿香。

- 延伸用法：玫瑰草的主要成分因氣味近似玫瑰而聞名；牻牛兒醇有玫瑰般的氣味，而乙酸牻牛兒酯則是更甜美、帶有果香的玫瑰氣味。這是為什麼玫瑰草和所有帶有玫瑰氣息的精油都能完美地融合，包括奧圖玫瑰、玫瑰原精（苯乙醇是溫柔、花瓣般的玫瑰氣味，而香茅醇是溫暖、鮮明的玫瑰氣味）、天竺葵（含有香茅醇、牻牛兒醇和乙酸牻牛兒酯）、永久花（橙花醇是一種比較刺鼻、清新的玫瑰香調，而乙酸橙花酯則是更帶果香的玫瑰氣味）；除此之外，還有帶有玫瑰香氣的木質精油，例如聖壇木（guiaicwood）和花梨木。如想調製一種幫助放鬆的個人香氛，可以用玫瑰草搭配玫瑰原精、聖壇木、檀香、廣藿香、莎草和煙草原精。

廣藿香 Patchouli

Pogostemon cablin；取自半乾燥、稍微經過發酵的葉片；以蒸氣蒸餾法萃取精油。

唇形科	
氣　味	廣藿香的氣味獨特、複雜且有辨識度，它飽滿、強勁、豐盈且能平撫人心，香氣持久，並且有一絲甜美的氣味，加上像泥土、香脂、木質、香料、根一樣的氣味，以及像藥草、黑巧克力、胡椒和紅酒一樣的香調。
成　分	廣藿香醇（含量可達33%）、α-布藜烯（含量可達21%）、α-癒創木烯（含量可達15%）、西車烯（seychellene，含量可達10%），以及α-和β-廣藿香烯、綠花白千層醇等其他成分。

主要功效	消炎、抗血小板凝結、抗增生（致使細胞凋亡）、傷口癒合、安撫。
使用建議	肌肉骨骼系統（發炎、壓力、肌肉緊繃）；皮膚系統（發炎、傷口、皮膚損傷）；增進整體健康；情緒心理（壓力、緊張、不安、憂鬱、焦慮）；能量層面。

調和建議與延伸用法：

- **肌肉骨骼系統**：針對和壓力有關的炎症與肌肉緊繃，可以考慮搭配薰衣草、天竺葵、快樂鼠尾草、檸檬香茅、薑、肉豆蔻、丁香花苞、黑胡椒、莎草、檀香。

- **皮膚系統**：針對發炎、傷口、皮膚損傷和老化，可以考慮搭配玫瑰、茉莉、黑醋栗花苞、泰國蔘薑、大麻、岩蘭草、檀香、沒藥、絲柏、黎巴嫩雪松。

- **增進整體健康**：可以考慮搭配玫瑰草、檸檬香茅、萊姆、薑、肉豆蔻、乳香、熏陸香。

- **情緒心理**：如果想要放鬆、紓壓，或是改善憂鬱和焦慮的情況，可以考慮搭配玫瑰、緬梔花、依蘭、青檸果、甜橙、萊姆、薰衣草、乾草、粉紅蓮花、穗甘松、莎草、檀香。

- **能量層面**：廣藿香的香氣在人類文化中已有上千年的運用歷史了，最初開始使用的是亞洲和遠東地區，印度和中國的僧侶會用廣藿香這種藥草來淨身沐浴，它也是清洗佛像時加入水中的藥草之一。在中國，廣藿香也被加在書寫卷軸的墨水中，以添加香氣。廣藿香的葉片在乾燥、研磨成粉之後可以製成燃香，而芬芳的油質則可以當作香水使用。廣藿香的氣味帶有異國風情，神祕且能刺激感官，在西方世界受到許多人的喜愛──包括拿破崙的妻子約瑟芬皇后，以及浪漫主義時期的畫家和詩人。廣藿香也是中醫、阿育吠陀療法和希臘傳統療法中會使用的藥材，可以用在消化不良、疼痛、失眠、焦慮、靜脈曲張等情況，並且可以調理痔瘡、傷疤和許多種皮膚疾病。

- **延伸用法**：用廣藿香加上花朵類精油，例如：玫瑰、茉莉、黃玉蘭、緬梔花或依蘭，就能創造一種令人放鬆的療癒性香氣；或是也可以搭配氣味飽滿、平撫人心的香草、可可原精、煙草等原精；廣藿香也很適合搭配乾草、蛇麻草、粉紅蓮花、紅沒藥、勞丹脂、菸草原精。

🌿 胡椒薄荷 Peppermint

Mentha×piperita（綠薄荷 *M. spicatum* 和水薄荷 *M. aquatica* 的雜交種）；
取自葉片與細枝；以蒸氣蒸餾法萃取精油。

唇 形 科	
氣　　味	強烈、清新而有穿透力的氣味，有著像藥一樣的薄荷腦氣味，加上草葉和藥草的香調。
成　　分	左旋-薄荷腦（20–55%）、薄荷酮（10–30%），以及許多其他成分，包括左旋-乙酸薄荷酯、1,8-桉油醇、異薄荷酮、異戊酸甲酯（menthyl iso-valerate）、萜品烯-4-醇、左旋檸檬烯。
主要功效	抗痙攣、抗氧化、抗病毒、解充血、化痰。
使用建議	消化系統（痙攣、急性腹痛）；呼吸系統（支氣管和鼻竇的充血、阻塞）。

🧴 調和建議與延伸用法：

● **消化系統**：針對痙攣、急性腹痛與腸躁症，可以考慮搭配綠薄荷、甜茴香、芫荽籽、萊姆、檸檬、薑、山椒。

● **呼吸系統**：支氣管和鼻竇的充血和阻塞，可以考慮搭配其他同樣有化痰作用的精油，例如：土木香、希臘鼠尾草、熏陸香、百里香和牛膝草；當然也可以搭配富含1,8-桉油醇的尤加利、迷迭香、甜馬鬱蘭、穗花薰衣草。

● **延伸用法**：胡椒薄荷因為能帶來「清涼」的效果，因此最好局部使用，或是用來吸聞，較不適合用來做全身按摩。如果你想為個人香氣或是按摩用油增加一點薄荷氣味，可以考慮使用胡椒薄荷原精（*M.×piperita*），它的氣味清新、溫和，有青嫩的薄荷氣味，卻不會有任何尖銳刺鼻的感覺。針對呼吸系統的充血和阻塞，也可以考慮用胡椒薄荷精油搭配薄荷尤加利（*Eucalyptus dives*）精油，這是一種富含胡椒酮的尤加利品種，帶有清新的樟腦與薄荷氣味；或是搭配澳洲尤加利（*E. radiata*）精油，其中富含水茴香萜的品種極有穿透性，有著胡椒似的、樟腦、薄荷般的氣味。

🌿 蘇格蘭赤松 Pine, Scots

Pinus sylvestris；取自針葉、細枝與毬果；以蒸氣蒸餾法萃取精油。

松　　科	
氣　味	清新的香氣，不過有點刺鼻，是強烈的松杉氣味（松樹獨有的味道），加上木質、樹脂、香脂和萜烯類的香調。
成　分	α-蒎烯（20–45%）、β-蒎烯（2–35%）、δ3-蒈烯（0.5–30%）、β-水茴香萜、樟烯和δ-杜松烯（比例均在微量–10%），以及許多其他成分，包括左旋檸檬烯、乙酸龍腦酯、β-月桂烯、β-丁香油烴、α-萜品烯、羅勒烯和1,8-桉油醇。
主要功效	止痛、消炎、抗過敏（可能）、傷口癒合（可能）。
使用建議	肌肉骨骼系統（疼痛、發炎）；呼吸系統（支氣管和鼻竇的充血、阻塞、傳統用法）；皮膚系統（發炎、皮膚損傷）。

🧴 調和建議與延伸用法：

- **肌肉骨骼系統**：針對疼痛和發炎，可以考慮搭配大西洋雪松、維吉尼亞香柏、迷迭香CT月桂烯、甜馬鬱蘭、杜松果、絲柏、檸檬、黑胡椒。

- **呼吸系統**：針對支氣管和鼻竇的充血和阻塞，可以單獨使用蘇格蘭赤松，或是搭配桉油醇迷迭香或迷迭香CT乙酸龍腦酯、穗花薰衣草、杜松果、白千層、綠花白千層、香桃木、沼澤茶樹（第2型）、各種冷杉、加拿大鐵杉和雲杉。

- **皮膚系統**：針對傷口癒合，可以考慮搭配沼澤茶樹（第1型）、香脂楊、希臘鼠尾草、甜馬鬱蘭、杜松果、絲柏、韓國冷杉、維吉尼亞香柏、日本柳杉、黎巴嫩雪松與喜馬拉雅雪松、薰衣草。

- **延伸用法**：矮松精油（*Pinus mugo var. pumilo* 和 *P. montana*）的主要成分是萜品油烯，它有甜美、香脂般的木質氣味，比其他松類精油的氣味都更持久。香水界偏好使用矮松精油，有時會用「獨特」來形容它的氣味，不過芳療界並不常用，因為它比較刺激，也可能致使皮膚過敏。不過，依然可以透過吸聞方式使用。

🌸 泰國蓼薑 Plai

Zingiber cassumunar；取自新鮮的根莖；以蒸氣蒸餾法萃取精油。

薑 科	
氣 味	起初會有一點辛辣、擴散性強、像香料般的氣味，令人聯想到黑胡椒和薑，不過又有類似茶樹的、青嫩、清新的獨特香調；經過24小時之後，這股茶樹／清新／青嫩的香調就消失了，留下的是像香料、草葉、薑、肉桂和丁香一般的氣味。
成 分	檜烯（25–45%）、萜品烯-4-醇（25–45%）、γ-萜品烯（5–10%）、α-萜品烯（2–5%）、反式-1-(3,4-二甲基苯基)丁二烯（trans-1-(3,4-dimethoxyphenyl) butadiene，簡稱DMPBD）（1–16%），以及α-和β-蒎烯、β-月桂烯、對傘花烴、β-水茴香萜、β-乙酸萜品酯、α-萜品醇。
主要功效	消炎（可以抑制一氧化氮、COX-2和PGE2）、止痛、減輕水腫、抗痙攣、抗氧化、抗癌、抗組織胺、抗氣喘、抗微生物（酵母菌和皮癬菌）、傷口癒合、抗乙醯膽鹼酵素劑（增強認知能力）。
使用建議	肌肉骨骼系統（疼痛、發炎、骨性關節炎、類風溼性關節炎）；消化系統和女性生殖系統（痙攣、腸躁症、疼痛、經痛）；增進整體健康；呼吸系統（過敏和氣喘）；皮膚系統（皮癬菌、發炎、傷口）；情緒心理（認知能力受損、失智症）；能量層面（支持、平衡、淨化）。

🫙 調和建議與延伸用法：

- **肌肉骨骼系統**：針對慢性的發炎、關節相關疾病與軟組織受傷，可以在乳液或凝膠中加入濃度相對較高的泰國蓼薑（15%），或是加上4%的薑；也可以考慮搭配富含檜烯的肉豆蔻、西洋蓍草、黑胡椒、杜松果；或是搭配檸檬、甜橙、喜馬拉雅雪松、樟樹CT橙花叔醇。

- **消化系統和女性生殖系統**：針對痙攣、絞痛、腸躁症，可以考慮搭配芫荽籽、萊姆、香蜂草、胡椒薄荷、綠薄荷、快樂鼠尾草；如要緩解經痛，可以考慮搭配黑種草籽、青檸果、薑、山椒、黑胡椒；此外也可以考慮歐白芷、甜茴香、甜馬鬱蘭、快樂鼠尾草、菩提花、萊姆、甜橙。

- **呼吸系統**：如想減輕發炎、處理氣喘，或是達到抗組織胺的效果，可以考慮搭配富含萜品烯-4-醇的茶樹、甜馬鬱蘭、杜松果、露兜花；或是搭配黑種草籽、荳蔻、薑、長胡椒、綠花白千層CT 1,8-桉油醇或CT綠花白千層醇、羅文莎葉、桉油醇迷迭香或是迷迭香CT乙酸龍腦酯、百里香、玫瑰原精。

- **皮膚系統**：如要調理青春痘，可以考慮搭配青檸葉、檸檬香桃木、神聖羅勒、

快樂鼠尾草、日本柳杉、黎巴嫩雪松、韓國冷杉、白玉蘭、黑醋栗花苞；針對皮癬菌感染，可以考慮搭配胡蘿蔔籽、檸檬香茅、鼠尾草（*Salvia offcinalis*，第IV類，也就是成分含量依次為1,8-桉油醇＞樟腦＞α-側柏酮＞β-側柏酮）。

● **增進整體健康**：如想強身健體、減輕壓力，可以考慮搭配青檸果、萊姆、檸檬香茅、玫瑰草、芫荽籽、薑、長胡椒、粉紅胡椒、山椒、檀香、岩蘭草、廣藿香、莎草、熏陸香。

● **情緒心理**：針對認知能力受損或失智症，可以單獨使用泰國蔘薑，也可以搭配水仙原精、檸檬、香蜂草、百里香，以及富含萜品烯-4-醇的甜馬鬱蘭、杜松果、露兜花。

● **延伸用法**：在傳統的泰式按摩中，如果要舒緩關節和肌肉的疼痛，通常會用泰國蔘薑加上其他的泰國傳統藥草。我們可以用芳療的方式來效法，例如：泰國蔘薑加上薑黃、檸檬香茅、青檸果、薑、黑胡椒和檀香。

❀ 玫瑰 Rose

千葉玫瑰（*Rosa×centifolia*，產自法國，又名五月玫瑰〔Rose de Mai〕）、大馬士革玫瑰（*R.×damascena*，產自保加利亞、土耳其）；取自花朵；溶劑萃取法取得原精，蒸氣蒸餾法萃取精油（蒸餾萃取的玫瑰精油也稱為「奧圖玫瑰」）。

薔薇科	
氣　味	**原精**：飽滿、甜美、平撫人心的玫瑰香氣，加上蠟質、蜂蜜和香料般的香調。
	精油：深邃、甜美、溫暖、馥郁、玫瑰、蠟質的香氣；相較於原精，香氣淡雅，此外，產自摩洛哥玫瑰精油，也比來自保加利亞或土耳其的玫瑰香氣更淡雅。
成　分	**原精**：苯乙醇（65–75%）、左旋香茅醇（10–12%）、牻牛兒醇（5–7%）、橙花醇（含量可達3%）、丁香酚（可達3%）、雙反式金合歡醇（可達2%），也可能含有微量的甲基醚丁香酚（<1%）。
	精油：左旋-香茅醇（含量可達45%）、牻牛兒醇（可達25%）、橙花醇（可達9%），以及包括左旋沉香醇（可達3%）、乙酸香茅酯（可達2%）、乙酸牻牛兒酯（可達2%）、雙反式金合歡醇（可達1.5%）、丁香酚（可達1.5%）等其他成分；甲基醚丁香酚的含量根據來源而有差異（含量可達3.5%）。
主要功效	止痛、消炎、血管舒張、降低血壓、抗氣喘、支氣管擴張、止咳、抗氧化、增進角質細胞分化、抑制痤瘡桿菌、抗憂鬱、平衡和諧、安撫、助眠。
使用建議	肌肉骨骼系統（發炎、疼痛）；增進整體健康（壓力、高血壓）；呼吸系統（氣喘、支氣管收縮、發炎、咳嗽）；皮膚系統（膚質、屏障功能、青春痘）；情緒心理（憂鬱、焦慮、壓力、失眠）；能量層面。

調和建議與延伸用法：

- **肌肉骨骼系統**：針對疼痛和發炎，可以考慮搭配丁香花苞、肉桂葉、長胡椒、黑胡椒、粉紅胡椒、薑、薑黃、芫荽籽、甜茴香、八角茴香、喜馬拉雅雪松、檀香、廣藿香、露兜花、永久花、甜羅勒、百里香、快樂鼠尾草、薰衣草、佛手柑、甜橙、橘（桔）、日本柚子。

- **增進整體健康**：針對壓力、緊張和高血壓，可以考慮搭配佛手柑、佛手薄荷、天竺葵、玫瑰草、甜馬鬱蘭、甜茴香、丁香花苞、聖壇木。

- **呼吸系統**：針對咳嗽、支氣管收縮、發炎和氣喘，可以考慮搭配髯花杜鵑、黑種草籽、荳蔻、薑、泰國蔘薑、長胡椒、芳枸葉、岩玫瑰、露兜花、土木香、杜松果、甜馬鬱蘭、日本柚子。

- **皮膚系統**：針對皮膚發炎、過敏，可以考慮搭配德國洋甘菊、西洋蓍草、大麻、天竺葵、永久花、土木香、檀香、薰衣草；如要調理青春痘，可以搭配快樂鼠尾草、藍膠尤加利、青檸葉、檸檬香茅、白玉蘭；針對傷口癒合，可以考慮搭配羅勒、希臘鼠尾草、佛手柑、廣藿香、粉紅胡椒；想要促進皮膚再生、修復皮膚損傷、抗老化，可以考慮搭配茉莉、黑醋栗花苞、紫羅蘭葉、香脂楊、可可原精、沒藥、絲柏，加上具有皮膚再生效果的基底油。

- **情緒心理**：如想達到放鬆效果，改善焦慮、失眠的情況，可以考慮搭配薰衣草、甜橙、羅馬洋甘菊、岩玫瑰、鷹爪豆、銀合歡、菩提花、廣藿香、月桂、緬梔花、晚香玉、穗甘松、纈草、勞丹脂；如想平衡情緒，可以考慮搭配依蘭、芫荽籽、乳香、檀香、勞丹脂、紅沒藥、香草；針對憂鬱和情緒低落，可以考慮搭配佛手柑、葡萄柚、快樂鼠尾草、迷迭香、天竺葵、甜茴香、紫蘇、黑胡椒、粉紅胡椒。

- **能量層面**：玫瑰的能量含意非常強大，它象徵著愛、美、純粹與熱情，以及守密、不可外傳等意義（西方成語「在玫瑰底下」〔sub rosa〕就有私下、秘密進行的意思）。

- **延伸用法**：只需要把玫瑰和檀香加在一起，就可以做成一個簡單的attar香氛。

玫瑰精油和原精有許多不同種類，它們的香氣能量意義也稍有不同，主要和生物屬性和來源地區有關。或許你也會想嘗試高雅美麗的白玫瑰（Rosa alba）與日本玫瑰（Rosa rugosa）。

❀ 迷迭香 Rosemary

Rosmarinus offcinalis；新鮮的開花植株頂端；以蒸氣蒸餾法萃取精油。

唇形科	
氣味	一般來説，是強烈、清新、草本且帶有樹脂味的前調，加上草本、木質、香脂般的中調，揮發後留下乾燥的草本後調（根據化學類屬會稍有不同）。
成分	桉油醇迷迭香，主要成分是1,8-桉油醇（40~58%）加上樟腦（含量可達15%）、α-和β-蒎烯（共計約20%）和α-和β-丁香油烴、龍腦、樟烯、α-萜品醇、對傘花烴、右旋檸檬烯、左旋沉香醇以及其他成分；樟腦迷迭香，樟腦含量可達28%；乙酸龍腦酯迷迭香，乙酸龍腦酯含量可達15%，不過主要成分是α-蒎烯（含量可達30%）加上14%的1,8-桉油醇；龍腦迷迭香，龍腦含量可達16%，不過主要成分是1,8-桉油醇，含量可達20%，加上15%的樟腦；月桂烯迷迭香，含有可達55%的β-月桂烯，加上α-蒎烯、右旋檸檬烯以及可達5%的樟腦；馬鞭草酮迷迭香，馬鞭草酮含量可達13%，不過主要成分是15%左右的樟腦。
主要功效	止痛、鎮痛、消炎、抗痙攣、抗高血壓、祛痰、抗氧化、抑制HLE（消炎、皮膚防護和促進再生）、抗細菌（痤瘡桿菌）、活化激勵、抗憂鬱。
使用建議	肌肉骨骼系統（疼痛、發炎、關節炎）；循環系統（低血壓）；增進整體健康；呼吸系統（充血、阻塞）；皮膚系統（老化、失去彈性、青春痘）；情緒心理（失去動機、情緒低落、憂鬱）；能量層面。

☐ 調和建議與延伸用法：

- **肌肉骨骼系統**：針對肌肉疼痛、發炎或是關節炎，可以考慮用月桂烯、乙酸龍腦酯或桉油醇迷迭香，搭配薰衣草、醒目薰衣草、甜馬鬱蘭、羅勒、百里香、杜松果、松、雲杉、冷杉、加拿大鐵杉、佛手薄荷、一枝黃花、蛇麻草、大麻、乳香、檸檬、葡萄柚、青檸果、山椒、粉紅胡椒、黑胡椒。

- **增進整體健康**：針對壓力、緊張和倦怠感，可以考慮搭配胡椒薄荷、綠薄荷、穗花薰衣草、佛手薄荷、杜松果、韓國冷杉或西伯利亞冷杉、甜茴香、青檸果、檸檬、葡萄柚、黑胡椒。

- **呼吸系統**：針對充血和阻塞，可以考慮用桉油醇迷迭香加上其他富含桉油醇的

精油，例如：尤加利、白千層、芳枸葉、綠花白千層、沼澤茶樹（第2型）、香桃木、穗花薰衣草、希臘鼠尾草；或是用乙酸龍腦酯迷迭香，搭配加拿大鐵杉、雲杉、冷杉、松、杜松果、絲柏、甜馬鬱蘭、熏陸香百里香、百里香、髯花杜鵑、長胡椒。

- **皮膚系統**：針對發炎、曬傷、皮膚老化，以及青春痘的調理，可以用龍腦迷迭香，搭配絲柏、日本柳杉、維吉尼亞香柏、韓國冷杉、藍膠尤加利、杜松果、刺柏、樟樹CT橙花叔醇、賈巴拉柑橘、佛手柑、檸檬、天竺葵、快樂鼠尾草、羅勒、五脈百里香、索馬利亞鼠尾草、土木香、西洋蓍草、番石榴葉、山椒、紫羅蘭葉、黑醋栗花苞。

- **情緒心理**：針對失去動機、注意力不足、專注力不足和憂鬱等情況，可以考慮搭配韓國冷杉或西伯利亞冷杉、百里香、佛手薄荷、青檸葉、萊姆、檸檬、葡萄柚、黑胡椒。

- **能量層面**：從古代起，迷迭香就一直被認為與增進記憶力有關，後來迷迭香也衍生出忠貞與追憶等象徵意義。草藥學家威廉・朗翰（William Langham）在它1579年發表的著作《花園保健植物》（*The Garden of Health*）當中，把迷迭香的優點做了完美的總結：「取大量迷迭香煮水，而後沐浴其中，將使你精力強健、生龍活虎、歡快愉悅、充滿希望，且能永保青春。」

- **延伸用法**：除了上述使用方式之外，也可以考慮在使用不同CT類型的迷迭香精油時，搭配同樣含有相同成分的其他精油，來強化該成分的效用，尤其是 β-月桂烯、乙酸龍腦酯和龍腦。當使用含有樟腦，或是主要成分為1,8-桉油醇的迷迭香時，請注意使用適當的劑量。

達爾馬提亞鼠尾草 Sage, Dalmatian

Salvia offcinalis；取自葉片；以蒸氣蒸餾法萃取精油。

唇形科

氣味	鼠尾草經常被認為是草藥植物的代表，鼠尾草精油的香氣溫暖、草本而有樟腦氣味；有時也被認為有一絲像尿一樣的氣味。

成　　分	鼠尾草依主要成分，可以分成三大類： 第一組是主要成分為α-和β-側柏酮的品種，例如：達爾馬提亞鼠尾草； 第二組的主要成分是沉香醇和乙酸沉香酯，例如：快樂鼠尾草； 第三組的主要成分是1,8-桉油醇與樟腦，例如：希臘鼠尾草、黎巴嫩鼠尾草和西班牙鼠尾草。
	達爾馬提亞鼠尾草：樟腦（10–50%）、α-側柏酮（15–50%）、龍腦（微量–25%）、1,8-桉油醇（微量–20%）、β-側柏酮（5–20%），以及β-丁香油烴、樟烯、乙酸龍腦酯、α-和β-蒎烯。
主要功效	止痛、消炎、抗增生、致使細胞凋亡（黎巴嫩鼠尾草）、抗微生物、抗皮癬菌、傷口癒合（希臘鼠尾草）、祛痰、化痰，增強記憶力和認知能力。
使用建議	肌肉骨骼系統（疼痛和發炎）；增進整體健康；呼吸系統（充血／阻塞）；皮膚系統（傷口癒合、發炎、皮癬菌感染）；情緒心理（認知能力受損、記憶力受損）；能量層面。

調和建議與延伸用法：

- **肌肉骨骼系統：**可以考慮搭配薰衣草、天竺葵、佛手薄荷、快樂鼠尾草、甜馬鬱蘭、迷迭香、杜松果、絲柏、佛手柑、葡萄柚、賈巴拉柑橘、檸檬、黑胡椒。

- **呼吸系統：**可以考慮用希臘鼠尾草搭配檸檬、迷迭香、甜馬鬱蘭、百里香、土木香、香桃木、沼澤茶樹（第2型）、黑雲杉、冷杉、加拿大鐵杉、杜松果、月桂、長胡椒。

- **皮膚系統：**如想幫助傷口癒合，可以用希臘鼠尾草，加上甜馬鬱蘭和聖約翰草油；針對皮癬菌，可以考慮用薩丁尼亞鼠尾草搭配胡蘿蔔籽、甜茴香、杜松果、粉紅胡椒；如想消除氧化壓力，可以考慮用索馬利亞鼠尾草搭配永久花。

- **情緒心理：**如想增進記憶力與認知能力，可以搭配檸檬和迷迭香。

- **能量層面：**鼠尾草一直被視為是一種神聖的藥草。古書Tabula Salerni中有這樣一句話：「*Cur moritur cui Salvia crescit in horto?*」意思是「花園中有鼠尾草的人，怎麼可能死去呢？」這句話反映出鼠尾草代表著永生的特質。鼠尾草屬（Salvia）這個字是來自拉丁文的「salvere」意思是「被拯救」，在過去，鼠尾草也有「拯救者」的稱號（Sage the Saviour），說明了它的療癒特性。古代的義大利薩萊諾醫學院（Salerno School of Medicine）曾經流傳過這樣的一句話：「鼠尾草是能撫平病痛的解藥。」（*Salvia salvatrix, natura concilatrix.*）

- **延伸用法：** 許多研究都說明，鼠尾草屬植物有療癒和藥用的特性，尤其在抗微生物、解痙攣、降低血壓、抗氧化、消炎、增長睡眠時間、治療阿茲海默症等方面。市面上比較常見，且可以用在芳香療法的鼠尾草精油包括達爾馬提亞鼠尾草、希臘鼠尾草（*S. triloba*）、黎巴嫩鼠尾草（*S. libanotica*）和西班牙鼠尾草（*S. lavandulaefolia*）。雖然有強大的療癒潛質，但是這些鼠尾草精油的主要成分有些具有神經毒性（請見下方說明）。索馬利亞鼠尾草（*S. somalensis*）是不具危險性，且有消炎和抗氧化作用的一種鼠尾草，可以用來對抗皮膚系統的氧化壓力，因此在抗老的配方中將大有可為。另外，薩丁尼亞鼠尾草（*S. desoleana*）也不具有危險性，可以用來對抗皮癬菌。

注意事項： 第一組（常見鼠尾草）和第三組（希臘鼠尾草、黎巴嫩鼠尾草和薰衣鼠尾草）當中含有具神經毒性的成分——α-、β-側柏酮和樟腦，因此必須謹慎使用。以下為 Tisserand 和 Young（2014）的使用建議：

- **達爾馬提亞鼠尾草：** 具有神經毒性；懷孕和哺乳時不可使用；外用濃度最高不超過0.4%。

- **希臘鼠尾草：** 含有 α-和 β-蒎烯（共計約14%），這些成分有可能緩和 β-側柏酮（1.6%）的神經毒性；幼兒不可使用；書中並未提到建議的使用濃度（黎巴嫩鼠尾草情況雷同）。

- **西班牙鼠尾草：** 具有神經毒性；樟腦含量可能在11–36%左右，加10–30%的1,8-桉油醇和微量的側柏酮；此外，它還含有可能導致流產的順式乙酸檜酯；懷孕和哺乳時不可使用；建議的最高外用濃度並不低，是12.5%，但須視其中的樟腦含量而定。

檀香（東印度白檀）Sandalwood

Santalum album；取自芯材和根部；以水蒸餾法或蒸氣蒸餾法萃取精油。

檀 香 科	
氣 味	白檀並沒有前調，它的香氣是持久、柔軟、甜美的木質氣味，加上香脂般、肥沃的、像動物、牛奶、麝香和尿質般的香調（有些人在嗅聞檀香時，可能會出現部分嗅覺喪失的情況）。
成 分	順式 α-檀香醇和順式-β-檀香醇（加在一起共占66–90%）、順式-香榧醇（cis-nuciferol）、順式-α-反式香柑油醇（bergamotol）、α-和β-檀香醛和其他成分。

主要功效	消炎、抗增生、致使細胞凋亡、抗過敏、平衡和諧、安撫。
使用建議	肌肉骨骼系統（壓力、肌肉緊繃、發炎）；增進整體健康；皮膚系統（發炎、過敏反應）；情緒心理（壓力、緊張、焦慮、憂鬱、壓抑）；能量層面。

調和建議與延伸用法：

- **肌肉骨骼系統**：針對發炎和壓力造成的生理影響，可以考慮搭配薑、泰國蔘薑、肉豆蔻、芫荽籽、黑胡椒、粉紅胡椒、檸檬香茅、天竺葵、佛手柑、杜松果、維吉尼亞香柏、露兜花。

- **增進整體健康**：可以考慮搭配薑黃、薑、泰國蔘薑、丁香花苞、肉豆蔻、黑胡椒、粉紅胡椒、香芹籽、黑種草籽、檸檬香茅、玫瑰草、乳香、熏陸香、廣藿香、岩蘭草、絲柏、杜松果、萊姆、甜橙、香脂楊。

- **皮膚系統**：針對發炎和皮膚療癒，可以考慮搭配玫瑰、香脂楊、沒藥、永久花、天竺葵、廣藿香、岩蘭草、大麻、黎巴嫩雪松、維吉尼亞香柏；針對過敏，可以考慮薰衣草、德國洋甘菊、檸檬香茅。

- **情緒心理**：如要平衡情緒，可以考慮搭配玫瑰、依蘭、天竺葵、緬梔花、甜橙、橘（桔）、萊姆、勞丹脂；如想達到安撫的效果，可以搭配穗甘松、香草、廣藿香、晚香玉；如想提升情緒，可以考慮搭配茉莉、黃玉蘭、莎草、露兜花。

- **能量層面**：檀香和檀香精油的使用已經有超過2500年的歷史了，在這之前勢必也被使用在各種儀式和典禮當中。 印度所有的靈性儀式都少不了檀香的香氣，檀香的氣味能使心靈寧靜。檀香的木材、 燃香和香品，在印度是婆羅門階級、 佛教徒以及印度宗教儀式、 印度情色藝術的特徵；瑜珈士認為檀香是屬於「精微體」（subtle body）的香氣，在譚崔瑜珈的靈性修習中，會將檀香用在男性身上， 來喚醒昆達里尼的能量， 並將這股能量轉化成心靈上的開化和啟迪。阿育吠陀療法中，檀香是一種苦、甜、澀、涼的藥材，可以用來控制各種督夏體質，但是對於皮塔型人（Pitta）會在生理上有更多幫助。藏醫會用檀香加上其他芳香植物製成按摩油或燃香， 用來處理失眠和焦慮的問題；回教地區會把檀香製成芬芳的焚香，把焚香放在香爐中，放在死者的腳下燃燒，認為可以帶著靈魂飄升到天堂。

- **延伸用法**：近年來，因為過量使用，真正的檀香在市面上已經越來越少見；不過在書寫本書的當下，數量有回升的趨勢。如果你無法取得真正的白檀精油，可以取代的其他精油包括有澳洲檀香（*S.spicatum*，柔軟的木質氣味，香氣非常持久，有香脂的氣味，加上甜美、乾燥、混合了香料和樹脂味的前調）和來自新喀里多尼亞的太平洋檀香（*S. austrocaledonicum*，木質、檀香的氣味，帶有一絲琥珀氣息，和澳洲檀香相比，樹脂味比較淡）。太平洋檀香的成分組成和白檀是最類似的，而澳洲檀香有時也會以溶劑萃取原精。

檀香精油不管在過去或現在，都是傳統而經典的香水素材；當它和奧圖玫瑰調和在一起，就成了一種叫做艾塔（aytar）的淨化性香氣，印度人在印度曆的一年之末，會用艾塔（aytar）來清除過去的影響，準備好迎接全新的一年。檀香也是艾塔（aytar）精油的基本成分，用檀香和其他香氣馥郁的花朵類精油一起蒸餾，是一種製香古法。你也可以仿效艾塔（aytar）的作法來調製一種療癒性的個人香氛，用檀香加上玫瑰或是任何一種花朵類原精——尤其是茉莉、黃玉蘭、緬梔花、晚香玉或露兜花和粉紅蓮花。

注意事項： 在極少數的情況下可能造成皮膚的不良反應；建議外用濃度最高不超過 2%。

黑雲杉 Spruce, black

Picea mariana；取自針葉和細枝；以蒸氣蒸餾法萃取精油。

松 科	
氣　味	典型的松杉類香氣，清新且非常有穿透力，加上青嫩的森林地香調。
成　分	左旋-乙酸龍腦酯（35–40%）、β-蒎烯和α-蒎烯（各佔14–15%），加上樟烯（8%）、右旋檸檬烯（5%）、樟腦（5%）、δ3-蒈烯（3–4%）、β-月桂烯（3%）、β-水茴香萜（2%）和龍腦（1–2%）。
主要功效	止痛、鎮痛、消炎、解充血、祛痰、止咳、放鬆（根據成分的已知作用所推斷）、激勵內分泌（傳統用法）。
使用建議	肌肉骨骼系統（發炎和疼痛）；呼吸系統（充血／阻塞、咳嗽）；增進整體健康；情緒心理（壓力、緊張、提高專注力）；能量層面（力量、復原力、清晰度、意志力）。

調和建議與延伸用法：

- **肌肉骨骼系統**：針對疼痛、發炎、肌肉緊繃與疲勞，可以考慮搭配富含乙酸龍腦酯的加拿大鐵杉或冷杉類；此外也可以考慮搭配道格拉斯杉、蘇格蘭赤松、迷迭香CT乙酸龍腦酯或CT月桂烯、穗花薰衣草、一枝黃花、白松香、黑醋栗花苞、佛手柑、檸檬。

- **呼吸系統**：針對咳嗽和充血、阻塞等情況，可以考慮搭配富含乙酸龍腦酯的加拿大鐵杉、冷杉、土木香、一枝黃花、纈草；或是絲柏、迷迭香CT乙酸龍腦酯或桉油醇迷迭香、百里香、勞丹脂、岩玫瑰、長胡椒、髯花杜鵑。

- **增進整體健康**：針對長期承受著沉重的壓力，以及腎上腺「過度消耗」的情況，可以考慮搭配蘇格蘭赤松、白松香和黑醋栗花苞。

- **情緒心理**：針對疲勞、失去目標與專注力、緊張和失去鬥志等情況，可以考慮搭配迷迭香CT乙酸龍腦酯、薰衣草、萊姆、葡萄柚、檸檬、道格拉斯杉、歐洲冷杉、膠冷杉、粉紅胡椒。

- **能量層面**：加拿大鐵杉、雲杉和冷杉類精油，經常在傳統儀式中被用來維持靈性與身體健康。先人認為這些松杉類植物和它們的精油能帶來力量、復原力、清晰、目標與幸福；這些精油也特別適合用來處理肺部、關節與肌肉的問題，通常會用來處理呼吸系統的不適，以及風濕症和關節炎。黑雲杉也被認為「能透過紮根、立基的特質，帶來開放和提升的感受」（Lavabre 1990,p.64）。

- **延伸用法**：你也可以考慮使用紅雲杉（*P. rubens*），紅雲杉含有16–17%的乙酸龍腦酯，它的氣味更輕盈、清新，並潛藏著柑橘的香調；或是白雲杉（*P. alba* 或 *P. glauca*），它的主要成分是 α-和 β-蒎烯（兩者加起來約占40%），以及乙酸龍腦酯和檸檬烯，白雲杉的香氣對感官知覺有開放、解放的效果。

🌸 百里香 Thyme, common

Thymus vulgaris；取自開花的植株頂端和葉片；以蒸氣蒸餾法萃取精油；第一道蒸餾出來的百里香精油是紅色、霧狀的，因此被稱為「紅色百里香」；經過過濾和再蒸餾之後，就能得到「白色百里香」精油，具有甜美的前調香氣；百里香精油有許多不同的CT類型，包括百里酚、香荊芥酚、香荊芥酚與百里酚、沉香醇、牻牛兒醇等。

唇 形 科	
氣　味	同時含有百里酚和香荊芥酚的百里香有著強烈、溫暖且具有穿透性的草本氣味（百里香獨有的味道），加上木質、香料和煙草般的香調；百里酚百里香是強勁、藥一般的藥草氣味；香荊芥酚百里香有一種類似焦油的氣味；沉香醇百里香是草本植物的香氣（百里香），帶有更柔軟、甜美、木質的氣味；牻牛兒醇百里香也是草本植物的氣味（百里香），帶有更甜美、像玫瑰般的香調。

成　分	百里酚百里香：百里酚（50–63%）、香荊芥酚（含量可達20%）、對傘花烴（可達20%），加上 γ-萜品烯、β-丁香油烴、左旋-沉香醇、α-萜品烯、α-蒎烯。
	香荊芥酚百里香：香荊芥酚（含量可達42%）、百里酚（10%），此外還有對傘花烴（27–28%）、γ-萜品烯（10–11%）、左旋-沉香醇、α-蒎烯、β-月桂烯、α-萜品烯和其他成分
	沉香醇百里香：左旋-沉香醇（70–80%），以及乙酸沉香酯、α-萜品醇、龍腦、百里酚和香荊芥酚（5%）、對傘花烴、樟烯和其他成分。
	牻牛兒醇百里香：乙酸牻牛兒酯（36–37%）、牻牛兒醇（25%）、β-丁香油烴（6%），以及左旋-沉香醇、萜品烯-4-醇、乙酸香桃木酯（myrtenyl acetate）、丙酸牻牛兒酯（geranyl propionate）、丁酸牻牛兒酯（geranyl butyrate）、γ-萜品烯和順式檜烯氫氧化物（注意，其中不含有百里酚香荊芥酚）。
主要功效	百里酚、香荊芥酚和沉香醇百里香：止痛、鎮痛、消炎（可以抑制前列腺素生成、抑制COX-1）、抗痙攣、抗氧化、抗細菌、抗真菌（酵母菌）、抗病毒、支氣管擴張、祛痰、傷口癒合（以上功效是根據精油本身和百里酚的效用所推斷）。
	牻牛兒醇百里香：止痛、鎮痛、消炎、抗真菌（酵母菌和皮癬菌）、抗焦慮（以上功效是根據主要成分的效用所推斷）。
使用建議	百里酚、香荊芥酚和沉香醇百里香：肌肉骨骼系統（發炎和疼痛）；消化系統（痙攣和絞痛）；增進整體健康；預防感染；呼吸系統（充血／阻塞、咳嗽、感染）；能量層面。
	牻牛兒醇百里香：肌肉骨骼系統；皮膚系統；情緒心理；能量層面。

調和建議與延伸用法：

- **肌肉骨骼系統**：針對肌肉疼痛、發炎和關節炎，可以考慮用百里酚、香荊芥酚和沉香醇百里香，搭配薰衣草、天竺葵、佛手薄荷、香蜂草、甜馬鬱蘭、迷迭香CT月桂烯、佛手柑、檸檬；也可以用牻牛兒醇百里香搭配玫瑰草、芫荽籽，或著和其他含有百里酚的百里香精油一起併用。

- **消化系統**：針對腹痛、痙攣與腸躁症，可以考慮搭配胡椒薄荷、綠薄荷、薰衣草、甜馬鬱蘭、快樂鼠尾草、甜橙、萊姆、山椒。

- **增進整體健康**：如想預防感染，可以考慮以富含百里酚的百里香精油，搭配含有萜品烯-4-醇的茶樹、泰國蔘薑、甜馬鬱蘭、露兜花、杜松果、肉豆蔻，以及富含沉香醇的花梨木、沉香醇百里香、甜馬鬱蘭、甜羅勒、佛手薄荷、沼澤茶樹（第1型）、薰衣草；如想紓解壓力、提升免疫力，可以考慮以牻牛兒醇百里香搭配玫瑰草、橙花、芫荽籽。

- **呼吸系統**：針對充血／阻塞和咳嗽等情況，可以考慮用含有百里酚的百里香精油，加上迷迭香、甜馬鬱蘭、綠薄荷、土木香、泰國蔘薑、香桃木、沼澤茶樹

（第2型）、芳枸葉、杜松果、冷杉類、雲杉類、加拿大鐵杉、絲柏。

- **皮膚系統**：針對皮癬菌感染，可以考慮以牻牛兒醇百里香搭配胡蘿蔔籽、薩丁尼亞鼠尾草、杜松果、粉紅胡椒。

- **情緒心理**：針對焦慮和壓力，可以考慮以牻牛兒醇百里香搭配玫瑰草、天竺葵、玫瑰、橙花。

- **能量層面**：在人類早期的古文明當中，並不怎麼用百里香來烹飪，而是取它的香氣和焚燃的煙。百里香的屬名Thymus就是來自希臘文中的thymon或thuein，意思是「燃燒以祭神」；百里香被認為能夠鼓舞精神、帶來勇氣；它是德魯伊會使用的神聖藥草，可以用來提升靈性、驅除負面能量；根據民間傳說，百里香是小仙女經常拿來玩耍的植物，然而她們通常會留下一部分植株供需要的人使用。

- **延伸用法**：除了常見百里香（*T. vulgaris*）的多種化學類屬之外，還有許多其他百里香屬植物，以及不同的化學類屬可以供你參考使用：包括龍腦百里香（*T. saturoides*）、野地百里香（*T. serpyllum*）、西班牙百里香（*T. zygis*）和熏陸香百里香（*T. mastichina*）；此外還有頭狀百里香（也叫做西班牙野馬鬱蘭，*T. capitatus*），這個精油可能含有相當高量的香荊芥酚（70–85%）。如果你希望為個人香品中增加一點百里香的香氣，也可以考慮使用百里香原精（*T. vulgaris*），它的氣味甜美、輕盈、溫暖、細緻，屬於草本調，香氣相當持久，帶有一絲木質和琥珀的氣味，只需添加少量就能達到效果。

注意事項：百里酚和香荊芥酚是兩種同分異構物，它們會干擾血液凝結，如果正在使用抗凝血藥劑，或是正患有出血性疾病，絕對不可以口服富含百里酚或香荊芥酚的百里香精油。百里酚和香荊芥酚也會刺激皮膚與黏膜，外用的最高濃度建議不超過 1%，適用於酚類原則。

🌸 薑黃 Tumeric

Curcuma longa；取自根莖；以蒸氣蒸餾法萃取精油。

薑　科	
氣　味	薑黃精油有一種清新、香料般的香氣，加上木質的氣味；它的味道令人聯想到烹飪會用到的薑黃粉，精油和粉末一樣都有相當特殊的鮮黃色。

成　　分	薑黃酮（含量可達28%）、芳香薑黃酮（可達28%）、薑烯（可達17%）、α-水茴香萜（可達13%），此外也有β-薑黃烯、1,8-桉油醇、α-和β-丁香油烴、萜品油烯、檜烯和其他成分（含量在微量–5%左右）。
主要功效	止痛、鎮痛、消炎、抗關節炎、抗氧化、抗癌、抗真菌、抗憂鬱。
使用建議	肌肉骨骼系統（發炎、疼痛、關節炎）；增進整體健康；情緒心理（憂鬱、緊張）；能量層面。

調和建議與延伸用法：

- 肌肉骨骼系統：針對發炎、疼痛和關節炎，可以考慮搭配薑、泰國蔘薑、大高良薑、距花山薑（*Alpinia calcarata*，如果能取得的話）、丁香花苞、肉桂葉、肉豆蔻、黑胡椒、粉紅胡椒、山椒、黑種草籽、乳香、廣藿香、露兜花、金合歡、銀合歡、菩提花、玫瑰、萊姆、日本柚子。

- 增進整體健康：可以考慮搭配玫瑰草、檸檬香茅、泰國蔘薑、薑、大高良薑、莎草、檀香、廣藿香、岩蘭草、乳香、勞丹脂、熏陸香、丁香花苞、荳蔻、肉豆蔻、露兜花、依蘭、玫瑰、萊姆。

- 情緒心理：針對憂鬱、擔憂和緊張等情況，可以考慮搭配檀香、勞丹脂、穗甘松、莎草、廣藿香、乳香、熏陸香、玫瑰、茉莉、依蘭、緬梔花、粉紅蓮花。

- 能量層面：薑黃在阿育吠陀療法中，是一種苦、澀、辛、熱的藥材，可以用來淨化、帶來保護，也可以作為殺菌劑使用。在太平洋島嶼也被用來做為身體彩繪的顏料；在印度，信奉毗濕奴的教徒則會用薑黃在額頭畫上垂直的記號。

- 延伸用法：我們可以用薑黃加上薑、黑胡椒和長胡椒精油，來調製一個芳療版本的阿育吠陀藥方Trikatu。或者，用薑黃加上檀香、丁香和荳蔻，就成了印度經典香氣Abir。薑黃當中的抗癌成分薑黃素（curcumin，一種薑黃素類成分）並不會出現在蒸餾萃取的精油中，不過存在於油樹脂和以超臨界CO_2方式萃取的精油中，在芳香療法中有應用的潛力，可以用來維持整體健康，以及需要恢復健康、保養身體的時候。

注意事項： 芳香薑黃酮和薑黃精油抑制葡萄糖苷酶的效果，比某些抗糖尿病的藥物更好，有可能會和抗糖尿病的藥物起作用（Tisserand 和 Young 2014）。

✿ 岩蘭草 Vetiver

Vetiveria zizanoides；取自根和根莖；以蒸氣蒸餾法萃取精油。

禾本科	
氣　味	根據產地地區的不同，氣味也有相當程度的差異。香水業比較偏好的是來自留尼旺島（和印度）的岩蘭草，而不是爪哇地區的岩蘭草。典型的岩蘭草香氣是平撫人心的，它的氣味強烈、甜美、飽滿，混合了木質、泥土的氣味，帶有一絲來自根部、潮濕的霉味，令人聯想到切開生馬鈴薯的味道。這些特質在某些方面和廣藿香相當接近。
成　分	岩蘭草的成分非常多元，只有一種成分的含量超過10%，就是客烯醇（khusimol，3–15%），次多的成分是異諾卡醇（isonootkatol，含量可達8%），除此之外是非常多的其他種倍半萜類成分；岩蘭草的香氣主要受α-和β-岩蘭草酮，以及客烯酮（khusimone）的影響。
主要功效	止痛、消炎、激勵免疫、傷口癒合、抗憂鬱、鎮定——以上都是傳統芳香療法的使用方式。
使用建議	肌肉骨骼系統（關節炎、疼痛、發炎、風濕症）；增進整體健康（恢復健康和身體保健）；皮膚系統（發炎、青春痘和皮膚炎、濕疹）；情緒心理（憂鬱、焦慮、失眠）；能量層面——以上都是傳統芳香療法的使用方式。

📖 調和建議與延伸用法：

- **肌肉骨骼系統／增進整體健康**：針對疼痛、發炎、關節炎、風濕症和一般性身體保健，可以考慮搭配薑、泰國蔘薑、薑黃、檸檬香茅、玫瑰草、廣藿香、大麻、莎草、芫荽籽、黑胡椒、粉紅胡椒、佛手柑、萊姆、甜橙、青檸果、青檸葉。

- **皮膚系統**：如要調理青春痘，可以考慮搭配青檸葉、苦橙葉、依蘭、白玉蘭、檀香、廣藿香；針對皮膚炎，可以考慮搭配喜馬拉雅雪松或黎巴嫩雪松、絲柏、天竺葵、永久花、金合歡、檸檬香茅、玫瑰、檀香、廣藿香、大麻。

- **情緒心理**：針對焦慮、憂鬱、失眠，可以考慮搭配薰衣草、穗甘松、莎草、廣藿香、紅沒藥、勞丹脂、岩玫瑰、玫瑰、依蘭、粉紅蓮花、緬梔花。

- **能量層面**：在阿育吠陀療法中，岩蘭草是一種帶有苦味、甜味並且相當具有清涼特質的藥材。在炎熱的夏季，一綑綑的岩蘭草根會被浸在水裡，然後放在電風扇前，為室內空間帶來清涼感並增添香氣。岩蘭草根也可以浸泡在飲用水中做成清涼的飲料，以防止皮塔型人「突然發怒」（Pitta，是阿育吠陀療法中的一種督夏體質）。在印度和斯里蘭卡，岩蘭草精油被認為是「鎮靜之油」。

🌸 特級依蘭 Ylang ylang 'extra'

Cananga odorata var. genuina；取自花朵；以蒸氣蒸餾法萃取精油；第一次分餾得到的精油又叫做特級依蘭（extra），接著依次是一級（first）、二級（*second*）與三級（third）依蘭；「完全依蘭」（*complete*）則是混合了四次分餾的產品，有時也叫做卡南加油（cananga oil;）市面上也有以溶劑萃取的依蘭原精。

番荔枝科	
氣　　味	根據不同產地，氣味也會有所不同（主要來自科摩羅島和馬達加斯加）；典型的依蘭氣味擴散性強，氣味強烈、甜美、使人暈陶且能平撫人心，是馥郁芬芳的熱帶花香，潛藏著果香、藥味與香料般的香調。一般認為特級伊蘭的香氣最上乘，不過香水業也會使用三級依蘭。完全依蘭有甜美的花香，加上藥、木質和油質的香調；依蘭原精的氣味和精油非常接近，但是更飽滿、柔和。
成　　分	成分相當複雜；包括有大根老鸛草烯D（17%）、乙酸苄酯（12–13%）、對甲苯基甲醚（*para*-cresyl methyl ether，8–9%）、左旋沉香醇（8–9%）、α-金合歡烯（8%）、β-丁香油烴（5%），加上乙酸牻牛兒酯、苯甲酸甲酯、乙酸肉桂酯、水楊酸苄酯，以及其他許多微量成分。
主要功效	從成分來看，依蘭的功效可能包括紓解疼痛和消炎，以及改善情緒。
使用建議	皮膚保養（傳統用法）；增進整體健康；紓解緊張和壓力；情緒心理（平衡和諧，改善憂鬱、焦慮、壓抑）；能量層面。

🧴 調和建議與延伸用法：

- **增進整體健康**：針對肌肉緊繃、壓抑、挫折，以及長久脫離肉體慾望等情況，可以單獨使用依蘭；也可以考慮用依蘭搭配玫瑰、玫瑰草、檀香、勞丹脂、紅沒藥、乳香、廣藿香。

- **情緒心理**：針對憂鬱和焦慮，可以考慮搭配快樂鼠尾草、紫羅蘭葉、苦橙葉、玫瑰、茉莉、緬梔花、廣藿香、檀香、勞丹脂、紅沒藥、乳香、菸草、萊姆。

- **能量層面**：依蘭的花朵具有強勁、使人迷醉的花香，經常被人們用來穿戴裝飾，或是用來為布料、服飾或居家空間增加香氣。在印尼，為新婚夫妻的床單撒上依蘭花朵，是一種民間習俗；依蘭也一直被視為是一種催情劑。

- **延伸用法**：依蘭獨特的香氣非常能令人放鬆，同時可以令心情歡快愉悅，因此它能有助於把情緒與感受，以及感官與生理的需求連結起來。依蘭也能帶來

「平衡和諧」的效果，在降低血壓與心跳的情況下，增強注意力。不過，它也可能降低警覺度和反應時間。 以上特質使得依蘭成為芳療按摩中最常用到的精油之一， 依蘭可以帶來一種放鬆的氛圍。 如果它的香氣讓你感覺太甜、 太強烈，可以加上紫羅蘭葉，讓昂揚的香氣「低調一些」；另外，如果想突出依蘭花香中的甜味，也可以加上香草一起使用。

注意事項： 依蘭有可能使皮膚敏感，因此用在敏感性肌膚或皮膚受損的肌膚時，需要小心；避免用在孩童身上。

🌸 日本柚子 Yuzu

Citrus×junos；取自果皮（是宜昌橙〔*papeda*，*C. ichangensis*〕和酸橘的雜交種）；以壓榨法萃取精油。

芸 香 科	
氣　味	一種強烈、馥郁的氣味，結合了柑橘與花香調，接近佛手柑，但是氣味更強勁。
成　分	右旋-檸檬烯（60–65％）、γ-萜品烯（12–13％）、β-水茴香萜（5–6％），加上β-月桂烯、左旋沉香醇、α-和β-蒎烯、反式β-金合歡烯、雙環大根老鸛草烯（bicyclogermacrene）；近年的研究發現，日本柚子獨特的氣味是由其中兩種成分所構成的，包括undecatriene-3-one，以及為日本柚子添加了草葉香氣的1,3,5,7-undecatetriene。日本柚子當中並沒有發現具光敏性的成分。
主要功效	止痛、消炎、抗動脈硬化症（γ-萜品烯是一種LDL抗氧化劑）、支氣管擴張、紓壓、抗憂鬱（可能）。
使用建議	肌肉骨骼系統（疼痛和發炎、肌肉緊繃）；增進整體健康；呼吸系統（消炎、氣喘）；情緒心理（憂鬱、焦慮、壓力）；能量層面。

🧴 調和建議與延伸用法：

- **肌肉骨骼系統**：針對疼痛、發炎，以及和壓力有關的肌肉緊繃，可以考慮搭配白松香和黑醋栗花苞，也可以考慮使用丁香花苞、肉桂葉、肉豆蔻、芫荽籽、八角茴香、黑胡椒、粉紅胡椒、山椒、泰國蔘薑、薑、乳香、天竺葵、玫瑰草、檸檬香茅。

- **增進整體健康**：可以考慮搭配萊姆、苦橙、葡萄柚、柚子、桔葉、佛手薄荷、丁香花苞、肉豆蔻、藏茴香、薑黃、泰國蔘薑、薑、熏陸香、乳香、山椒、粉紅胡椒、水仙、紫蘇、廣藿香、檀香。

- 呼吸系統：針對發炎與氣喘，可以考慮搭配泰國蔘薑、薑、甜茴香、長胡椒、玫瑰、茉莉、露兜花、檀香。

- 情緒心理：針對憂鬱、焦慮和壓力，可以考慮搭配水仙、茉莉、依蘭、緬梔花、橙花、橙花、苦橙、山椒、檀香、廣藿香。

- 能量層面：日本有一種傳統習俗，在冬至的時候，會將日本柚子精油或是劃破的日本柚子果實加入泡澡水中，這種日本柚子浴，用日文來說就叫做柚子湯（ゆず湯）或是柚子浴（ゆず風呂），是一種淨身、強化身心的儀式。

- 延伸用法：在冬至時單獨使用日本柚子精油來泡澡；用以下精油來調配一種以「柑橘幻想曲」為主題的療癒香氣，使用的精油包括：日本柚子、葡萄柚、甜橙、苦橙、橙花、桔葉和山椒。

更多可以應用的香氣
能增強配方效果的精油簡述

Chapter 15

◆ **丁香羅勒/非洲羅勒 African basil**（*Ocimum gratissimum*；取自葉片；唇形科）：主要成分為丁香酚，含量約在54%左右，另外也有1,8-桉油醇（22%）；它的作用和使用方向和神聖羅勒類似；針對容易長青春痘的膚質，可以用親水性的基質，或是與蜂蜜、蘆薈一起調和使用。

◆ **非洲青香茅 African bluegrass**（*Cymbopogon validus*；禾本科）：由於含有豐富的 β-月桂烯（15–20%），因此具有消炎、止痛的特質；另外也含有龍腦（可達10%），龍腦能夠抗微生物（能對抗多種革蘭氏陽性與陰性病原體，以及多種真菌），也有幫助傷口癒合與消炎的作用；使用時請注意：其中有可能出現微量的甲基醚丁香酚，請向精油供應商確認精油成分。

◆ **洋茴香 Anise**（*Pimpinella anisum*；取自種籽；繖形科）：洋茴香精油有一種香料般溫暖的甜美茴香氣味；其中含有反式洋茴香腦（75–90%）、右旋檸檬烯（含量可達5%）、甲基醚蔞葉酚（0.5–5%）以及其他成分；它的效用和甜茴香類似；使用時須謹慎小心。

◆ **苦橙 Bitter orange**（*Citrus × aurantium*；取自果皮；芸香科）：苦橙指的是塞維亞橙（Seville orange）；取自果皮的精油有一種細緻、清新、纖敏但強韌的香氣，帶有些許甜美的花香與青嫩的香調；主要成分是右旋檸檬烯（90–95%），此外也有沉香醇和 β-月桂烯；具有抗癲癇的作用。

◆ **多苞葉尤加利 Blue-leaved mallee**（*Eucalyptus polybractea*；取自葉片與細枝；桃金孃科）：氣味甜美、清新，主要是桉油醇的味道，加上些微細緻的樟腦香氣；成分有1,8-桉油醇（90%）、對傘花烴（2–3%）、萜品烯-4-醇、α-和 β-蒎烯、右旋檸檬烯和檜烯；從成分來看，作用應該類似於藍膠尤加利。

◆ **巴西胡椒 Brazilian pepper**（*Schinus terebinthifolius raddi*；取自乾燥的果實；芸香科）：成分包括 δ 3-蒈烯、α-水茴香萜、α-蒎烯、右旋檸檬烯和萜品烯-4-醇，這些都是可以止痛的成分；沒有已知的危險性或使用禁忌。

◆ **薄荷尤加利 Broad-leaved peppermint**（*Eucalyptus dives*；取自葉片與細枝；桃金孃科）：這是一種被大規模生產的尤加利；其中有一個品種特別富含胡椒酮（54%），此外還有 α-水茴香萜、對傘花烴、萜品烯-4-醇等成分；胡椒酮經常會被單獨萃取出來，可以用來作為合成薄荷腦和百里酚的原材料。

◆ **可可原精 Cacao**（*Theobroma cacao*；取自種籽；錦葵科）：可可原精有香脂般的氣味，濃郁而溫暖，有些微的巧克力氣味，但是並沒有香草的香氣；雖然從人類整體健康和幸福感的角度來看，可可是相當重要的一種植物，但在香氣和香氛的領域中卻不常被使用；可可原精有定香的特質，可以讓香氣出現「可以吃」或「好吃」的效果，通常做為後調使用；將可可原精加在香氣中，可以帶來安慰和幸福的感覺；相當適合搭配廣藿香、香草、菸草、玫瑰和甜橙。

◆ **白千層 Cajuput**（*Melaleuca cajuputi*；取自葉片與細枝；桃金孃科）：有強烈、甜美和樟腦般的氣味；主要成分為1,8-桉油醇（40–70%），此外也有 α-萜品醇、對傘花烴、萜品油烯、γ-萜品烯、左旋檸檬烯和其他成分；具有紓解疼痛、消炎、抗微生物和祛痰等作用。

◆ **樟樹／本樟 Camphor / Hon-sho**（*Cinnamomum camphora*；取自木質與細枝；有多種化學類屬，包括1,8-桉油醇、沉香醇、黃樟素、橙花叔醇等；樟科）：樟樹精油有獨特的樟腦香氣，衝腦、辛辣、乾淨、清新，氣味相當鮮明。
  - CT 1,8-桉油醇：成分包括1,8-桉油醇（76%）、α-蒎烯（20%），以及 α-萜品烯。
  - CT 沉香醇：主要成分是沉香醇（80%），其他單萜烯成分約占10%。
  - CT 黃樟素：黃樟素（80%）、單萜醇類成分10%（不適合治療用）。
  - CT 橙花叔醇：主要成分是橙花叔醇（40–60%），加上單萜類成分（20%）與倍半萜類成分（20%）；成分以橙花叔醇為主的樟樹精油很可能有消炎的作用，橙花叔醇也有抑制5-LOX的作用。

◆ **中國香柏Chinese cedarwood**（*Cupressus funebris*；取自木質；柏科）：
也叫做中國垂絲柏；精油當中含有異羅漢柏烯（iso-thujopsene），以及柏木醇
（cedrenol）、長葉烯（longifolene）、α-雪松烯（α-cedrene）和其他成分；目
前尚未發現這些成分是否具有特別的效用；不過，這些成分並不具有危險性，同
時也存在於其他柏科植物中。中國香柏精油很可能適合用來處理呼吸系統與皮
膚系統的問題。

◆ **岩玫瑰Cistus**（*Cistus ladaniferus*、*C. creticus*；半日花科）：取開花植物地
面以上的植株來蒸餾萃取精油；具有溫暖、甜美和木質的氣味；成分差異性大，
不過精油主要含有α-蒎烯（含量可達55%）、樟烯、乙酸龍腦酯、綠花白千層
醇、檜烯、對傘花烴和許多其他成分；從成分來看，岩玫瑰精油很適合用在呼吸
系統，此外也很有可能具有紓解疼痛的特性（和傳統療法的使用方式一致）；在
花精療法中，岩玫瑰被用來處理心理創傷和情緒麻痺。

◆ **枸櫞(香水檸檬) Citron / cédrat**（*Citrus medica*；取自果皮；芸香科）：枸櫞
是柑橘屬植物的「祖先」之一；枸櫞精油有鮮明且獨具特色的柑橘氣味，氣味強
烈、深邃，比其他柑橘屬植物的持久度都更好。主要成分是右旋檸檬烯。枸櫞曾
經出現在回教文獻當中，而在古希臘時代則會將它浸泡在酒液中，用來解毒。不
過它並不是芳香療法傳統上會使用的精油。可以用枸櫞為療癒性香品添加持久深
邃的柑橘香氣。

◆ **香茅Citronella**（錫蘭香茅*Cymbopogon nardus*，或是爪哇香茅*C.
winterianus*；取自葉片；禾本科）：來自斯里蘭卡的錫蘭精油有甜美、清新、像檸
檬一樣的香氣；爪哇香茅的氣味則有檸檬、花香、草葉和木質氣味；香茅是一種大
規模生產的精油，主要用在驅蟲劑，也被添加在家居與工業上的清潔產品中，或
是用來單獨萃取其中的成分。香茅的主要成分是香茅醛（含量可達46%），此外也
有牻牛兒醇、左旋香茅醇、左旋檸檬烯、樟烯、乙酸香茅酯、龍腦和其他成分；從
成分上可以看出，香茅精油應該能發揮鎮痛、消炎、抗微生物、血管舒張等作用，
或許還能帶來降低血壓和鎮定的效果。

◆ **克萊蒙橙Clementine**（*Citrus reticulata var. clementina*；取自果皮；芸香
科）：帶有甜美、清淡、輕柔的柑橘香氣；主要成分是右旋檸檬烯（約占95%）；應
該具有和甜橙精油相當類似的作用。

◆ **蒔蘿Dill**（*Anethum graveolens*；取自種籽；繖形科）：一種輕盈、清新的香料氣味，帶有一點薄荷與藏茴香的香氣；成分包括右旋檸檬烯（35–65%）、右旋香芹酮（30–50%）以及α-水茴香萜；右旋香芹酮有抗焦慮的作用。中世紀時，人們會把蒔蘿掛在門窗上，來保護自己不受巫術影響，不過蒔蘿也被用在魔法中，包括用來製作戀愛藥劑。現代人用的「蒔蘿」（dill）這個名稱，是來自挪威古語dilla，意思是「安撫入睡」，某種程度上也說明了用蒔蘿來安撫嬰兒腹痛的普遍用法。

◆ **道格拉斯杉Douglas fir**（來自英國哥倫比亞的*Pseudotsuga menziensi*和美國奧勒岡州的P. taxifolia；松科）：取自針葉和嫩枝的精油具有非常芬芳的香氣，結合了新鮮的松杉氣息和檸檬氣味，加上一絲能令人聯想到鳳梨的味道。它的成分多變，而且這樣的組成在松杉類精油中比較少見，包括有：牻牛兒醇（31–32%），以及α-和β-蒎烯（24%）、樟烯（15%）、乙酸龍腦酯（10%），此外還有檜烯、萜品烯-4-醇、右旋檸檬烯、γ-萜品烯、香茅醇、乙酸香茅酯，以及其他成分。從成分來看，道格拉斯杉應該具有抗氧化、消炎、鎮痛和止痛的作用，適合用在呼吸系統，並且有抗焦慮和增強認知能力的可能性。

◆ **河岸紅尤加利Eucalyptus camadulensis**（取自葉片和細枝；桃金孃科）：和藍膠尤加利相當類似，主要成分是1,8-桉油醇（50–85%），此外有α-和β-蒎烯、右旋檸檬烯、α-萜品醇等其他成分；可以用來作為藍膠尤加利的替代品。

◆ **熱帶羅勒Exotic / Comoran Basil**（*Ocimum basilicum* CT甲基醚蔞葉酚；取自葉片；唇形科）：這是一種富含甲基醚蔞葉酚的羅勒精油，其中這種具有致癌可能性的酚醚類成分含量能高達73–87%，此外甲基醚丁香酚的含量在微量–4%之間。雖然如此，甲基醚蔞葉酚具有出眾的抗痙攣效果，有些作者認為將它加在止痛配方中，以外用的方式塗擦於皮膚表面，是安全的做法；建議的使用濃度在0.1%。

◆ **葫蘆巴Fenugreek**（*Trigonella foenum-graecum*；取自種籽；豆科）：葫蘆巴精油和原精都有強勁的木質氣味，一開始可能讓人聯想到咖哩，但馬上會轉為一種溫暖、飽滿、像核桃一樣的氣味。精油中乙酸橙花酯、樟腦、β-蒎烯和β-丁香油烴的比例差不多，都在15%左右，因此它很可能有紓解疼痛的作用（乙

酸橙花酯和β-丁香油烴也有消炎的效果），其中的樟腦還可能增強其他成分的抗真菌效果。葫蘆巴精油對α-澱粉酶和麥芽糖酶具有抑制作用。

◆ **芳枸葉Fragonia**（*Agonis fragrans*；取自新鮮的葉片與細枝；桃金孃科）：這是一種已經申請了專利的精油，具有桉油醇、藥草／樹脂般的氣味，加上肉桂般的香調。其中的成分包括有1,8-桉油醇（26-33%）、α-蒎烯（22-27%），以及幾種單萜醇類成分，包括α-萜品醇（5-8%）、沉香醇、牻牛兒醇和萜品烯-4-醇；這樣的成分組成被認為是治療呼吸系統感染的黃金比例。除此之外，芳枸葉當中還有γ-萜品烯、對傘花烴、右旋檸檬烯和β-月桂烯。根據主要成分可以推斷，芳枸葉也具有紓解疼痛和消炎的作用。它的氣味宜人，並不一定需要和其他精油調和使用。

◆ **緬梔花Frangipani**（緬梔屬植物，包括紅花緬梔*Plumeria rubra*和白花緬梔*P. acuminata*；取自花朵；夾竹桃科）：緬梔花原精的擴散性強，香氣強烈、令人暈陶，是甜美馥郁的熱帶花香，再加上蜂蜜、水果、香料、青草與柑橘的香調。它的成分組成複雜多元，包括有水楊酸苄酯、苯乙酸橙花酯（neryl phenylacetate）、苯甲酸苯乙酯（phenylethyl benzoate）和肉桂酸苯乙酯（phenyl ethyl cinnamate），此外還有苯乙醇、反式橙花叔醇、沉香醇和牻牛兒醛等成分。緬梔花有抗焦慮的效用，在阿育吠陀療法中，用它來安撫情緒、注入內心平靜、消除緊張、恐懼與焦慮，治療顫抖與失眠。緬梔花也是被認為具有抗腫瘤和抗微生物特質的傳統植物之一，或許對於寄生蟲的侵擾也能發揮一定的效果。泰國人會在沐浴過後抹上緬梔花浸泡油為身體添加香氣。印度人則是會在燃香中加入緬梔屬植物，這種燃香會並加上「champa」這個字。西方人最熟知的或許就是叫做「Nag Champa」的這種燃香了，「Nag Champa」的材料包括有緬梔花和檀香，以及從臭椿屬植物Ailanthus malabarica中提取出來的半流質樹脂。

◆ **頭狀薰衣草French lavender**（*Lavandula stoechas subsp. stoechas*；取自開花的植株頂部；唇形科）：這很有可能是一個來自古典時期的薰衣草品種。頭狀薰衣草精油有一種具穿透性、混合了樟腦和薰衣草的氣味。它的成分多元，包括有樟腦（15-55%）、右旋小茴香酮（15-50%）和1,8-桉油醇（含量可達15%），此外還有樟烯、α-蒎烯、少量的左旋沉香醇和其他成分；有時含有微量的

乙酸沉香酯，有時則沒有。從成分來看，頭狀薰衣草應該有紓解疼痛和祛痰的作用，不過在芳香療法中很少使用它，因為其中含有右旋小茴香酮和樟腦等成分。然而，在民俗療法中，頭狀薰衣草已經有長久的使用歷史。在西班牙和葡萄牙地區，這種薰衣草會在節慶時被撒在教堂和居家的地板上作為瀰漫香，並且在聖約翰節，也就是惡靈環伺的日子，會焚燒頭狀薰衣草。在中世紀時，頭狀薰衣草是藥醋「四賊醋」（Four Thieves Vinegar）的材料之一，頭狀薰衣草也被用來治療傷口，以及發揮祛痰和抗痙攣等作用。尤納尼醫學用它來處理和大腦相關的疾病，例如癲癇。也有研究證實，頭狀薰衣草確實有抗癲癇的效果（這是因為其中含有沉香醇、蒎烯和乙酸沉香酯等成分），此外它也可以調控鈣離子通道。

◆ **大高良薑Galangal**（*Alpinia galanga*；取自根莖；薑科）：大高良薑精油的氣味穿透力強，是一種清新的香料香氣，兼有桉油醇和樟腦般的氣息，香氣深邃而持久。它的成分有1,8-桉油醇（30%）、樟腦（含量可達14%）、β-蒎烯（10%）、α-萜品醇（可達10%）、右旋檸檬烯以及其他成分。這表示它具有紓解疼痛、消炎和抗微生物的特質，並且適合用在肌肉骨骼系統和呼吸系統。

◆ **白松香Galbanum**（*Ferula galbaniflua*；取自樹脂；繖形科）：白松香精油的氣味是強勁、清新、鮮明的草葉香氣，令人想到剛摘下來的綠胡椒，加上針葉、松樹、老木、泥土與濕霉的香調。成分主要是 β-蒎烯（45–60%）、δ3-蒈烯（2–12%），加上右旋檸檬烯、α-蒎烯、檜烯、β-月桂烯和其他成分。從成分來看，白松香精油很可能有止痛、消炎、祛痰、傷口癒合等效用。如果想修飾白松香精油強勁的草葉香調，可以加上黑醋栗花苞或羅馬洋甘菊。傳統上會用白松香來做皮膚保養，治療炎症，調理呼吸系統。

◆ **鷹爪豆Genet**（*Spartium junceum*；取自花朵；豆科）：從西班牙金雀花萃取的原精有一種青嫩的花香味，香氣持久、甜美而溫暖，結合了玫瑰、草葉、藥草和乾草的香調。成分複雜多元，包括十四酸乙酯（ethyl myristate）、棕櫚酸乙酯（ethyl palmitate）、油酸乙酯（ethyl oleate）和乙酸沉香酯等酯類，以及沉香醇和苯乙醇等醇類。鷹爪豆很適合與銀合歡、水仙、金合歡和玫瑰原精一起調和。鷹爪豆植株本身具有毒性，不過目前還未見到有關原精的使用注意資訊，所以建議還是先以嗅聞或品嘗香氣的方式來使用。

◆ **野薑花根Ginger lily**（*Hedychium spicatum*；取自乾燥的根莖；薑科）：野薑花根精油的氣味辛辣、馥郁，有青澀的香料與木質氣味，以及一絲幽微的鳶尾、紫羅蘭氣味，它的香氣深邃持久，揮發後留下沒藥般的香氣。主要成分包括1,8-桉油醇（6–45%）、沉香醇（10–25%），此外還有許多其他成分，包括相當罕見的T-muurolol、hedycaryol和芳香酯；它也可能含有毒性相當高的驅蛔素（ascaridole，請和你的供應商確認精油成分）。請只以嗅聞的方式使用（能帶來愉悅與放鬆的效果），並避免放在孩童可能接觸到的地方。在印度，它又叫做草果藥（kapur-kachri），是一種古老的藥草，也是珍貴的燃香材料。

◆ **野薑花Ginger lily, white**（*Hedychium coronarium*；取自花朵；薑科）：野薑花原精的氣味溫暖、甜美，有像蜂蜜一樣的吲哚花香，加上香料、水果和香脂的香調。其中的成分包括左旋沉香醇（含量可達30%）、異丁香酚（15–18%）、吲哚（含量可達7%），以及茉莉酸甲酯（methyl jasmonate）、苯甲酸甲酯和苯甲酸酯等酯類，和順式素馨酮、β-紫羅蘭酮和內酯類等其他成分。其中的左旋沉香醇和異丁香酚（以及約占1.5%的丁香酚）表示它有紓解疼痛的效果；它可以用來消解壓力和緊張的情況，促進放鬆，也被認為能夠抗憂鬱，並且能用來幫助冥想。

◆ **一枝黃花Golden rod**（*Solidago canadensis*；取自開花的全株植物；菊科）：一枝黃花精油乍聞之下是一股割草的氣味，隨後柔軟的針葉、清新的木質和藥草等香調就出現了。主要成分是乙酸龍腦酯（20%）、檜烯（19%）和右旋檸檬烯（18%），以及α-水茴香萜（12%）、β-月桂烯（10%）、萜品油烯、γ-萜品烯、β-蒎烯、龍腦、左旋沉香醇和其他成分。雖然這並不是一種經常被使用的精油，但卻不難買到。從成分來看，它應該具有止痛、鎮痛、消炎和抗微生物等作用，並且沒有使用上的禁忌或危險性。它很適合搭配富含乙酸龍腦酯、檜烯和右旋檸檬烯的精油，能為配方增加一絲草原和戶外、大自然的氣息。

◆ **希臘鼠尾草Greek sage**（*Salvia triloba*；取自葉片；產自希臘、土耳其和克里特島；唇形科）：精油的主要成分是1,8-桉油醇和右旋檸檬烯（38%），以及樟腦（15%）、α-萜品醇和龍腦（7%）、α-和β-側柏酮（6–7%）、α-和β-蒎烯（5–6%）；具有祛痰、化痰和傷口癒合等作用。其中的樟腦和側柏酮具有危險性（可能引發

癲癇），所以請向供應商確認精油成分並小心使用。希臘鼠尾草有時也被歸為黎巴嫩鼠尾草的一種（S. libanotica，參見黎巴嫩鼠尾草的段落）。

◆ **綠尤加利Green mallee**（*Eucalyptus viridis*；取自葉片與細枝；桃金孃科）：甜美、清新的桉油醇氣味；成分與功效都和藍膠尤加利類似。

◆ **聖壇木Guaiacwood**（*Bulnesia sarmientoi*；取自木質；蒺藜科）：聖壇木精油有溫軟、甜美、乾淨的氣味，帶有茶香玫瑰、木質和香脂的香氣；其中主要的成分是布藜醇（bulnesol，40%），此外有癒創木醇、桉葉醇和欖香醇。目前尚未找到關於這些成分的特質或效用等資料，不過，聖壇木的香氣非常誘人，可以用在加了天竺葵、玫瑰、永久花等精油的配方中，來增強玫瑰的香氣，或是為香料和木質調的配方增加柔軟的玫瑰／木質元素。

◆ **番石榴葉Guava leaf**（*Psidium guajava*；桃金孃科）：番石榴葉精油的氣味清新、稚嫩，就像割草時的氣味，加上檸檬與胡椒的香調。成分包括右旋檸檬烯、β-丁香油烴、α-和β-蒎烯、綠花白千層醇和β-沒藥烯；右旋檸檬烯和綠花白千層醇都有抑制癌症的作用；番石榴葉也可能有消炎和紓解疼痛的效果。在痤瘡桿菌和葡萄球菌的測試中，番石榴葉萃取液的抑菌圈都比茶樹精油更大；也可以用來調理青春痘。

◆ **史密斯尤加利Gully-gum／Smith's gum**（*Eucalyptus smithii*；取自葉片與細枝；桃金孃科）：清新的桉油醇氣味；成分主要是1,8-桉油醇（76–78%），以及β-桉葉醇等其他成分；有些史密斯尤加利也會含有大量的水茴香萜。

◆ **乾草Hay**（包括俗稱高山甜草的高山茅香*Hierochloe alpina*，以及俗稱為香草、聖草或野牛草的芳香黃花茅*Anthoxanthum odoratum*；取自乾燥的草葉；禾本科）：高山茅香和北美地區常用在儀式慶典中的甜草（H. odorata）有親緣關係。乾草原精有飽滿、溫暖、甜美、青嫩、像乾草一樣的氣味，加上香草的香調；成分中含有香豆素和安息香酸（皮膚外用或以吸聞方式使用並無禁忌）。芳香黃花茅的精油也叫做flouve，帶有一種像乾草一樣的香甜氣息，令人想到銀合歡；乾草原精的氣味通常被形容成是「幸福愉悅的香氣」，可以用來提振情緒、平撫心情。我們可以運用乾草精油來調製芳療版的青草調香水（foin coupé）：以乾草原精

搭配佛手柑、薰衣草、快樂鼠尾草精油／原精、橡木苔（oakmoss）原精，再加上微量的冬青或甜樺。

◆ **大麻Hemp**（*Cannabis sativa*，取自開花的地面上植株；大麻科）：大麻精油的成分有 β-月桂烯（33%）、反式 β-羅勒烯（15%）、萜品油烯、β-丁香油烴和丁香油烴氧化物（1.4%）。有良好的消炎止痛作用，可以抑制5-LOX，對於炎症和皮膚乾燥症有極佳的潛力，可以調入大麻籽油一起使用。

◆ **羅漢柏Hiba wood**（*Thujopsis dolobrata*、*T. dolobrata var. hondai*；取自木質；柏科）：羅漢柏精油帶有木質氣味，強勁且辛辣。能說明它的成分與安全性的資料並不多，不過其中含有羅漢柏烯（thujopsene）和雪松醇（cedrol），還是建議以吸聞方式、調理情緒為主。

◆ **蛇麻草Hops**（*Humulus lupus*；取自乾燥的球果〔葇荑花絮的毬果〕；桑科）：蛇麻草精油的氣味飽滿、使人暈陶，有甜美的香料氣味，逐漸揮發後會出現像啤酒一樣的宜人氣息。其中的主要成分是 α-和 β-丁香油烴（47%）、β-月桂烯（25%），以及 γ-和 δ-杜松烯、α-葎草烯、牻牛兒醇、檜烯和其他成分。傳統上會用蛇麻草來調理神經。它被廣泛地用來作為鎮定劑和催情劑，也被用來為啤酒和菸草調味。從成分來看，蛇麻草精油應該具有消炎、紓解疼痛的效果，很可能也有抗微生物的作用。

◆ **牛膝草Hyssop**（*hyssopus offcinalis*；取自葉片和開花的頂端；唇形科）：牛膝草精油的香氣強烈、甜美，帶有樟腦氣味，也有溫暖的香料氣息。其中，CT沉香醇不像CT松樟酮具有危險性（其中松樟酮和異松樟酮的含量可達80%）；CT沉香醇的主要成分是右旋沉香醇（50%），此外也有1,8-桉油醇（12–15%）、右旋檸檬烯（5%）和 α-蒎烯、樟烯、β-月桂烯和檜烯，和異松樟酮（1.5%）和松樟酮（含量可達1%）等其他成分。從成份來看，牛膝草精油具有紓解疼痛、消炎、祛痰、化痰等作用，也很可能可以止咳。從傳統歷史上看，牛膝草有清潔、淨化的含意。

◆ **土木香Inula**（*Inula graveolens*；取自開花的植株頂端；菊科）：土木香精油的氣味具有穿透性，微微帶有樟腦和松一般的氣味，也有香甜的、像藥草一樣的香氣。

其中的主要成分是乙酸龍腦酯（46%）和龍腦（15–16%），此外有樟烯、β-丁香油烴、γ-杜松烯、α-萜品醇和其他成分。乙酸龍腦酯有著名的止痛、消炎作用，很適合用來處理呼吸系統方面的問題；龍腦能夠抗微生物，也可以消炎、促進傷口癒合。以吸聞方式使用時，土木香能發揮相當強大的消解黏液功效。

◆ **賈巴拉柑橘 Jabara**（*Citrus jabara*；取自果皮；芸香科）：這是一種相當罕見的精油，賈巴拉柑橘是一種「酸橙」，原生於日本和歌山，和日本柚子有親緣關係。賈巴拉柑橘經常被用在植物性保養品中，發揮舒緩、抗過敏的功效。其中的成分有 β-月桂烯（47%），以及右旋檸檬烯（28%）和 γ-萜品烯（15%）。

◆ **日本柳杉 Japanese cedar**（*Cryptomeria japonica*；取自針葉和細枝；柏科）：日本柳杉精油有清新甜美的針葉、木質氣味，完全沒有任何刺鼻或像「消毒水」的味道。其中的成分包括 α-蒎烯、檜烯、α-貝殼杉烯（α-kaurene）、欖香醇、萜品烯-4-醇（具體數據未能取得）；有抗氧化和消炎的作用（能抑制促進發炎的細胞激素和介質，包括一氧化氮、PGE2、TNF-α、IL1β、Il-6），也能抗微生物。有卓越的抗菌效果，能有效對抗痤瘡桿菌和表皮葡萄球菌，包括對藥物敏感或產生抗性的菌株；可以用來緩和青春痘的症狀，促進皮膚健康。在尼泊爾又叫做日本杉（tsugi pine），在當地用來燃香。

◆ **卡奴卡 Kanuka**（*Kunzea ericoides*；取自葉片與細枝；桃金孃科）：這是一個來自紐西蘭的精油，有像藥一樣的氣味，令人想起茶樹。成分可能因來源而不同，一般來說包含 α-蒎烯（50–55%）和綠花白千層醇（7–8%）、1,8-桉油醇、右旋檸檬烯、對傘花烴與其他成分。有止痛、消炎和抗微生物的特性，通常會與松紅梅精油一起使用。

◆ **勞丹脂 Labdanum**（*Cistus ladaniferus* 和 *C. creticus*；取自樹脂；半日花科）：蒸氣蒸餾法萃取精油（也有原精）；馥郁、甜美、溫軟的香脂氣味、像龍涎香（豐富、飽滿的，像霉、麝香、泥土和琥珀的氣味），加上木質和藥草香調。成分多元、多變化，一般來說有 α-蒎烯（含量可達45%）、樟烯（可達7%），以及非常多種其他成分，包括對傘花烴、檜烯、α-萜品醇、乙酸龍腦酯、龍腦、萜品烯-4-醇；還有許多罕見的酚類、內酯類與酸類；此外有苯乙酮和它的衍生物、二氫龍涎醇、α-龍涎醇和補身酮（drimenone）——這些成分顯示勞丹脂有紓解疼痛和

消炎的作用，適合用在呼吸系統，並且有抗微生物的作用（皮癬菌）。勞丹脂的香氣能提升許多配方的氣味。所有的古文化文獻中都曾提到勞丹脂，它是摩西製作聖香的材料之一（在聖經中叫做onycha），也曾被埃及人廣泛地用來製作燃香和美容保養品，它也可能很可能是獻給阿芙蘿狄忒的祭品，在賽普勒斯島，也就是祂的「出生地」焚燃此香。古羅馬醫師迪奧科里斯（Dioscorides）也曾經提到，製作「皇家藥膏」的材料之一包含勞丹脂。

◆ **醒目薰衣草Lavandin**（*Lavandula×intermedia*；取自開花的植株頂端；唇形科）：醒目薰衣草是真正薰衣草和穗花薰衣草的雜交種；精油有薰衣草的香氣，但是更有穿透性、更清新，少了真正薰衣草的果香和穗花薰衣草的樟腦氣味。常見的醒目薰衣草品種有雅碧拉（Abrialis）、葛羅索（Grosso）和超級醒目薰衣草（Super）等不同品種。成分會因品種而有所不同，一般來說有乙酸沉香酯（25-44%）、左旋沉香醇（23-33%）、樟腦（5-30%，超級醒目薰衣草只有5%）、1,8-桉油醇（3-11%；雅碧拉含有11%）、龍腦（2-4%）和其他成分；有鎮痛和抗焦慮等作用；如果正在使用抗凝血劑，或是患有出血性疾病，請謹慎使用。

◆ **黎巴嫩鼠尾草Lebanese sage**（*Salvia libanotica*；取自葉片，產自地中海東部；唇形科）：黎巴嫩鼠尾草精油有樟腦般的氣味，在鼠尾草分類中屬於第三組。成分相當多變，不過，其中值得注意的成分有 1,8-桉油醇（含量可達50%）、α-萜品醇、乙酸沉香酯和樟腦；也可能含有 α- 和 β-側柏酮。樟腦和側柏酮具有危險性（可能使癲癇發作），所以請和供應商確認精油中的含量，並謹慎使用。黎巴嫩鼠尾草精油有抗增生和致使細胞凋亡的作用。植物本身則已經有悠久的使用歷史，可以追溯到西元前1400年。根據估計，目前輸入到美國境內的鼠尾草，數量最多的是黎巴嫩鼠尾草，而不是真正鼠尾草（S. offcinalis）。在中東地區它被用來治療感冒和腹部疼痛；在黎巴嫩、敘利亞與約旦一帶，草藥師將它視為多功能的萬靈藥，不過它最著名的功用是治療頭痛、喉嚨痛、腹痛，也可以發揮鎮定、安定的作用，來改善憂鬱症。這個品種之前也被稱為希臘鼠尾草，因為它的葉片分為三葉，有時候也叫做希臘鼠尾草或克里特鼠尾草。

◆ **檸檬香桃木Lemon myrtle**（*Backhousia citriodora*；取自葉片；桃金孃科）：檸檬香桃木精油的氣味是強烈、刺鼻、像檸檬一樣的香氣。主要成分是檸檬醛（牻

牛兒醛45-60%、橙花醛30-40%），其中的檸檬醛含量相當高，因此在使用時要小心皮膚過敏以及藥物干擾的可能性。檸檬香桃木有良好的抗微生物作用，能相當有效地對抗金黃色葡萄球菌、MRSA、大腸桿菌、綠膿桿菌、白色念珠菌、克雷伯肺炎菌和痤瘡桿菌；可以用來作為殺菌劑、調理青春痘，但是要注意以低濃度使用。一項含有1%檸檬香桃木精油的產品，在實驗中對人類皮膚細胞和纖維細胞呈現出低度的毒性。檸檬醛有放鬆和抗憂鬱的特質，因此檸檬香桃木也可能有這樣的作用。

◆ **檸檬尤加利Lemon-scented eucalyptus**（*Eucalyptus citriodora*；取自葉片與細枝；桃金孃科）：檸檬尤加利精油的氣味強烈、清新，是像玫瑰一樣的香茅氣息。其中至少含有70%的香茅醛。高含量的香茅醛讓精油具有鎮痛、消炎、抗氧化、抗細菌（痤瘡桿菌）、鎮定和助眠的特性。

◆ **史泰格尤加利Lemon-scented ironbark**（*Eucalyptus staigeriana*；取自葉片和嫩枝；桃金孃科）：史泰格尤加利精油的氣味甜美、清新，有檸檬果香和類似馬鞭草的氣味。成分有左旋檸檬烯（30%）、牻牛兒醛和橙花醛（18%）、β-水茴香萜（6-7%）、乙酸牻牛兒酯（4%）、牻牛兒醇（4%）以及其他成分；也就是說，精油具有消炎和紓解疼痛等功用，也很可能發揮抗真菌的效果。

◆ **檸檬茶樹Lemon-scented tea tree**（*Leptospermum petersonii*；取自葉片和嫩枝；桃金孃科）：檸檬茶樹精油有獨特的檸檬香氣，辛辣且擴散性強；成分包括牻牛兒醛（45%）、橙花醛（30%）、α-蒎烯、香茅醇、牻牛兒醇和其他成分；從成分來看，精油應具有抗微生物、抗真菌和消炎的作用，並且有放鬆、鎮定的效果。

◆ **菩提花 Linden blossom**（*Tilea vulgaris*；取自乾燥的花朵；錦葵科）：菩提花原精有一種清新、細緻的青嫩花香，以及像蜂蜜、金雀花、白丁香、鈴蘭、百合花與乾草的香調；主要成分是金合歡醇；金合歡醇有消炎的作用（可以抑制5-LOX）。在草藥學的領域中，菩提花被用來處理偏頭痛、絞痛、高血壓，並作為鎮定劑使用；可以和其他含有金合歡醇的精油一起用來保養皮膚，也很適合搭配銀合歡、蛇麻草、一枝黃花、乾草和熏陸香，來創造一個放鬆的、具有鄉野氣息的療癒性香氛。

◆ **長胡椒 Long pepper**（*Piper longum*；取自乾燥的果實；胡椒科）：長胡椒精

油的氣味和黑胡椒很相似——不帶甜味的、溫暖的、香料和木質氣味；含有大約18%的β-丁香油烴以及胡椒鹼。有止痛（反刺激）和消炎的作用（能緩和與發炎有關的水腫），此外也有抗氣喘的功效。不過，它也有抗生育、避孕的作用（1g / kg），因此在備孕、懷孕期間應避免使用。

◆ **粉紅蓮花Lotus, pink**（*Nelumbo nucifera*；取自花朵；蓮科）：蓮花是一種多年生的水生植物，有許多栽培種，但是香氣相差不大。粉紅蓮花原精有飽滿、甜美、馥郁的花香，加上果香、藥草、皮革、粉香、香料、泥土和藥的氣味。蓮花原精需要透過時間熟成，它的香氣會隨時間更臻成熟。成分複雜多元，包括有丁香油烴氧化物、β-丁香油烴、順式素馨酮和1,4-二甲氧基苯。白色蓮花有飽滿、甜美、馥郁的花香，不過揮發後會留下動物和藥草般的香氣。N. lutea是開黃色花朵的美洲黃蓮，它有更明顯的茉莉香調。佛家將蓮花視為法（dharma）的象徵，書畫中的神佛通常都坐在蓮花上。粉紅蓮花又與代表慈悲之心的觀世音菩薩特別有關。蓮花象徵著永生、重生與超脫。

◆ **肉豆蔻皮Mace**（*Myristica fragrans*；取自包裹著肉豆蔻籽的假種皮；肉豆蔻科）：產自東印度的肉豆蔻皮精油，氣味與肉豆蔻相似，只不過前調的松樹氣味不那麼強。主要成分為α-和β-蒎烯（含量可達46%）、檜烯（12–15%）、萜品烯-4-醇、γ-萜品烯和其他成分；此外，就像肉豆蔻一樣，肉豆蔻皮也有黃樟素（含量可達2%）和甲基醚丁香酚（微量），因此使用時須謹慎。從成分來看，肉豆蔻皮精油具有紓解疼痛和消炎的作用，並且以幫助精神疾病聞名。

◆ **桔葉Mandarin petitgrain**（*Citrus reticulata*；取自葉片；芸香科）：桔葉精油有溫和的花香和甜美的柑橘香氣；其成分中含有鄰氨基苯甲酸二甲酯（dimethyl anthranilate，40–52%）、γ-萜品烯（24–29%）和右旋檸檬烯（含量可達12%）、對傘花烴、α-和β-蒎烯、β-丁香油烴、α-側柏烯；從成分來看，桔葉精油有紓解疼痛和消炎的作用，由於其中有高含量的γ-萜品烯，因此或許還能抗動脈硬化症。如果想加強配方中的γ-萜品烯，可以考慮搭配橘（桔）、日本柚子和水仙原精。

◆ **松紅梅Manuka**（*Leptospermum scoparium*；取自葉片；桃金孃科）：松紅梅精油有一種獨特的藥味，類似茶樹。成分可能因來源而不同，主要含有細籽酮（leptospermone，含量可達20%）和其他倍半類成分。細籽酮是一種環式的酮

類，這項成分被認為能去除透明質酸酶的活性，透明質酸酶是一種能使組織中的毒素加強擴散的酵素，因此，松紅梅精油可以在需要防止毒素擴散時使用。松紅梅是澳洲毛利人傳統療法中使用的藥草，松紅梅精油普遍被認為有抗細菌和抗真菌的效果。它也有消滅病毒的效用，能有效對抗HSV1，包括已經產生抗藥性的隔離株。最好單獨使用，或是和卡奴卡（Kunzea）一起作為皮膚表面的殺菌劑。

◆ **熏陸香Mastic**（*Pistacia lantiscus var. chia*；取自樹脂；漆樹科）：熏陸香精油有清新的香脂氣味，加上溫和、甜美的松杉香調。主要成分是 α-蒎烯（含量可達78%）以及 β-月桂烯、右旋檸檬烯、左旋沉香醇、 β-蒎烯、馬鞭草酮、萜品烯-4-醇和其他成分。熏陸香精油有強大的降脂質作用。在古代是相當重要的一種樹脂，經常用來燃香。

◆ **山雞椒May chang**（*Litsea cubeba*；取自小果實；樟科）：也叫做熱帶馬鞭草。山雞椒精油有清新、甜美、強勁、突出的檸檬氣味，帶有果香。它的持久度中等，可以為配方添加檸檬氣味的中調。主要成分是檸檬醛（牻牛兒醛40%，橙花醛34%）、右旋檸檬烯（含量可達23%）和其他成分，包括甲基庚烯酮（methyl heptenone）、 β-月桂烯、左旋沉香醇、牻牛兒醇和檜烯。由於其中含有檸檬醛，因此山雞椒精油可以用來處理和表面神經與皮膚有關的疼痛，例如異位疼痛或搔癢等情況；它也有鎮痛的效果，可以用來改善水腫與發炎的情況。

◆ **銀合歡Mimosa**（*Acacia dealbata*；取自花朵；含羞草科）：銀合歡原精的氣味溫軟、甜美，有細緻、青嫩的花香，加上木質、蠟、蜂蜜與山楂花的香調。成分相當複雜多元，大部分資料顯示，其中的主要成分是金合歡醇，此外也有苯乙醇、壬醛（aldehydes C9）和乙酸葉醇酯（cis-3-hexenyl acetate）、苯甲醛（benzaldehyde）、苯甲酸乙酯（ethyl benzoate）、沉香醇、洋茴香腦、順式素馨酮、茴香醛和2-trans-6-cis-nonadien-1-al等成分。不過，根據Tisserand和Young（2014）提出的資料，其中還有羽扇酮（lupenone，20%）、羽扇醇（lupeole，7.8%）和cis-heptadec-8-ene（6%）。金合歡醇能夠消炎（可以抑制5-LOX）。銀合歡很適合用來搭配富含金合歡醇的精油來做皮膚保養，例如菩提花、金合歡與黃玉蘭；也可以用來處理壓力、緊張和焦慮。

◆ **莫吉托薄荷Mojito mint**（*Mentha×villosa*；取自葉片；唇形科）：市面上相當少見。莫吉托薄荷精油有相當程度的療癒潛力。它擁有兩種經實驗證實的有效成分：胡椒酮氧化物和圓葉薄荷酮（63%），能發揮降低血壓、血管擴張、血管放鬆和抗痙攣等作用。

◆ **麝香薄荷Mondara**（包括俗稱為野佛手柑草或馬薄荷的*Monarda fistulosa var.* menthaefolia，與俗稱為蜂香薄荷、管蜂香草或紅佛手柑草的M.didyma；取自開花的全株植物；唇形科）：

  - **野佛手柑草**精油擁有甜美、玫瑰般的花香，加上檸檬似的萜烯氣味，成分以牻牛兒醇為主（含量可達93%），此外有左旋沉香醇、橙花醛、牻牛兒醛、γ-萜品烯和其他成分。
  - **蜂香薄荷**（管蜂香草）的氣味則更溫和，是木質般的花香與草本香氣，加上檸檬、松樹和微微的樟腦氣味。它的主要成分是左旋沉香醇（含量可達75%），此外有乙酸龍腦酯、大根老鸛草烯D、γ-萜品烯、檜烯與其他成分。

文獻指出：吸聞麝香薄荷屬植物（未明確指出品種）精油可以降低主動脈和動脈粥樣硬化患者血管斑塊中的膽固醇含量，但不會影響血液中的膽固醇含量。或許可以用來預防動脈硬化，針對此一目的，建議和熏陸香與薰衣草調和使用。

◆ **龍腦百里香Moroccan thyme CT borneol**（*Thymus saturoides*；取自開花的全株植物；唇形科）：成分有龍腦（20%）、香荊芥酚（20%）和百里酚（10%），此外也有α-萜品醇、左旋沉香醇、樟烯、對傘花烴、β-丁香油烴、乙酸龍腦酯和其他成分。由於其中的酚類成分約占30%，使用需多加注意，適用於酚類原則。具有抗微生物、止痛、消炎等作用，也可以促進支氣管擴張、止咳、祛痰、抗痙攣，可以用來處理肌肉疼痛、關節炎、呼吸系統充血阻塞以及咳嗽等症狀。

◆ **香桃木Myrtle**（*Myrtus communis*；取自葉片；桃金孃科）：香桃木精油有宜人、清新、樟腦、帶著花香的藥草氣味，以及隱約的樹脂香氣。根據來源的不同，成分也會有一定程度的差異。主要成分有α-蒎烯（20–55%）、1,8-桉油醇（20–40%）、乙酸香桃木酯（含量可達20%）、右旋檸檬烯（可達12%）、左旋沉香醇（可達10%）、α-乙酸萜品酯（可達5%）、α-萜品醇（含量可達4%）、乙酸牻牛兒酯、乙酸沉香酯和其他成分。「紅香桃木」指的是CT1,8-桉油醇，而「綠香桃木」是CT乙酸香桃木酯／沉香醇；其中可能含有微量的甲基醚丁香酚與甲基醚蔞葉酚（請向供應商確認成分含量）。具有消炎、祛痰和抗真菌的作用；在許多文化

中都以香氣和美麗的外型聞名。香桃木代表著獻神、祭神，因此在祭祀中扮演著重要的角色，此外也出現在預言當中，在各個時代、各地文化中都擁有一席之地。

◆ **莎草／香附 Nagarmotha／Cyperus**（*Cyperus scariosus*；取自乾燥的根莖；莎草科）：莎草精油氣味持久、飽滿、深厚，混和了煙燻、木質、胡椒和泥土的氣味。成分複雜多元，並且包含某些罕見成分，例如：莎草烯（cyperene）、莎草醇（cyperenol）、莎草酮（cyperone），以及異廣藿香酮、廣藿香醇、廣藿香酮、紫菫酮（corymbolone）、莎草薁酮（rotundone）和其他比較常見的成分，如1,8-桉油醇、樟烯、右旋檸檬烯。莎草精油不具危險性，有抗細菌、抗真菌、止痛、鎮痛、抗痙攣和抗憂鬱的作用。在香水業當中，莎草是廣藿香的替代品；莎草屬植物（也叫做flatsedges）在古代是製作燃香的重要材料。莎草的香氣非常適合用來冥想，或是創造寧靜平和的氛圍。

◆ **澳洲尤加利Narrow-leaved（black）peppermint**（*Eucalyptus radiata*；取自葉片與細枝；桃金孃科）：這是一種工業生產的尤加利品種，成分有1,8-桉油醇（60–65%）和α-萜品醇、順式胡椒醇（cis-piperitol）、右旋檸檬烯、胡椒酮、牻牛兒醇和其他成分。某些品種可能也會含有大量的水茴香萜。澳洲尤加利的成分組成本身就是能對抗感冒和流感的黃金組合，也就是單萜烯：單萜醇：1,8-桉油醇的比例適中。

◆ **綠花白千層Niaouli**（也叫做「五脈白千層」，*Melaleuca quinquenervia*，有CT桉油醇、CT綠花白千層醇、CT橙花叔醇和CT沉香醇；取自葉片；桃金孃科）：綠花白千層精油氣味強烈，有甜美的樟腦／桉油醇氣味。成分相當多變，根據不同CT類型也有很大的差異，不過典型的綠花白千層精油成分包括有：1,8-桉油醇（40%）、綠花白千層醇（微量–45%）、反式橙花叔醇（5–92%）和左旋沉香醇（0–24%）。法國的芳香草藥療法曾經常使用到綠花白千層。以殺菌效果聞名，桉油醇綠花白千層的成分是能對抗感冒和流感的黃金組合（單萜烯：單萜醇：1,8-桉油醇的比例）。此外，也有抗過敏、紓解疼痛和祛痰等作用。

◆ **紅沒藥Opoponax**（*Commiphora guidottii*、*C. erythraea*；取自樹脂；橄欖科）：紅沒藥精油有甜美、香脂、樹脂、溫暖的氣味，加上一點香料、花香和木質香氣，類似乳香，但是沒有沒藥精油的一絲藥味。成分複雜多元，變化性大，包括

有 β-羅勒烯(33%)、順式-α-沒藥烯(22%)、α-檀香烯(16%),以及呋喃二烯(furanodiene)與其他成分。具有消炎的作用。紅沒藥是古代主要的「沒藥」品種,用在燃香、藥膏和香水中。配方中如想使用紅沒藥,濃度最好在0.5%左右,或是以擴香的方式使用。紅沒藥在提振情緒、放鬆等方面有極佳的效果,和許多精油都能良好地搭配調和。

◆ **桂花Osmanthus**(*Osmanthus fragrans*;取自花朵;木樨科):桂花原精的氣味甜美、飽滿、豐富,混合了水果與花朵的香氣,加上蜂蜜與果乾(葡萄乾、李子乾、杏桃乾)的香調;根據桂花種類的不同,氣味也可能有所不同。桂花有多種顏色,可能從雪白到橘紅色不等,不過接近金色、橙黃色的花朵被認為擁有最上乘的香氣。成分包括 β-紫羅蘭酮(含量可達34%)、二氫-β-紫羅蘭酮(可達16%)、γ-癸酯(γ-decalactone,可達12%),以及相關的內酯類成分、左旋沉香醇(微量–10%)、橙花醇、牻牛兒醇和 α-紫羅蘭酮。桂花的香氣有活化激勵和抗憂鬱等作用。在中國,桂花是十大傳統名花之一。當你想為抗憂鬱的配方添加一點帶果香的花香調時,可以使用桂花,當然也可以用來調製具療癒效果的個人香氛,桂花和粉紅蓮花的調和效果非常好。不過,桂花細緻、豐富而獨特的花果香調並不一定需要搭配別的精油一起使用(用桂花調香確實有點挑戰性),它的香氣本身就是一種完整的香水。

◆ **祕魯聖木Palo santo/holy wood**(*Bursera graveolens*;取自木質;橄欖科):祕魯聖木精油有具穿透性的木質氣味,以及清新的、薄荷般的香調,微微地帶有藥一般的氣味,以及香脂、焦糖的香調。成分有右旋檸檬烯、α-萜品醇、β-沒藥烯、左旋香芹酮和其他成分,從成分來看,具有消炎、鎮痛、傷口癒合和抗微生物(抗真菌)的作用。株型矮小的祕魯聖木,現在已瀕臨絕種。祕魯聖木也被廣泛地使用在薩滿儀式中,清除負面能量、淨化靈魂。祕魯聖木的香氣很適合用來為冥想的空間增添香氣,或者也可以直接用祕魯聖木的香氣來進行冥想。

◆ **紫蘇Perilla**(*Perilla frutescens*;取自葉片;唇形科):紫蘇精油的氣味層次豐富、宜人,有清新、青嫩、胡椒一般的香氣,加上一絲蘋果籽、羅勒、孜然、藏茴香與肉桂的氣息。紫蘇精油有7種CT類型,包括:紫蘇醛(最常見的)、紫蘇酮、香薷酮(elsholtzia ketone)、檸檬醛、紫蘇烯、胡椒烯酮(piperitenone)

和苯丙烷類成分；「典型」的紫蘇精油成分包括：左旋紫蘇醛（87%）、紫蘇醇（5.5%）和左旋沉香醇（1.5%），從這些成分可以推斷，紫蘇精油具有止痛、消炎、抗氧化、抗微生物和抗癌（致使細胞凋亡）的作用；此外紫蘇精油也有抗憂鬱的效果。由於紫蘇具有獨特的香氣，和其他精油調和使用會有點難度。不過如果少量使用，它依然可以和玫瑰、茉莉、依蘭的香氣融洽結合，此外也可以考慮搭配天竺葵、羅勒、香料類與柑橘類精油。

◆ **苦橙葉Petitgrain 'bigarade'**（*Citrus×aurantium*；取自葉片；芸香科）：苦橙葉精油有一種溫和的、甜美的花香和橙類香氣。「巴拉圭苦橙葉」的氣味更強烈，有甜美的木質與花朵香氣。成分有乙酸沉香酯（50–70%）、左旋沉香醇（含量可達25%）、右旋檸檬烯（含量可達8%），以及牻牛兒醇、α-萜品醇、乙酸牻牛兒酯、β-蒎烯、乙酸橙花酯、β-羅勒烯、β-月桂烯等其他成分；從成分來看，苦橙葉精油具有紓解疼痛和消炎的特質。當你想為配方增強乙酸沉香酯與左旋沉香醇的效果時，苦橙葉是相當好用的選擇，此外也可以考慮搭配橙、橘（桔）或檸檬葉等精油。大部分的古龍水中都少不了苦橙葉這項成分。

◆ **粉紅胡椒Pink pepper**（*Schinus molle*；取自乾燥的果實；漆樹科）：粉紅胡椒精油有一種如香料般溫暖、具穿透力的氣味，令人想起黑胡椒，但是不那麼乾，而是有溫軟的柑橘與木質香調。成分有β-月桂烯（含量可達20%），以及α-水茴香萜、對傘花烴、右旋檸檬烯和β-水茴香萜。這些成分都有止痛的作用，並且沒有危險性或已知的使用禁忌。此外，粉紅胡椒精油也有消炎和抗痙攣的效果。胡椒木（molle）是印加文明中的聖木，從樹幹中滲出的樹膠被用來為屍體防腐。

◆ **柚子Pomelo**（*Citrus maxima*；取自果皮；芸香科）：柚子精油和葡萄柚類似，主要成分是右旋檸檬烯、檸檬醛和3,3一二甲基-1-己烯；具有不容忽視的抗氧化效果，建議和葡萄柚一起使用。

◆ **香脂楊Poplar bud / balsam poplar**（*Populus balsamifera*；取自芽苞；楊柳科）：香脂楊原精有持久、甜美、像肉桂和香脂的氣味，加上樹脂與草葉／乾草的香調。香脂楊原精對人類白血球彈性酶（HLE）有強大的抑制效果。可以用在皮膚保養配方中，來修復曬後皮膚，或是改善皮膚的質地與彈性。市面上也有香脂楊精油，主要成分是右旋α-沒藥醇（25–30%），以及反式橙花叔醇、δ-杜

松烯、γ-薑黃烯和其他成分。這些成分充分地顯示，香脂楊精油有消炎，甚至是抗增生的作用。在傳統療法中，從香脂楊黏稠的芽苞取下的樹脂會被當作藥膏使用。香脂楊在現代的草藥療法中也被用來作為祛痰劑。

◆ **桉油樟Ravintsara**（*Cinnamomum camphora* CT 1,8-桉油醇；取自葉片；產自馬達加斯加島；樟科）：桉油樟精油有清新、乾淨的桉油醇氣味，其中含有1,8-桉油醇（53–68%）、檜烯（12–15%）、α-和β-蒎烯（含量可達10%）、β-月桂烯（1–2%）以及樟腦（0%-微量）。有抗病毒和抗微生物的效用，並且能激勵免疫，經常被用來治療流行性感冒和氣喘。從成分來看，它也有止痛、消炎和祛痰的特質，很可能可與莎羅白樟產生協同作用。

◆ **紅雲杉Red spruce**（*P. rubens*；取自針葉、細枝與毬果；松科）：和黑雲杉相比，但紅雲杉精油有更淡、更清新的松杉類香氣，此外潛藏著一絲柑橘果香，而不是草葉香調。其中有15–17%的乙酸龍腦酯，以及α-蒎烯（15–16%）、樟烯（13%）、β-蒎烯（12%）和右旋檸檬烯（12%），加上δ3-蒈烯、β-月桂烯和β-水茴香萜（不到5%）。這樣的成分組合與加拿大鐵杉和黑雲杉類似，不過乙酸龍腦酯在紅雲杉當中並不占有壓倒性的比例。我們可以合理的推斷，紅雲杉具有止痛和消炎的作用，並且也可以和富含乙酸龍腦酯的精油搭配使用。

◆ **沼澤茶樹Rosalina**（*Melaleuca ericifolia*；取自葉片與細枝；桃金孃科）：沼澤茶樹精油有溫軟、像松和泥土一樣的香氣。主要成分是單萜類，不過根據產地的不同，成分組成也有相當大的差異：第1型是來自澳洲北部沿海地區，富含沉香醇，桉油醇不高；第2型來自南部沿海地區，富含桉油醇，沉香醇不高。典型的成分組合包括有沉香醇（35–55%）、1,8-桉油醇（15–25%），以及α-蒎烯、右旋和左旋綠花白千層醇、右旋檸檬烯、γ-萜品烯、α-萜品醇、萜品烯-4-醇和對傘花烴；也就表示它具有鎮痛、紓解疼痛、消炎、抗微生物和祛痰的特質。其中的綠花白千層醇和右旋檸檬烯有抑制癌症的作用。

◆ **花梨木Rosewood**（*Aniba rosaeodora*；取自木質；樟科）：花梨木精油有柔軟、溫和、甜美的木質氣味，加上玫瑰般的香調。主要成分是右旋和左旋沉香醇（85%），此外也有α-萜品醇（3–5%）和順式與反式沉香醇氧化物（3%）；因此表示，它能發揮鎮痛、消炎、抗氧化、抗微生物和抗焦慮等作用。

◆ **薩丁尼亞鼠尾草Sardinian sage**（*Salvia desoleana*；取自葉片；唇形科）：主要成分是乙酸沉香酯、α-乙酸萜品酯、左旋沉香醇和1,8-桉油醇；因此，薩丁尼亞鼠尾草算是鼠尾草分類中的第二組，毒性低；它有強大的抗真菌作用，能有效對抗大部分的皮癬菌。對於免疫力低下的人們也能發揮一定的效果。這是一種原生於義大利薩丁尼亞島的鼠尾草，當地傳統的民俗療法會用它來處理女性生理期、中樞神經系統和消化系統方面的問題，和其他鼠尾草的用法很相近。市面上不容易取得，但是有極佳的芳療應用潛力。

◆ **莎羅白樟Saro**（*Cinnamomosma fragrans*；取自葉片；白樟科）：莎羅白樟精油有一種乾淨、清新、具有穿透力、像藥一樣的氣味，令人聯想到尤加利、羅文莎葉和茶樹；其中的成分有1,8-桉油醇（45–55%）、α-和β-蒎烯（10–16%）、萜品烯-4-醇、α-萜品醇、右旋檸檬烯、左旋沉香醇和其他。從成分來看，它有止痛、消炎和祛痰的作用，此外，也有卓越的激勵免疫效果。

◆ **白樺／銀樺Silver birch bud**（*Betula pendula*；取自芽苞；樺木科）：傳統上用來治療泌尿道疾病、皮膚病、感染和發炎的藥材，也可以用來為食物與飲料（酒精與非酒精飲料）調味。白樺精油並不常見，但是香氣相當宜人，且有治療潛力。主要成分是α-古巴烯（α-copaene）、大根老鸛草烯D（11–18%）和δ-杜松烯（11–15%）。

◆ **索馬利亞鼠尾草Somalian sage, wild**（*Salvia somalensis*；取自葉片；唇形科）：索馬利亞鼠尾草有宜人的草本、樹脂香氣。它的特色是含有乙酸龍腦酯，並且不含α-和β-側柏酮。有消炎、抗氧化的效果，且沒有危險性。可以用來對抗皮膚的氧化壓力，因此在抗老化的配方中應該很有發揮的餘地。在撰寫本書的當下，市面上還不容易找到這款精油，不過它在芳香療法中有極佳的發展潛力。

◆ **熏陸香百里香／西班牙馬鬱蘭Spanish marjoram**（*Thymus mastichina*；取自開花的全株植物；唇形科）：熏陸香百里香精油的主要成分是1,8-桉油醇（45–60%），此外有樟腦（含量可達10%）和α-與β-蒎烯、樟烯、龍腦、α-萜品醇、左旋沉香醇、檜烯、萜品烯-4-醇與其他成分；因此表示，它具有紓解疼痛、消炎和抗微生物等作用，並且或許很適合用來處理呼吸系統方面的問題。使用時需要注意，因為其中含有1,8-桉油醇（幼童不宜）以及樟腦（具有神經毒性，請和供應商確認成分含量）。

◆ **頭狀百里香 / 西班牙野馬鬱蘭Spanish oreganum**（*Thymus capitatus*；取自開花的全株植物；唇形科）：頭狀百里香精油通常含有大量的香荊芥酚（70–85%），請向供應商確認精油成分。有抗氧化和抗高血壓的作用。請小心使用，在調製配方時適用於酚類原則。

◆ **西班牙鼠尾草 / 薰衣鼠尾草Spanish sage / Lavender-leaved sage**（*Salvia lavandulaefolia*； 取自開花的全株植物； 唇形科）： 其中的樟腦含量可能有11–36%，加上1,8-桉油醇（10–30%）和微量的側柏酮；此外也含有順式乙酸檜酯，這是一個可能導致流產的成分。薰衣鼠尾草精油能增加警覺度，但不代表也能改善認知能力或記憶力。懷孕和哺乳時不可使用。樟腦具有神經毒性（請向供應商確認含量），請注意參照相關的注意事項。外用濃度的限制相對來說不算嚴格，建議最高不超過12.5%，不過必須視其中的樟腦成分來調整。

◆ **西班牙百里香Spanish thyme**（*Thymus zygis*；取自開花的全株植物；唇形科）：有幾種不同的CT類型，包括百里酚、香荊芥酚、百里酚 / 香荊芥酚和沉香醇，一般來說會建議使用CT沉香醇。其中成分有左旋沉香醇（70–80%）、乙酸沉香酯（含量可達9%），以及少量的百里酚（含量可達4%）和香荊芥酚（1%），加上α-萜品醇、龍腦、對傘花烴、β-丁香油烴、β-月桂烯和樟烯等其他成分。具有紓解疼痛和消炎的作用。

◆ **綠薄荷Spearmint**（*Mentha spicatum*、*M. viridis*、*M. crispa*；取自地面上的植株；唇形科）：綠薄荷精油有甜美、溫暖的薄荷、草葉氣味，加上芳香藥草的香調。主要成分是左旋香芹酮（55–68%），此外有左旋檸檬烯（9–14%）、β-月桂烯（含量可達5%），以及順式二氫香芹酮、1,8-桉油醇和薄荷酮等成分。有鎮痛、抗痙攣、解充血和化痰等作用。綠薄荷精油很適合用在消化系統（痙攣）和呼吸系統，通常被認為有「清涼」的效果。

◆ **穗花薰衣草Spike lavender**（*Lavandula latifolia*、*L. spica subsp. fragrans*；取自地面上的植株；唇形科）：穗花薰衣草精油有薰衣草般的氣味，但是很有穿透性、帶有樟腦的氣息，並沒有真正薰衣草溫軟甜美的果香。主要成分是左旋沉香醇（28–44%）、1,8-桉油醇（含量可達35%）和樟腦（含量可達23%），此外有龍腦、α-和β-蒎烯和β-丁香油烴等其他成分。穗花薰衣草並不含有乙酸沉香酯，因此並

不能發揮抗焦慮的作用。從成分來看，它能發揮紓解疼痛、消炎和祛痰的作用。使用時需注意其中的樟腦成分（請向供應商確認成分含量）。

◆ **穗甘松 Spikenard**（*Nardostachys jatamansi*；取自根莖；敗醬草科）：穗甘松精油有一種辛辣的、泥土的、像纈草一樣的氣味，前調是甜美的木質和香料味，中調是濃重的動物、木質與香料氣味，揮發過後留下木質和香料的氣味。從文獻中看到，各家的成分差異性非常大：Lawless（1992）提到穗甘松的成分有乙酸龍腦酯、戊酸異茨酯（iso-bornyl valerate）、龍腦、廣藿香醇、戊酸貼品酯（terpinyl valerate）、α-萜品醇、丁香酚和菸烯；Tisserand和Young（2014）則引述了Mahalwal和Ali（2002）的資料，其中提到，穗甘松的主要成分是甘松醇（nardol，10.1%）以及它的同分異構物，此外是甲酸、α-蛇床烯和同分異構物，以及二氫-β-紫羅蘭酮、丙酸、β-丁香油烴和其他成分，比例都不超過3%。吸聞穗甘松精油能帶來鎮定效果，也被認為有抗癲癇的作用。穗甘松辛辣而香氣馥郁的根莖，在歷史上早就被前人加以運用，當時它就叫做「甘松的根」，在某些地區也叫做「麝香根」（muskroot）。在印度，穗甘松普遍被製成燃香使用，燃燒穗甘松的煙被認為可以驅趕惡靈。阿育吠陀療法會用穗甘松來平衡三個督夏體質，此外可以提高覺察力、提升心靈的力量。在古羅馬時代，穗甘松是相當重要的製香材料，許多配方中都含有穗甘松，例如能促進毛髮生長的Foliatum和Natron，以及知名的「皇家藥膏」Regalium。

◆ **八角茴香 Star anise**（*Illicium verum*；取自乾燥的果實；八角茴香科）：八角茴香精油有一種甜美的茴香氣味，溫暖的香料香調令人聯想到甘草根。成分有反式洋茴香腦（70–90%）、左旋檸檬烯（含量可達5%）、甲基醚蔞葉酚（微量–6.5%）。功效類似甜茴香，甜茴香的注意事項也適用於八角茴香。

◆ **甜樺/黑樺 Sweet birch**（*Betula lenta*；取自樹皮；樺木科）：甜樺精油有甜美的木質氣味，是一種類似冬青的香氣。成分中的水楊酸甲酯高達90%。水楊酸甲酯是一種肌肉消炎劑，只可以在非常低的濃度下使用於正常未受損的皮膚。水楊酸甲酯也可能抑制凝血，並且會干擾某些藥物的作用，因此需要小心使用。懷孕時不可使用。

◆ **山椒 Szechuan pepper**（*Zanthoxylum piperitum*；取自乾燥的果實；芸香科）：

山椒精油有一種新鮮、活潑的柑橘（接近檸檬）香氣，加上溫暖的香料氣息，以及草葉香調。主要成分是右旋檸檬烯（約占40-45%），此外也有不少 β-月桂烯。從成分來看，它具有止痛的作用，沒有危險性，不過如果精油氧化則有可能對皮膚造成刺激。山椒精油已被證實有抗氧化的作用，因此很適合用在植物性保養品當中，此外它也有促進腸胃蠕動的作用，因此可以用來改善胃腸問題。

◆ **日本橘柑／立花橘Tachibana**（*Citrus tachibana*；取自果皮；芸香科）：和橘（桔）有親緣關係，並且和日本特別有關聯。日本橘柑在日本是種植在神社的植物，也是過年和成年禮時具有象徵意義的吉祥物。日本橘柑精油有甜美、青嫩、柑橘般「多汁」的香氣，其中的主要成分是右旋檸檬烯，此外也有沉香醇。

◆ **龍艾／龍蒿Tarragon／Estragon**（*Artemisia dracunculus*；取自葉片；菊科）：龍艾精油有甜美的茴香氣味，是像香料一樣、青嫩的、羅勒般的氣味。其中的主要成分是甲基醚蔞葉酚（75-87%），此外有順式和反式 β-羅勒烯、右旋檸檬烯、α-蒎烯，以及微量的甲基醚丁香酚；成分組成與熱帶羅勒類似，因此也適用於同樣的使用注意事項。龍艾有抗癲癇和抗血小板凝結的作用。

◆ **茶樹Tea tree**（*Melaleuca alternifolia*；取自葉片；桃金孃科）：茶樹精油有非常獨特的香氣，辛辣、芬芳，有荳蔻、肉豆蔻和甜馬鬱蘭般的香調。它更適合局部使用或是嗅聞香氣，比較不適合用來按摩。符合「ISO標準」的茶樹精油，其中成分包括萜品烯-4-醇（30-48%）、γ-萜品烯（10-28%）、1,8-桉油醇（微量-15%）、α-萜品烯（5-13%）、對傘花烴（0.5-8%）、α-蒎烯（1-6%），以及萜品油烯、檜烯、右旋綠花白千層醇、δ-杜松烯、右旋檸檬烯、藍桉醇（globulol）和綠花白千層醇，含量都在5%以下。茶樹精油有鎮痛、止痛（神經末梢）、消炎、抗過敏（能減少組織胺與細胞激素）、抗氧化、LDL抗氧化、抗癌的作用，並且有廣效的抗微生物作用（某些假單孢菌Pseudomonas可能會出現抗性），也有抗病毒的可能性，並且可以抗痙攣、促進支氣管擴張；茶樹精油可以用來控制感染、處理口咽部的念珠菌感染、過敏反應、呼吸系統感染、支氣管痙攣，以及疼痛和發炎；針對皮癬菌感染，如果與真正薰衣草併用，很可能會出現協同效果；茶樹精油中的萜品烯-4-醇，以及丁香花包中的丁香酚也可能出現協同作用。

◆ **德州香柏 Texas cedarwood**（*Juniperus ashei*；取自木質；柏科）：經過精餾處理的德國香柏精油有一種甜美的木質和香脂氣味；主要成分是羅漢柏烯（含量可達45%）、α-雪松烯（含量可達30%）和雪松醇（含量可達20%）；它不具有危險性，並且和維吉尼亞香柏有許多相似之處，因此也有類似的效用。

◆ **菸草 Tobacco**（*Nicotiana tabacum*；取自半乾燥、煙燻過的葉片；茄科）：菸草原精有一種強勁、飽滿、溫暖而柔順的煙草氣味。務必要稀釋後使用，不過它和油性基質並不一定能完全融合。我們可以用菸草原精來幫助放鬆、紓解壓力，它很適合搭配香草，以及氣味強烈、富含吲哚的花香，例如晚香玉和忍冬花，此外也可以搭配聖壇木、檀香和廣藿香。

◆ **晚香玉 Tuberose**（*Polianthus tuberosa*；取自花朵；龍舌蘭科）：晚香玉原精的氣味濃郁，結合了蜂蜜、焦糖和花的香味，加上一點點樟腦的香調。成分非常複雜，包括反式甲基異丁香酚（32%）、水楊酸甲酯（8%）和苯甲酸甲酯、鄰氨基苯甲酸甲酯、苯甲酸苄酯等酯類，以及橙花醇、雙反式金合歡醇、牻牛兒醇、苯甲醇、異丁香酚、晚香玉酮和微量的吲哚。晚香玉那濃重、令人暈陶的香氣，被認為有麻醉的特質，並且可以用來幫助放鬆和助眠。晚香玉的花朵在全球各地都是製作花環的重要素材之一，在夏威夷，它被用來製作夏威夷花環（leis），而它在印度文化中更扮演著重要的角色，在婚禮、傳統儀式當中，都被用來製作花環或用來布置、裝飾。在印度，所有用來稱呼晚香玉的名字都和它的香氣有關，例如晚香玉的孟加拉語就叫做rajoni-ghanda，意思是「芳冠群香」（scent of the world）。

◆ **纈草 Valerian**（*Valeriana offcinalis*；取自根部；敗醬草科）：纈草精油有一種溫暖、泥土、青澀的木質氣味、以及香脂般的香氣。其中含有乙酸龍腦酯（含量可達35%）、纈草醇（含量可達34%），此外還有纈草酮和纈草醛，以及許多其他成分，包括樟烯、右旋檸檬烯、α-蒎烯、龍腦、β-丁香油烴和廣藿香醇等。很可能具有消炎作用，且不會刺激交感神經活動。從成分來看，纈草精油也很適合用在呼吸系統和傷口癒合。纈草本身也是一種普遍用來幫助鎮定、助眠的藥草。和香蜂草一起使用可以加強鎮定的效果；如想幫助入眠，也可以考慮搭配蛇麻草、岩蘭草、薰衣草、廣藿香、穗甘松等精油。

◆ **香草Vanilla**（*Vanilla planifolia*；取自醃製過的香草豆莢；蘭科）：香草原精有強烈的香草氣味，有香脂、甜美、飽滿、溫暖的香氣，加上木質與菸草的香調。從香氣的角度來看，產自留尼旺島（波旁）的香草香氣最佳。成分複雜多變，主要是香草素vanillin（85%），其他則包括有羥基苯甲醛（hydroxybenzaldehyde，8–9%）、醋酸（acetic acid）、異丁酸（iso-butyric acid）、己酸（caproic acid）、丁香酚和呋喃醛（furfural）。香草有多種治療用途，藥用的香草藥劑／藥酒被認為有滋補、利腦、利尿、解充血的作用。它也是一種血液淨化劑，能幫助消化、助產。香草的氣味也有治療效果，可以用來紓壓、幫助放鬆。

◆ **紫羅蘭葉Violet leaf**（*Viola odorata*；取自葉片；堇菜科）：紫羅蘭葉原精的氣味是一種濃郁的青草味，擴散性非常強，加上草葉（搗碎葉片的氣味）、胡椒、花香／紫羅蘭和泥土的香調。紫羅蘭葉的香氣，最適合稀釋到低濃度品賞。其中的成分組成非常複雜，包括有反-2-順-6-壬二烯醛（含量可達20%）和9,12-十八碳二烯酸（octadecadienoic acid）。紫羅蘭葉原精可以抑制HLE，也可以用來修復日曬受損的肌膚，或是用來抗老化。它鮮明強勁的青草氣味，在調香時可能感覺比較難搭配，不過可以用極少量的紫羅蘭葉，搭配玫瑰、依蘭、桂花、銀合歡、椴花、萬壽菊、黑醋栗花苞、快樂鼠尾草原精或是薰衣草原精。通常會建議心上有創傷，需要「放下、放手」的人使用紫羅蘭葉。

◆ **維吉尼亞香柏Virginian cedarwood**（*Juniperus virginiana*；取自木質；柏科）：維吉尼亞香柏精油有一種溫和、乾燥、輕快、清新的木質氣味，令人想到從鉛筆上削下來的木屑，加上汽油、樹脂、香脂和泥土的氣味。其中含有 α -雪松烯（20–40%）、羅漢柏烯（20–25%）、雪松醇（12–24%）、β -雪松烯（8–10%）以及其他成分。具有消炎、傷口癒合的作用，通常建議用在處理關節炎、支氣管炎和呼吸系統的充血阻塞等配方中。很適合搭配絲柏、薰衣草、天竺葵、永久花、甜馬鬱蘭、迷迭香、杜松果、大麻、廣藿香、檀香、玫瑰與香脂楊一起使用。用來治療細菌感染（呼吸系統）與鵝口瘡時，和薰衣草併用有可能產生協同效果。也可以考慮使用德州雪松，它的性質和維吉尼亞香柏相當類似。

◆ **西印度月桂West Indian bay**（*Pimenta racemosa*；取自葉片；桃金孃科）：其中的丁香酚可能高達56%，此外還含有許多和紓解疼痛與消炎有關的成分（例如

β-月桂烯，含量可達25%）。對於肌肉骨骼的相關問題，也可以用西印度月桂來取代神聖羅勒，不過一樣需要小心使用，因為其中依然含有少量的甲基醚丁香酚。

◆ **白雲杉White spruce**（*P. alba*、*P. glauca*；取自針葉、細枝和毬果；松科）：精油的主要成分是β-蒎烯（23%）和α-蒎烯（17%），以及乙酸龍腦酯（14%）和右旋檸檬烯（13%）。白雲杉在芳香療法領域中是比較新近的精油，沒有比較明確的傳統用法，也沒有找到關於它的研究資料；不過我們可以合理地推測，白雲杉的功效特質應該和紅雲杉與黑雲杉相仿。白雲杉也被認為能釋放感官，使感官覺知更加開放。Holmes（2001）是這樣形容白雲杉的：「它有一種美好的鹹味，如同暗潮一般，將你推向廣闊的大海……」。

◆ **野地百里香Wild Thyme**（*Thymus serpyllum*；取自開花的全株植物；唇形科）：有兩種CT類型：第一種是CT檸檬烯，主要成分是右旋檸檬烯（24%）、百里酚（28%）和香荊芥酚（20%）；第二種是比較常見的CT百里酚／香荊芥酚，主要成分是香荊芥酚（26%）和百里酚（26%），此外有γ-萜品烯、β-丁香油烴、對傘花烴和許多其他成分。有抗微生物、止痛、消炎等作用。使用時須注意藥物交互作用、凝血功能和出血性疾病等問題；外用濃度不超過1%，適用於「酚類原則」。

◆ **冬綠樹Wintergreen**（*Gaultheria procumbens*；取自事先以溫水浸軟的葉片；杜鵑花科）：白珠樹精油的氣味是強烈、強勁、甜美的，是有穿透性、像藥一樣的冬青氣味，加上木質和水果香調。主要成分是水楊酸甲酯（99%）。主要作用是消炎；傳統上用在鎮痛藥膏中，也可以治療關節炎。使用時必須格外注意，並以低濃度使用。正在服用抗凝血藥物或是患有出血性疾病的患者不可使用。

◆ **西洋蓍草Yarrow**（*Achillea millefolium*；取自乾燥的地面植株；菊科）：西洋蓍草精油有青嫩的藥草氣味，加上木質和樟腦般的香調。成分可能因來源而不同，並且也有數種不同的化學類屬（建議避免使用CT樟腦）；西洋蓍草CT母菊天藍烴的主要成分是檜烯（25–26%）和母菊天藍烴（含量可達20%），以及包括β-月桂烯、α-和β-蒎烯、大根老鸛草烯D、β-丁香油烴、樟烯、β-水茴香萜、樟腦、龍腦、乙酸龍腦酯、1,8-桉油醇等許多成分。這樣的成分表示它具有消炎、紓解疼痛和抗真菌的效果，而且也將有益於呼吸系統。

後記

　　這本書其實包含著許多特別用來幫助反思、 激發討論的問題。 這些都是多年來我不斷自問的問題，而我也發現，隨著我的經驗和理解程度不斷累積開展，我對這些問題的回應也不斷地有所改變。這樣的情況也可能發生在你身上，隨著時間過去，當我們在個人和專業領域上更加成長純熟，我們的答案都有可能出現變化。有時我們會遇見一些幫助我們從不同角度看待事物的人——我們有可能欣然接受，或是抗拒排斥。有些觀點能引起我們的共鳴，而有些看法則無法苟同。有些芳療從業者能使我們受到啟發，其他人則不會激起任何漣漪！不論遇到何種情況，我們都必須自問：為什麼會這樣呢？自我反思確實是非常重要的一件事。因此，在這本書的最後，與其寫下一段制式的結論，我更希望用我個人的反思作為結尾。或許你會同意我的某些觀點，也可能不同意，無論如何，我都歡迎你提出評論和見解。

我們能在這場探索的旅程中學到什麼？

我發現：

- 雖然並非全部，不過，芳香療法在傳統上對於精油效用的理解，有許多都能找到現代研究的佐證和支持。
- 有許多在芳療應用上擁有巨大潛力的精油，目前還尚未被應用在「主流」的芳療施作中，我很高興有這個機會，能在書中介紹這些精油。
- 科學實證研究總是容易著重在所謂的「有效成分」，有時甚至忽略了完整精油的整體效應。不過，風氣正在改變中。de Mendonça Rocha等人（2012）曾經在研究中寫下和芳香療法非常有關的一段話：

    > 精油固有的特質有可能和它的化學成分、這些成分的比例、以及這些成分彼此之間的相互作用有關。曾經有一些研究做出這樣的結論，認為完整精油所發揮的〔抗菌〕效果，會比其中主要成分的混合和物來的強大。也就是說，其中的微量成分大大地影響了精油的效用，而且很可能發生協同效果，或帶來潛在性的影響。

    這樣的說法真令人大受鼓舞，它完全支持了本書對於協同作用的觀點。

對於我和我的專業領域
這本書讓我產生了什麼樣的改變？

撰寫這本書對我個人產生了非常深遠的影響：

- 在科學實驗的進行過程中，有非常、非常多的實驗室動物因此受苦，牠們多半是齧齒類動物。儘管這些公開發表的文獻資料都註明，在研究過程中嚴謹遵守了維護動物福祉的標準，而且對此我並不懷疑，但是，用動物進行實驗對我來說是難以接受的事，因為我不認為我們有任何的權利去讓擁有知覺的生命體承受折磨，甚至葬送生命。當然，這只是我個人的觀點，或許你的想法會有所不同。現在，我正盡我所能地呼籲人們重視非動物實驗的重要性，同時我也對那些推動動物倫理、人道對待的機構給予支持。撰寫本書時所作的大量文獻探討，確實更燃起了我的慾望，希望為此盡一份力，使世界有所改變。是的，我確實變了──從一個素食主義者（vegetarian），變成更重視動物權益的全素主義者（vegan）。

- 我也認識了更多一般芳香療法中不常用到的精油，從質樸卻富有生命力的蛇麻草，到有濃重煙燻味的莎草──自從我2012年在亞利克·勞勒斯（Alec Lawless）的藝匠調香課程上聞過燃燒沉香木的味道之後，莎草的香氣是唯一最接近那種深邃感受的氣味。書中介紹的罕見精油，許多都是傳統文化中經常使用的素材，並且也有現代研究結果的支持，它們確實值得在芳香療法的領域中占有一席之地，我真心地希望你能進一步探索它們的用途，並且把你的知識傳承給其他芳療師後輩。

- 我離開第一線的芳療實務操作已經很多年了，因此，目前我的精油使用經驗多半是來自嗅聞和冥想，以及他人對我進行芳香療法時的感受。「精油對我最主要的幫助會發生在精神層面」，當我這麼想的時候，會發現這樣的想法相當誘人。而實際上，我確實也幾乎每天都得到了精油的幫助──在我書寫時，我的前方一定會有一排滴了各種精油的試香紙，讓我拿起來嗅聞，或是吸聞飄散在空中的香氣。（今天在對我呢喃軟語的是山椒精油）我沒辦法想像要是在生活或工作當中，少了這些香氣繚繞的朋友在身邊，會是什麼樣子。不過，隨著我埋

首研究和閱讀，我越來越明白，即便「只是」吸聞精油的香氣，也能在非常「生理」的層面發揮良性的幫助。這些揮發在空中的香氣究竟具有何種作用，或許我們還不完全清楚，但是某些香氣分子很有可能可以在未來加入醫療預防措施當中，在代謝組學（metabonomics）方面的研究也還有許多探討的空間。

● 透過這本書，我也相當明確而且尷尬地意識到自己對於香氣的偏好。雖然我曾盡力嘗試，但卻依然無法駕馭德國洋甘菊的氣味，其他帶有藥味的精油也一樣，例如茶樹或富含桉油醇的尤加利品種。並不是我不喜歡它們的香氣，而是真的很難讓它們的香氣融入在配方當中！換成用香料般的葫蘆巴，或是性感的廣藿香都沒有任何問題！如果你和我一樣懷有某些特定的成見（要是你對每一種香氣的喜好程度都一模一樣，才是件不尋常的事），我想最好的方法就是承認這個事實，並且只在非它們莫屬的情況下才使用，或許可以讓它們自己「獨挑大樑」，或是只用非常單純簡約的配方進行調和。這麼做，或許會比處心積慮想用其他精油的氣味影響它們，讓它們失去原有的氣味樣貌來得好。

照見歷史

我還想用另一個想法來做最後的總結。芳香植物在地球上已經存在了上千年的時間，而它們的香氣始終如一。當我們聞到一朵百合、一朵玫瑰，或是番紅花與丁香的氣味時，我們遙遠的祖先也曾有過和我們一樣的嗅覺體驗。香氣的概念是矛盾的，它只存在於瞬時之間，卻又和過去有著永久的連結。的確，香氣總是能把過去的記憶喚回當下。它的召喚力無比巨大，承載的訊息甚至穿越了千年。我們應時時記取祖先的智慧，試著掌握這些知識，並且在適當的時刻運用在芳香療法當中。

我們現在生活的時代既開化又多姿多采，若是能用當代人的理解方式，去結合先人對芳香藥草的使用知識，芳香療法的未來想必大有可為。撰寫這本書是我莫大的榮幸，誠摯感謝您的閱讀。

★原書中的參考文獻，有需求的讀者可來信索取電子檔 service@guidebook.com.tw。

名詞解釋

腎上腺素與正腎上腺素反應系統
Adrenergic system and noradrenergic system：

人體中的腎上腺素與正腎上腺素是負責做出「戰逃」反應的神經傳導物質。環腺苷酸(Cyclic AMP，cyclic adenosine monophosphate)是其中負責傳遞訊息的信使，而受體則有 α 受體(調節興奮程度，例如在血管平滑肌)，以及 β 受體(調節放鬆程度，運作於在心臟之外的地方)。因此我們會出現交感神經反應(為戰逃反應加速的「油門」)，以及副交感神經反應(讓我們能休息、放鬆的「煞車板」)。腎上腺素與正腎上腺素都是單胺類的神經傳導物質。

興奮劑/促效劑 Agonist：

一種和某種物質性質相仿的物質，因此能激勵該物質的作用。舉例來說，當某個物質與受體結合，就能引發受體反應。

芳-(芳香)(化學成分的前綴) ar-(prefix)：

芳-指的是「芳香」的意思，也就是在分子結構中帶有一個芳香環。舉例來說，芳香薑黃酮(ar-turmerone)就是2-methyl-6-(4-methylphenyl)-2-hepten-4-one，是一種帶苯環的倍半萜酮(Tisserand and Young 2014)。

掌性 Chirality：

也叫做手性(handedness)，用來表示具有光旋性的分子的組成特性。有些分子也會出現不同的「鏡像」，也就是完全對稱的相反結構。

膽鹼能反應系統 Cholinergic system：

膽鹼能反應系統會刺激乙醯膽鹼生成，這是一種釋放在神經肌肉接合處的分子，能使神經肌肉收縮。不過他還有一個更重大的功能，就是能激勵自律神經系統、擴張血管、抑制心肌。存在於大腦皮質的膽鹼能系統受體與認知功能有關。一般認為，調控膽鹼能系統能對認知功能產生幫助。

醫美/藥用保養品 Cosmeceuticals：

指的是含有有效成分的個人保養品(例如保濕乳液)，能帶來經臨床實證的功效，包括防護紫外線損傷、減少自由基形成、促進皮膚的脂質屏障功能、改善膚色、

膚況與膚質，以及縮小毛孔等。

💡 多巴胺反應系統 Dopaminergic system：

多巴胺也是一種單胺神經傳導物質，多巴胺反應系統就是透過多巴胺來運作。多巴胺和透過獎勵增強行為動機有關，此外，某些疾病（如帕金森氏症與精神分裂症）也和病患體內多巴胺的濃度改變有關。除了神經系統之外，多巴胺也有血管擴張、利尿等作用，並且有降低腸胃蠕動和降低淋巴細胞活動等作用。

💡 表現量降低／表現量增加 Downregulation and upregulation：

表現量增加指的是對刺激的反應變大，導致某種細胞構成成分出現增加的情形。舉例來說，當細胞表面的受體數量增加，細胞對於某個刺激原分子的反應也會因此增加。同樣地，表現量降低就是當細胞中的受體數量減少（例如因為某種受體促效劑起了作用），以至於細胞對於刺激原分子的反應度降低。

💡 GABA（γ-氨基丁酸）：

是一種反應速度相當快的抑制性神經傳導物質，相當於具有「關機」的作用。苯二氮類藥物就是透過影響GABA來達到鎮定的作用，這些藥物能增強GABA反應系統的作用，進而達到抗焦慮的效果。

💡 GABA反應系統 GABAergic system：

GABA是中樞神經系統中主要的抑制性神經傳導物質，包括精油或精油成分在內的某些物質，可以調控GABA系統的傳導功能。

💡 麩胺酸 Glutamate：

也叫穀胺酸、麩醯胺酸。它是一種氨基酸，也是一種關係到多種生理功能的神經傳導物質。反應速度很快，是一種興奮性的傳導物質。麩胺酸的受體（AMPA受體、海藻酸受體和NMDA受體）存在於大腦、神經元和脊椎神經的膠質當中。阿茲海默症患者體內攝取和使用的麩胺酸會減少，導致訊息傳導量降低。

💡 麩胺酸反應系統 Glutamergic system：

麩胺酸系統的受體存在於中樞和周邊神經系統當中，它們負責傳遞大部分興奮性的神經訊息。某些精油成分，例如左旋沉香醇，可以對麩胺酸系統的神經傳導進行調節，很可能是因為它能作用於NMDA受體。麩胺酸系統失調可能導致極大的

影響，例如出現情緒問題。

糖化 Glycation：

　　糖化是醣類（例如果糖或葡萄糖）和蛋白脂或脂質結合在一起的過程，糖化會形成糖化終產物（advanced glycation products，AGEs），當自由基同時存在時，糖化終產物會和蛋白質發生進一步的交聯反應（cross-linking）。這將使組織變硬（例如心血管結構，同時也包括皮膚的膠原蛋白）。糖化終產物和許多疾病的生成有關，例如癌症、心血管疾病、阿茲海默症和周圍神經病變等。糖化的成因可能是外源性的（來自體外），當糖類和油脂經過高溫烹調，就會形成具有致癌性且可能引起發炎反應的丙烯醯胺（acrylamides）；也可能是內源性的（來自體內），也就是當人體的血糖濃度較高，體內的單糖就會形成糖化終產物。如想降低糖化造成的風險，一般建議避免食用經過高溫烹調的食物，像是燒烤或是高脂肪、高糖份的食物，此外飲食中的糖分也應盡量降低。

愉悅機制 Hedonic mechanism：

　　指的是氣味的影響是根據個人對該香氣的主觀喜好（喜歡／不喜歡）來決定的。

吲哚 Indolic：

　　吲哚是一種帶環狀的含氮分子，是某些白色花朵精油中經常出現的微量成分。吲哚是構成花香的重要分子，但它在高濃度下的氣味並不討喜，甚至可能讓人覺得聞到腐臭、腐敗的氣味；而低濃度時卻能帶來茉莉般的香氣。各種茉莉（包括小花茉莉）、梔子花（相當少見）、忍冬花（相當少見）、白玉蘭、橙花、野薑花和晚香玉當中都含有吲哚成分。

同分異構物 Isomer：

　　同分異構物指的是兩種以上的化合物之間有著同樣的構成分子，只是分子排列的方式不一樣，舉例來說，α- 和 β- 漲烯的結構幾乎一樣，只有一個雙鍵的位置不同；而 γ- 萜品烯也是 α- 和 β- 萜品烯的同分異構物。順式（cis-）和反式（trans-）則是一種幾何性的異構型式，順式異構物當中，同一類型的原子會位在雙鍵的同一側，而反式異構物中同類型的原子則會出現在對側，牻牛兒醇（順式）和橙花醇（反式）就是一例。此外也有光旋性的異構型式，也就是當兩個分子的結構是彼此的鏡像，例如左旋和右旋檸檬烯、左旋和右旋香芹酮。

代謝組學 Metabonomics：

代謝組學是關於人體代謝反應的研究，例如研究空氣中的精油分子會引起什麼樣的代謝反應。代謝組學尤其著重的是代謝標記物的變化，如身體組織與體液中碳水化合物、神經傳導物質、氨基酸與脂肪酸的變化。

單胺氧化酶 Monoamine oxidase：

可以簡稱為MAO。這是一種能分解血清素、多巴胺、腎上腺素與正腎上腺素等神經傳導物質的酵素。某些精油和其中的成分（例如肉豆蔻醚和丁香酚）被認為有抑制單胺氧化酶的作用，也因此能達到抗憂鬱的效果。

單胺反應系統 Monoaminergic systems：

指的是大腦和中樞神經系統中的血清素、正腎上腺素和多巴胺等單胺類神經傳導物質的反應系統。能有效地降低血清素與正腎上腺素的濃度與攝取量。

氮反應系統 Nitrergic system：

神經系統中的一氧化氮合酶（nitric oxide synthase）在非突觸性的神經訊息傳導過程中，扮演著一定的角色。它是一種信使，也具有神經毒性。

NMDA受體：

是N-甲基-D-天門冬胺酸（N-methyl-D-aspartate）的簡寫；能抑制NMDA的拮抗劑可發揮抗憂鬱的功用。

正腎上腺素與腎上腺素反應系統 Noradrenergic system and adrenergic system：

參見腎上腺素與正腎上腺素反應系統的說明。

鴉片反應系統 Opioid system：

其受體存在於大腦、脊椎和消化系統中。嗎啡是鴉片反應系統的促效劑，因此能阻斷痛覺；納洛酮是一種拮抗劑，因此能在嗎啡使用過量時起到轉圜的效果。鴉片反應系統有可能影響體重，暴食（通常是一種漸進的過程）能釋放腦內啡。

酚類原則 Phenol rule：

這是由Guba（2000）設計出來的一項原則，也就是配方的整體濃度不超過10％，並且只以皮膚外用的方式使用；其中酚類精油與非刺激性精油的比例最高

不超過1：9，在整體配方中，酚類精油的含量不超過1%。其中有一個例外，就是當配方中使用到錫蘭肉桂皮（*Cinnamomum zeylanicum*）或中國肉桂（*C. cassia*或*C. aromaticum*）的時候，由於這兩種精油都富含肉桂醛，整體濃度不應超過5%。這兩種精油可以搭配富含丁香酚的丁香花苞，或是其他富含右旋檸檬烯的精油一起使用，因為丁香酚和右旋檸檬烯可以淬滅肉桂醛的刺激性（Guin et al. 1984）。

😊 苯乙醇Phenylethanol：

苯乙醇是除了甲醇之外，最具有經濟價值的醇類分子，大部分是作為芳香分子，用在香水和美妝產業。它是水仙、風信子、波旁天竺葵、地中海松、玫瑰與茉莉花朵當中少量存在的成分，玫瑰原精的含量高達60%，黃玉蘭原精可達35%。它的氣味香甜，像蜂蜜、玫瑰一般。

😊 安慰／期待機制Placebo/expectation mechanism：

如果一個人被告知某種特殊的氣味具有獨特的效果，並且他也相信這樣的說法，那麼這個香氣在他身上出現該種預期效果的可能性也會增加。

😊 前列腺素Prostaglandins：

這是一種脂質，有著像荷爾蒙一般的作用。它在生理學當中扮演著各式各樣的角色，包括影響平滑肌的收縮與舒放，此外，它們也會在受傷的部位被生成出來。

😊 寓意機制Semantic mechanism：

我們經常在各種生活情境中聞到各式各樣的氣味，而這些氣味會和記憶，以及相關的、可能被聯想到的資訊迅速建立起不可逆的連結。每一種氣味都會和某一種情緒性的記憶有關，這些情緒記憶的影響有可能造成生理反應的變化，例如加快心跳，或是增加血液中腎上腺素的濃度。

😊 血清素Serotonin：

也叫做5-羥色胺（5-HT），是一種從是從l-色氨酸衍生而來的物質，存在於大腦和腸道中，因此和調節腸道蠕動有關。不過，大腦中的血清素可以調節情緒，讓人產生幸福感。

😊 表現量增加Upregulation：

參見表現量降低／表現量增加的說明。

芳香療法使用的植物油與浸泡油

基底油	性質與特質
甜杏仁油 Almond （*Prunus amygdalus var. dulcis*）	相對較稠，不會很快被吸收。滋潤度與潤滑度都很好，有舒緩、止癢的作用。
蘆薈Aloe （*Aloe barbadensis*、*A. capensis*、*A. vera*）	蘆薈雖然不是一種固定油，不過它在芳香療法中已是越來越熱門的精油稀釋介質。在傳統療法中，蘆薈被用來處理皮膚病和感染（包括金黃色葡萄球菌和多種皮癬菌）。它也能消滅病毒，因此可以用來對抗單純疱疹病毒。它也能抑制COX、增進膠原蛋白合成、幫助消除肉芽組織。將蘆薈塗在皮膚表面，可以幫助舒緩放射線導致的皮膚炎、潰瘍、凍瘡、燒燙傷、感染，以及唇疱疹、搔癢、疼痛、牛皮癬與接觸性皮膚炎。懷孕和哺乳時避免使用（Thornfeldt 2005）。
杏桃仁油 Apricot kernel （*Prunus armeniaca*）	質地輕盈，能很快被吸收。適合乾燥與敏感膚質使用，可以滋潤皮膚並有止癢效果。
酪梨油 Avocado （*Persea gratissima*）	相對較稠厚，不過皮膚吸收度好，使用的觸感也很好。能促進細胞再生、增加皮膚含水度，適合日曬損傷、發炎與老化肌膚使用。
黑種草油 Black caraway / Black cumin seed（*Nigella sativa*）	有抗氧化的效果──可以加在其他基底油中增加穩定性，並且達到防護自由基損傷的效果。
黑醋栗籽油 Blackcurrant seed （*Ribes nigrum*）	含有γ-次亞麻油酸（11–17%），是攝取必需脂肪酸、生育醇（維生素E）和植物固醇的極佳來源（Bakowska、Schieber and Kolodziejczyk 2009）。
琉璃苣油 Borage（*Borago offcinalis*）	請搭配其他基底油使用，比例最高不超過10%。具有舒緩、滋潤、促進再生和緊實的效果。
山茶油 Camellia （*Camellia sinensis*）	質地輕盈，能很快被吸收。按摩時的延展度佳。能幫助調整肌膚、提供滋潤，有助於減少疤痕或預防疤痕出現。山茶油有能抑制5α-還原酶，具有消炎的作用（Azimi et al. 2012）。
椰子油 Coconut （*Cocos nucifera*）	市面上的椰子油有許多種，其中也包括分餾與清淡的種類。未精製的椰子油在涼爽的溫度下會呈現固體狀，這種椰子油的潤滑度佳，使用過後會在皮膚上留下薄薄的油膜。分餾過的椰子油呈現較黏稠的液體狀，有軟化皮膚的作用。未精製的椰子油能包覆皮膚和頭髮，具有舒緩、滋潤的效果。
康復力浸泡油 Comfrey （*Symphytum offcinale*）	有消炎效果，傳統上用來處理斷裂傷和扭傷。口服可能致命（其中含有具肝毒性的成分：吡咯烷生物鹼〔pyrriolizidine alkaloids〕），可能致癌，孕婦不可使用（Thornfeldt 2005）。 康復力根萃取物和其中的尿囊素（allantoin）有消炎、抗氧化和平撫角質層的作用，可以促進表皮細胞增生。添加了康復力的外用產品，可以用來治療傷口、潰瘍、燒燙傷、皮膚炎、牛皮癬、膿疱疹和青春痘（Thornfeldt 2005）。

蔓越莓籽油 Cranberry seed (*Vaccinium macrocarpon*)	含有約22%的α-次亞麻油酸（α-linolenic acid），具有抗氧化的特性，可以加在其他基底油中增加穩定性，並且達到防護自由基損傷的效果。很可能也有消炎的作用。
月見草油 Evening primrose (*Oenothera biennis*)	單獨用來潤滑肌膚的話，並不太適合，不過很適合與其他基底油調和使用，比例可以達到20%。可以治療溼疹與牛皮癬，適合用在乾燥、脫屑的肌膚上。有可能增加皮膚彈性並加快療癒速度。
雷公根浸泡油 Gotu kola (*Centella asiatica*)	適合用來處理皮膚炎、幫助皮膚表面傷口癒合（例如術後傷口與燒燙傷）。可能會增加血液循環。可以激勵皮膚再生，改善皮膚失去彈性的情況。
葡萄籽油 Grapeseed (*Vitis vinifera*)	延展性佳，可以防止水分喪失、達到潤膚的效果。葡萄子萃取物有抗氧化、消炎和抗微生物等作用，在實驗中也改善了人為引致的色素沉澱（Fowler et al. 2010）。它含有能抗氧化的原花青素（proanthocyanidins）、類黃酮化合物、槲皮素糖苷（querticin glucosides）、二苯乙烯、生育醇和多種必需脂肪酸。使用在皮膚表面可以促進皮膚對UVB的防護效果、抑制組織胺合成、促進傷口癒合、緩解血管充血腫脹（Thornfeldt 2005）。
榛果油 Hazelnut (*Corylus americana*)	滋潤度佳，吸收度和觸感也都非常好。能滋養皮膚、有輕微的收斂效果，可以刺激循環。有潤膚、幫助細胞重建的效果，也可以預防乾燥脫水。很可能也有幫助防曬的效果。
大麻籽油 Hemp seed (*Cannabis sativa*)	約含有19%的α-次亞麻油酸，具有抗氧化的特性，可以加在其他基底油中增加穩定性，並且達到防護自由基損傷的效果。此外也有γ-次亞麻油酸，使得它用在皮膚上的觸感相當好，也很容易被吸收。適合乾性肌膚與溼疹患者使用，也有消炎和止痛的效果。
神聖羅勒籽油 Holy basil seed (*Ocimum sanctum*)	具有消炎效果（含有α-次亞麻油酸）。
荷荷芭油 Jojoba (*Simmondsia chinensis*)	非常適合用在皮膚上，對溫度相當敏感（氣溫低時會成為固態），延展性與觸感都很好。有防護作用，可以消炎、調理溼疹、頭皮屑、曬傷與青春痘。在芳香療法中，乾性與油性肌膚都適用（可以控制皮脂）。
石栗果油 Kukui nut (*Aleurite moluccans*)	吸收度相當好，皮膚觸感極佳。或許可以說是最好用的基底油之一。可以用來處理皮膚表面的傷口與燒燙傷，能減緩水分散失、達到潤膚效果（可以用在牛皮癬與溼疹等情況），有止癢的效果。此外也可以用來照護癌症病患（放射線療法），很可能也有抗老化的作用。
菩提花浸泡油 Lime (linden) blossom (*Tilia cordata*)	有潤膚和止癢的作用，適合用來保養出現皺紋的肌膚。
亞麻籽油 Linseed (*Linum usitatissimum*)	具有消炎效果（含有α-次亞麻油酸）。
蛋黃果油 Lucuma nut (*Pouteria lucuma*)	能促進皮膚再生，也有癒合傷口的潛能。主要成分包括亞麻油酸、油酸、棕櫚酸、硬脂酸與γ-次亞麻油酸。蛋黃果油可以降低一氧化氮生成，促進組織再生，並且顯著地加快皮膚傷口收斂癒合（Rojo et al. 2010）。

夏威夷堅果油 Macadamia nut (*Macadamia integrifolia*)	吸收度與延展度都有不錯的表現。能滋養肌膚、留住水分並促進皮膚細胞重建。適合熟齡肌使用。
金盞菊浸泡油 Marigold (*Calendula offcinalis*)	有消炎效果,也適合用來處理外傷。可以用來修復破損的微血管、處理靜脈曲張、瘀血和溼疹。有抗菌作用,有助於處理皮膚感染。
橄欖油 Olive (*Olea europaea*)	質地濃稠,有獨特的氣味。具有舒緩、消炎、潤膚的效果,可以用來處理燒燙傷、扭傷、瘀傷、皮膚炎和蚊蟲叮咬。
百香果籽油 Passion flower seed (*Passiflora incarnata*)	質地輕盈、容易吸收,沒有油膩感。具有保水和滋潤的效果。百香果油可以用來處理燒燙傷或消炎。也被認為有放鬆的效果。
水蜜桃仁油 Peach kernel (*Prunus persica*)	質地清爽,不過比杏桃核仁油稠一些。有保水、滋潤和止癢的效果,可以用來保護肌膚、促進再生、抗老和止癢。
玫瑰果油 Rosehip seed oil (*Rosa canina*)	以按摩來說,玫瑰果油質地太濃稠,並不適合。不過可以搭配其他基底油一起使用,比例可以在10–50%左右。能促進皮膚再生,適合用來處理疤痕。也有助於調理燒燙傷、傷口與溼疹。可以促進組織再生,因此能改善膚質、幫助美白。很適合用來保養產生皺紋的肌膚。和雷公根浸泡油(*Centella asiatica*)一起使用時效果非常顯著(Kusmirek 2002)。可以幫助調理溼疹、營養性潰瘍(trophic ulcer)和神經性皮膚炎(Chrubasik et al. 2008)。
紅花籽油 Safflower (*Carthamus tinctorius*)	價格實惠、質地輕盈。易變質、不易保存。有潤膚、保水效果。
芝麻油 Sesame seed (*Sesame indicum*)	觸感稠厚,不過可以用20%的比例與其他基底油調和使用。能幫助皮膚細胞重建、保水潤膚。可以改善皮膚彈性、維持膚質健康。是一種自由基清道夫。
聖約翰浸泡油 St John's Wort (*Hypericum perforatum*)	土耳其傳統療法會用橄欖油浸泡聖約翰草(開花的地面上植株),所得的浸泡油會用來治療傷口,包括割傷與燒燙傷。聖約翰草也可以消炎,並且對於神經性疼痛相當有幫助,例如坐骨神經痛或各種神經痛;也有知名的癒傷作用(有光敏性,使用後須避免直接的陽光照射)。
葵花油 Sunflower seed (*Helianthus annuus*)	皮膚觸感較稠,但是延展性不錯。可以保水、潤膚。
瓊崖海棠油 Tamanu (*Calophyllum inophyllum*)	非常稠厚,氣味也很強烈,因此非常不適合單獨用來按摩,不過可以調和其他基底油使用。有療癒和保護的作用,可以止痛、消炎、促進傷口結痂,並且能增加局部血液循環。雖然不適合用來按摩,但是局部性使用的效果非常強大,尤其可以用來紓解帶狀疱疹的疼痛(瓊崖海棠油與羅文莎葉用50:50的比例調和)。瓊崖海棠油對吞噬細胞也有激勵的作用(Schnaubelt 1999)。
核桃油 Walnut (*Juglans regia*)	相當好用的基底油,稠度中等、質感和觸感都很好,很適合用來按摩,吸收度相對較低。非常滋潤,可以減少水分散失。能促進皮膚再生、防止老化。可以用來幫助溼疹治療。
野生胡蘿蔔籽油 Wild carrot seed (*Daucus carota*)	含有80%的油酸,是相當好用的抗氧化劑。能滋補身體、促進傷口結痂、止癢的效果,適合用來處理溼疹與牛皮癬。

以上表格內容摘錄整理自 Kusmirek(2002)、Price(1999)、Schnaubelt(1999)與其他文獻資料(標註於內文中)。

脂肪酸小記

　　某些脂肪酸的抗氧化、清除自由基、消炎與抗高血脂的作用，已經被發現了好一段時間。這些效果也被運用在醫療藥物當中，例如月見草油（其中含有順式油酸，或說是 γ-次亞麻油酸）的消炎作用就被運用在風濕性關節炎當中。其他有著名消炎作用的植物油包括亞麻籽油和神聖羅勒籽油，兩者都含有 α-次亞麻油酸（Beg et al. 2011）。Yu、Zhou和Parry（2005）曾在研究中特別提到冷壓黑種草油、蔓越莓油和大麻籽油的抗氧化效果，這幾種植物油都含有豐富的 α-次亞麻油酸，此外，野胡蘿蔔籽油含有80%的油酸，飽和脂肪酸的含量低。

　　此外，大麻籽油的成分被認為是理想的黃金比例（至少從營養層面看起來是如此），也就是亞麻油酸和次亞麻油酸達到3：1的比例。其中的 γ-次亞麻油酸也加強了它在美容保養的應用度。這些脂肪酸都是出了名的好吸收（Oomah et al. 2002）。

可以用來改善皮膚問題的固定油

　　有幾種固定油已經被使用在皮膚病的治療或是青春痘的調理療程當中（Kanlayavattanakul and Lourith 2011）。這些植物油包括：葵花籽油（*Helianthus annuus*）、南瓜籽油（*Cucurbita pepo*）、杏桃仁油（*Prunus armeniaca*）、摩洛哥堅果油（*Argania spinosa*）、酪梨油（*Persea gratissima*）、猴麵包樹油（baobab，*Adansonia digitata*）、黑醋栗籽油（*Ribes nigrum*）、蔓越莓籽油（Vaccinium macrocarpon）、玉米油（*Zea mays*）、月見草油（*Oenothera biennis*）、葡萄籽油（*Vitis vinifera*）、榛果油（Corylus americana）、非洲堅果油（mongongo，*Schinziophyton rautanenii*）、辣木油（ben nut，*Moringa oleiferea*）、棕櫚油（*Elaeis guineensis*）、罌粟籽油（*Papaver orientale*）、油菜籽油（*Brassica napus*）、覆盆子油（*Rubus ideaus*）、米糠油（*Oryza sativa*）、紅花籽油（*Carthamus tinctorius*）、芝麻油（*Sesame indicum*）、大豆油（*Glycine soya*）、杏仁油（*Prunus amygdalus*）與核桃油（*Juglans regia*）。

※若需要本書參考文獻的讀者，可來信索取原文References，請寄信至notime.chung@msa.hinet.net。

精油名稱中英對照

英文	中文
A	
African basil (*Ocimum gratissimum*)	丁香羅勒／非洲羅勒
African bluegrass (*Cymbopogon validus*)	非洲青香茅
Agavaceae family see Tuberose	龍舌蘭科，參見「晚香玉」
Alpinia calcarata	距花山薑
Amaryllidaceae family see Narcissus	石蒜科，參見「水仙」
Anacardiaceae family see Mastic; Pink pepper	漆樹科，參見「熏陸香」、「粉紅胡椒」
Anemopsis californica	楊戢菜
Angelica (*Angelica archangelica*)	歐白芷
Anise (*Pimpinella anisum*)	洋茴香
Anonaceae family see Ylang Ylang	番荔枝科，參見「依蘭」
Anthopogon (*Rhododendron anthopogon*)	髯花杜鵑
Apocynaceae family see Frangipani	夾竹桃科，參見「緬梔花」
Asteraceae family see Chamomile; Golden Rod; Immortelle; Inula; Tarragon; Yarrow	菊科，參見「洋甘菊」、「一枝黃花」、「永久花」、「土木香」、「龍艾」、「西洋蓍草」
Atlas cedar (*Cedrus atlantica*)	大西洋雪松
B	
Balsam fir (*Abies balsamea*)	膠冷杉
Basil	羅勒／甜羅勒
African (*Ocimum gratissimum*)	丁香羅勒／非洲羅勒
Exotic/Comoran (*Ocimum basilicum*)	熱帶羅勒
Holy (*Ocimum sanctum*)	神聖羅勒
Bergamot (*Citrus aurantium var. bergamia fruct., C. bergamia*)	佛手柑
Poiteau	普圖（人名）
Risso	羅里索（地名）
Bergamot mint (*Mentha citrata*)	佛手薄荷
Betulaceae family see Birch	樺木科，參見「樺樹」
Birch	樺樹
Silver birch bud (*Betula pendula*)	白樺／銀樺
Sweet birch (*Betula lenta*)	甜樺／黑樺
Bitter orange (*Citrus×aurantium subsp. amara peel*)	苦橙
Black cumin (*Nigella sativa*)	黑種草籽
Black pepper (*Piper nigrum*)	黑胡椒
Blackcurrant bud (*Ribes nigrum*)	黑醋栗花苞
Blue gum (*Eucalyptus globulus*)	藍膠尤加利
Blue-leaved mallee (*Eucalyptus polybractea*)	多苞葉尤加利
Brazilian pepper (*Schinus terebinthifolius raddi*)	巴西胡椒
Broad-leaved peppermint (*Eucalyptus dives*)	薄荷尤加利
Burseraceae family see Frankincense; Myrrh; Opoponax; Palo santo	橄欖科，參見「乳香」、「沒藥」、「紅沒藥」、「祕魯聖木」
C	

Cacao (*Theobroma cacao*)	可可原精
Cade (*Juniperus oxycedrus subsp. oxycedrus*)	刺柏／刺檜
Cajuput (*Melaleuca cajuputi*)	白千層
Camphor (*Cinnamomum camphora*)	樟樹
Canallaceae family see Saro	白樟科，參見「莎羅白樟」
Cannabaceae family see Hemp	大麻科，參見「大麻」
Caraway seed (*Carum carvi*)	藏茴香籽
Cardamom (*Elettaria cardamomum*)	荳蔻
Carrot seed (*Daucus carota subsp. carota*)	胡蘿蔔籽
Cassie (*Acacia farnesiana*)	金合歡
absolute	金合歡原精
flowers	金合歡花
Cedar	雪松
Atlas (*Cedrus atlantica*)	大西洋雪松
Himalayan (*Cedrus deodara*)	喜馬拉雅雪松
Lebanese (*Cedrus libani*)	黎巴嫩雪松
Cedarwoods	香柏
Chinese (*Cupressus funebris*)	中國香柏
Texas (*Juniperus ashei*)	德州香柏
Virginian (*Juniperus virginiana*)	維吉尼亞香柏
Cédrat/Citron (*Citrus medica*)	枸櫞（香水檸檬）
Chamomile	洋甘菊
German (*Matricaria recutita*)	德國洋甘菊
Roman (*Anthemis nobilis*)	羅馬洋甘菊
Champaca	玉蘭
golden (*Michaela champaca*)	黃玉蘭
white (*Michelia alba*)	白玉蘭
Chinese cedarwood (*Cupressus funebris*)	中國香柏
Cinnamon leaf	肉桂葉
Cinnamomum verum	錫蘭肉桂
Cinnamomum zeylanicum	錫蘭肉桂
Cistaceae family see Cistus; Labdanum	半日花科，參見「岩玫瑰」、「勞丹脂」
Cistus (*Cistus ladaniferus, Cistus creticus*)	岩玫瑰
Citronella	香茅
Cymbopogon nardus	錫蘭香茅
Java (*Cymbopogon winterianus*)	爪哇香茅
Citrus species	柑橘屬植物
80%+ *d*-limonene	含80%以上的右旋檸檬烯
Bergamot (*Citrus aurantium var. bergamia fruct.*, *Citrus bergamia*)	佛手柑
Bitter orange (*Citrus×aurantium subsp. amara*)	苦橙
Citron/Cédrat (*Citrus medica*)	枸櫞（香水檸檬）
Citrus aurantium var. amara flos.	橙花
Citrus natsudaidai	夏橙
Citrus obovoides	金柑子
Clementine (*Citrus reticulata var. clementina*)	克萊蒙橙

Combava (*Citrus hystrix*)	青檸
Grapefruit (*Citrus paradisi*)	葡萄柚
Jabara (*Citrus jabara*)	賈巴拉柑橘
Lemon (*Citrus limon*)	檸檬
Lime (*Citrus aurantifolia*)	萊姆
Mandarin (*Citrus reticulata*)	橘(桔)
Petitgrain 'bigarade' (*Citrus×aurantium*)	苦橙葉
Pomelo (*Citrus maxima*)	柚子
Sweet orange (*Citrus sinensis*)	甜橙
Tachibana (*Citrus tachibana*)	日本橘柑／立花橘
Yuzu (*Citrus×junos*)	日本柚子
Clary sage (*Salvia sclarea*)	快樂鼠尾草
Clementine (*Citrus reticulata var. clementina*)	克萊蒙橙
Clove bud (*Syzygium aromaticum*)	丁香花苞
Combava (*Citrus hystrix*)	青檸
peel	青檸果皮
petitgrain (leaf)	青檸葉
Coriander seed (*Coriandrum sativum*)	芫荽籽
Comoran basil (*Ocimum basilicum*)	熱帶羅勒
Cumin (*Cuminum cyminum*)	小茴香／孜然
Cupressaceae family see Chinese cedarwood; Cypress; Hiba wood; Japanese cedar; Juniperus species	柏科，參見「中國香柏」、「絲柏」、「羅漢柏」、「日本柳杉」、「刺柏屬植物」
Cyperaceae family see Nagarmotha	莎草科，參見「莎草」
Cypress	絲柏
Cupressus sempervirens	絲柏
Mediterranean (*Cupressus sempervirens, C. sempervirens var. horizontalis*)	地中海絲柏
D	
Dalmation sage (*Salvia offcinalis*)	達爾馬提亞鼠尾草
Dill (*Anethum graveolens*)	蒔蘿
Douglas fir (*Pseudotsuga menziensi, Pseudotsuga taxifolia*)	道格拉斯杉
E	
East Indian lemongrass (*Cymbopogon flexuosus*)	東印度檸檬香茅
Ericaceae family see Anthopogon; Wintergreen	杜鵑花科，參見「髯花杜鵑」、「白珠樹」
Exotic basil (*Ocimum basilicum*)	熱帶羅勒
Eucalyptus species	桉屬
1,8-cineole-rich	富含1,8桉油醇的尤加利
Blue gum (*Eucalyptus globulus*)	藍膠尤加利
Blue-leaved mallee (*Eucalyptus polybractea*)	多苞葉尤加利
Broad-leaved peppermint (*Eucalyptus dives*)	薄荷尤加利
Eucapharma eucalypts	藥用尤加利精油
Green mallee (*Eucalyptus viridis*)	綠尤加利
Gully-gum/Smith's gum(*Eucalyptus smithii*)	史密斯尤加利
Lemon-scented eucalyptus (*Eucalyptus citriodora*)	檸檬尤加利
Lemon-scented ironbark (*Eucalyptus staigeriana*)	史泰格尤加利
Narrow-leaved (black) peppermint (*Eucalyptus radiata*)	澳洲尤加利
wild, Sardinia (*Eucalyptus camadulensis*)	河岸紅尤加利

F	
Fabaceae family see Fenugreek; Genet	豆科，參見「鷹爪豆」、「葫蘆巴」
Fennel	茴香
aerial parts (*Foeniculum vulgare*)	取自地面上植株
seed (*Foeniculum vulgare*)	取自種籽
sweet (*Foeniculum vulgare var. dulce*)	甜茴香
Fenugreek (*Trigonella foenumgraecum*)	葫蘆巴
Fir	冷杉類
Balsam (*Abies balsamea*)	膠冷杉
Douglas (*Pseudotsuga menziensi, Pseudotsuga taxifolia*)	道格拉斯杉
Japanese (*Abies sachalinensis*)	日本冷杉
Korean (*Abies koreana*)	韓國冷杉
Siberian (*Abies sibirica*)	西伯利亞冷杉
Silver (*Abies alba*)	歐洲冷杉
Fragonia (*Agonis fragrans*)	芳枸葉
Frangipani (*Plumeria species*)	緬梔花
Frankincense (*olibanum*)	乳香
Boswellia carterii	東非乳香
Boswellia papyrifera	蘇丹乳香
Boswellia sacra	神聖乳香
Boswellia serrata	印度乳香
Boswellia socotrana	索科特拉乳香
French lavender (*Lavandula stoechas subsp. stoechas*)	頭狀薰衣草
G	
Galangal (*Alpinia galanga*)	大高良薑
Galbanum (*Ferula galbaniflua*)	白松香
Genet (*Spartium junceum*)	鷹爪豆
Geraniaceae family see Geranium	牻牛兒科，參見「天竺葵」
Geranium (*Pelargonium×asperum, or P. roseum, P. odoratissimum*)	天竺葵
German chamomile (*Matricaria recutita*)	德國洋甘菊
Ginger lily	野薑
Hedychium spicatum	野薑花根／白草果
white (*Hedychium coronarium*)	野薑花
Ginger (*Zingiber offcinale*)	薑
Golden rod (*Solidago canadensis*)	一枝黃花
Grapefruit (*Citrus paradisi*)	葡萄柚
Greek, Cretan, Turkish sage (*Salvia triloba*)	希臘鼠尾草
Green mallee (*Eucalyptus viridis*)	綠尤加利
Grossulariaceae see Blackcurrant bud	醋栗科，參見「黑醋栗花苞」
Guaiacwood (*Bulnesia sarmientoi*)	聖壇木
Guava leaf (*Psidium guajava*)	番石榴葉
Gully-gum (*Eucalyptus smithii*)	史密斯尤加利
H	
Hay (*Hierochloe alpina, or Anthoxanthum odoratum*)	乾草（高山茅香或芳香黃花茅）
Hemlock (*Tsuga canadensis*)	加拿大鐵杉
Hemp (*Cannabis sativa*)	大麻

Hiba wood (*Thujopsis dolobrata*)	羅漢柏
Himalayan cedar (*Cedrus deodara*)	喜馬拉雅雪松
Holy basil (*Ocimum sanctum*)	神聖羅勒
Hops (*Humulus lupus*)	蛇麻草
Hyssop (*Hyssopus offcinalis*)	牛膝草
I	
Illiciaceae family see Star anise	八角茴香科，參見「八角茴香」
Immortelle	永久花
Helichrysum angustifolium	真正永久花
Helichrysum italicum	義大利永久花
Inula (*Inula graveolens*)	土木香
J	
Jabara (*Citrus jabara*)	賈巴拉柑橘
Japanese cedar (*Cryptomeria japonica*)	日本柳杉
Japanese fir (*Abies sachalinensis*)	日本冷杉
Jasmine absolute	茉莉原精
Jasminum grandiflorum	大花茉莉
Jasminum sambac	聖巴克茉莉
Jasminum auriculatum	星星茉莉
Jasminum offcinale	埃及茉莉
Juniperberry	杜松果
Juniperus communis	杜松
Phoenician (Juniperus phoenicia)	腓尼基柏
Juniperus species	刺柏屬植物
Cade (*Juniperus oxycedrus* subsp. *oxycedrus*)	刺柏／刺檜
Juniperberry (*Juniperus communis*)	杜松果
Phoenician Juniperberry (*Juniperus phoenicia*)	腓尼基柏漿果
Texas cedarwood (*Juniperus ashei*)	德州香柏
Virginian cedarwood (*Juniperus virginiana*)	維吉尼亞香柏
K	
Kanuka (*Kunzea ericoides*)	卡奴卡
Kewda (*Pandanus odoratissimus, P. fascicularis*)	露兜花
Korean fir (*Abies koreana*)	韓國冷杉
L	
Labdanum (*Cistus ladaniferus, Cistus creticus*)	勞丹脂
Lamiaceae family see Basil; Hyssop; Lavandin; Lavender; Lemon balm; Marjoram, sweet; Mint; *Monarda* species; Patchouli; Perilla; Rosemary; Sage; Spanish oreganum; Thyme	唇形科，參見「羅勒」、「牛膝草」、「醒目薰衣草」、「薰衣草」、「香蜂草」、「甜馬鬱蘭」、「薄荷」、「麝香薄荷屬植物」、「廣藿香」、「紫蘇」、「迷迭香」、「鼠尾草」、「西班牙野馬鬱蘭」、「百里香」
Lauraceae family see Bay laurel; Camphor; Cinnamon leaf; May chang; Ratvintsara; Rosewood	樟科，參見「月桂」、「樟樹」、「肉桂葉」、「山雞椒」、「桉油樟」、「花梨木」
Lavandin	醒目薰衣草
Lavender	薰衣草
French (*Lavandula stoechas*)	頭狀薰衣草
spike (*Lavandula latifolia, L. spica*)	穗花薰衣草
true (*Lavandula angustifolia*)	真正薰衣草

Lebanese cedar (*Cedrus libani*)	黎巴嫩雪松
Lebanese sage (*Salvia libanotica*)	黎巴嫩鼠尾草
Lemon balm (*Melissa offcinalis*)	香蜂草
Lemon (*Citrus limon*)	檸檬
Lemon myrtle (*Backhousia citriodora*)	檸檬香桃木
Lemon-scented eucalyptus (*Eucalyptus citriodora*)	檸檬尤加利
Lemon-scented ironbark (*Eucalyptus staigeriana*)	史泰格尤加利
Lemon-scented tea tree (*Leptospermum petersonii*)	檸檬茶樹
Lemongrass	檸檬香茅
East Indian (*Cymbopogon flexuosus*)	東印度檸檬香茅
West Indian (*Cymbopogon citratus*)	西印度檸檬香茅
Lime (*Citrus aurantifolia*)	萊姆
Linden blossom (*Tilea vulgaris*)	菩提花
Long pepper (*Piper longum*)	長胡椒
Lotus, pink (*Nelumbo nucifera*)	粉紅蓮花
M	
Mace (*Myristica fragrans*)	肉豆蔻皮
Magnoliaceae family see Champaca	木蘭科，參見「玉蘭」
Malvaceae family see Cacao	錦葵科，參見「可可」
Mandarin (*Citrus reticulata*)	橘（桔）
Manuka (*Leptospermum scoparium*)	松紅梅
Marjoram	馬鬱蘭
sweet (*Origanum majorana*)	甜馬鬱蘭
wild (*Majorana hortensis*)	甜馬鬱蘭
wild Spanish (*Thymus mastichina*)	熏陸香百里香／西班牙馬鬱蘭
Mastic	熏陸香
Pistacia lentiscus	夏季黃連木
Pistacia var. chia	黃連木變種
May chang (*Litsea cubeba*)	山雞椒
Mimosa (*Acacia dealbata*)	銀合歡
Mimosaceae family see Cassie; Mimosa	含羞草科，參見「金合歡」、「銀合歡」
Mint	薄荷
Bergamot (*Mentha citrata*)	佛手薄荷
Mojito (*Mentha×villosa*)	莫吉托薄荷
Peppermint (*Mentha×piperita*)	胡椒薄荷
Spearmint (*Mentha spicata*)	綠薄荷
Mojito mint (*Mentha×villosa*)	莫吉托薄荷
Monarda species	麝香薄荷屬植物
Moraceae family see Hops	桑科，參見「蛇麻草」
Myristicaceae family see Mace; Nutmeg	肉豆蔻科，參見「肉豆蔻皮」、「肉豆蔻」
Myrrh (*Commiphora myrrha*)	沒藥
Myrtaceae family see Cajuput; Clove bud; *Eucalyptus* species; Fragonia; Guava leaf; Kanuka; Lemon myrtle; Lemon-scented tea tree; Manuka; Myrtle; Niaouli; Rosalina; Tea Tree; West Indian bay	桃金孃科，參見「白千層」、「丁香花苞」、「尤加利」、「芳枸葉」、「番石榴葉」、「卡奴卡」、「檸檬香桃木」、「檸檬茶樹」、「松紅梅」、「綠花白千層」、「沼澤茶樹」、「茶樹」、「西印度月桂」
Myrtle (*Myrtus communis*)	香桃木

R

Ranunculaceae family see Black cumin	毛茛科，參見「黑種草籽」
Ravintsara (*Cinnamomum camphora*)	羅文莎葉
Roman chamomile (*Anthemis nobilis*)	羅馬洋甘菊
Rosaceae family see Rose	薔薇科，參見「玫瑰」
Rosalina (*Melaleuca ericifolia*)	沼澤茶樹
Rose	玫瑰
Rosa centifolia	千葉玫瑰
Rosa damascena	大馬士革玫瑰
absolute	玫瑰原精
essential oil	玫瑰精油
Rosemary (*Rosmarinus offcinalis*)	迷迭香
CT cineole, CT bornyl acetate	桉油醇迷迭香、乙酸龍腦酯迷迭香
Rosewood (*Aniba rosaeodora*)	花梨木
Rutaceae family see Brazilian pepper; *Citrus species*; Szechuan pepper	芸香科，參見「巴西胡椒」、「柑橘屬植物」、「山椒」

S

Sage	鼠尾草
Clary (*Salvia sclarea*)	快樂鼠尾草
Dalmation, common (*Salvia offcinalis*)	達爾馬提亞鼠尾草
Greek, Cretan, Turkish (*Salvia triloba*)	希臘鼠尾草
Lebanese (*Salvia libanotica*)	黎巴嫩鼠尾草
Sardinian (*Salvia desoleana*)	薩丁尼亞鼠尾草
Spanish (*Salvia lavandulaefolia*)	西班牙鼠尾草／薰衣鼠尾草
Wild Somalian (*Salvia somalensis*)	索馬利亞鼠尾草
Salicaceae family see Poplar bud	楊柳科，參見「香脂楊」
Sandalwood (*Santalum album*)	檀香
Santalaceae family see Sandalwood	檀香科，參見「檀香」
Sardinian sage (*Salvia desoleana*)	薩丁尼亞鼠尾草
Saro (*Cinnamomosma fragrans*)	莎羅白樟
Siberian fir (*Abies sibirica*)	西伯利亞冷杉
Silver birch bud (*Betula pendula*)	白樺／銀樺
Silver fir (*Abies alba*)	歐洲冷杉
Smith's gum (*Eucalyptus smithii*)	史密斯尤加利
Solanaceae family see Tobacco	茄科，參見「煙草」
Spanish oreganum (*Thymus capitatus*)	西班牙野馬鬱蘭
Spanish sage (*Salvia lavandulaefolia*)	西班牙鼠尾草
Spanish thyme (*Thymus zygis*)	西班牙百里香
Spearmint (*Mentha spicata*)	綠薄荷
Spikenard (*Nardostachys jatamansi*)	穗甘松
Spruce	雲杉
black (*Picea mariana*)	黑雲杉
red (*Picea rubens*)	紅雲杉
white (*Picea glauca*)	白雲杉
Star anise (*Illicium verum*)	八角茴香
Sweet birch (*Betula lenta*)	甜樺／黑樺木
Sweet orange (*Citrus sinensis*)	甜橙
Szechuan (*Japanese*) pepper (*Zanthoxylum piperitum*)	山椒

T	
Tachibana (*Citrus tachibana*)	日本橘柑／立花橘
Tagetes (*Tagetes minuta*)	萬壽菊
Tarragon (*Artemisia dracunculus*)	龍艾
Tea tree (*Melaleuca alternifolia*)	茶樹
Texas cedarwood (*Juniperus ashei*)	德州香柏
Thyme	百里香
Thymus capitatus	頭狀百里香／西班牙野馬鬱蘭
Thymus mastichina	熏陸香百里香／西班牙馬鬱蘭
Thymus quinquecostatus	五脈百里香
Thymus saturoides	龍腦百里香
Thymus serpyllum	野地百里香
Thymus vulgaris	常見百里香
Thymus zygis	西班牙百里香
Tiliaceae family see Linden blossom	錦葵科，參見「椴花／菩提花」
Tobacco (*Nicotiana tabacum*)	菸草
Tuberose (*Polianthus tuberosa*)	晚香玉
Turmeric (*Curcuma longa*)	薑黃
U	
Umbelliferae family see Angelica; Anise; Caraway seed; Carrot seed; Coriander seed; Dill; Fennel; Galbanum	繖型科，參見「歐白芷」、「洋茴香」、「藏茴香籽」、「胡蘿蔔籽」、「芫荽籽」、「蒔蘿」、「茴香」、「白松香」
V	
Valerian (*Valeriana offcinalis*)	纈草
Valerianaceae family see Spikenard; Valerian	敗醬草科，參見「穗甘松」、「纈草」
Vanilla (*Vanilla planifolia*)	香草豆莢
Verbena, white *(Lippia alba)*	白馬鞭草
Vetiver (*Vetiveria zizanoides*)	岩蘭草
Violaceae family see Violet leaf	堇菜科，參見「紫羅蘭葉」
Violet leaf	紫羅蘭葉
absolute *(Viola alba and Viola odorata)*	紫羅蘭原精
Viola odorata	甜紫羅蘭
Virginian cedarwood (*Juniperus virginiana*)	維吉尼亞香柏
W	
West African pepper (*Piper guineese*)	幾內亞胡椒
West Indian bay (*Pimenta racemosa*)	西印度月桂
West Indian lemongrass (*Cymbopogon citratus*)	西印度檸檬香茅
Wild Somalian sage (*Salvia somalensis*)	索馬利亞鼠尾草
Wintergreen (*Gaultheria procumbens*)	白珠樹／冬綠樹
Y	
Yarrow (*Achillea millefolium*)	西洋蓍草
Ylang Ylang (*Cananga odorata var. genuina*)	依蘭
Yuzu (*Citrus × junos*)	日本柚子
Z	
Zingiberaceae family see Cardamom; Galangal; Ginger; Ginger Lily; Plai; Turmeric	薑科，參見「荳蔻」、「大高良薑」、「薑」、「野薑花根」、「泰國蔘薑」、「薑黃」
Zygophyllaceae family see Guaiacwood	蒺藜科，參見「聖壇木」

關鍵詞中英對照

英文	中文
A	
acne vulgaris	痤瘡（青春痘）
□case study	個案研究
□□checklist items	檢查項目
□□CLEANsE trial	CLEANsE試驗
□□conclusion	結論
□□ntroduction	前言
□□measures	採用的方法
□□synergy	協同作用
□□therapeutic blend	療癒配方
□□treatment	治療方式
□essential oils	適用精油
□pathology	病理機制
additivity	疊加作用
□explanation of	關於疊加作用的說明
□incidence in aromatics	芳香療法中的例子
□ratios for identifying potential	關於比例的相關討論
alcohols	醇類
aldehydes	醛類
alertness and vigilance	機敏性與警覺度
Alzheimer's disease	阿茲海默症
analgesics	止痛藥
□conventional drugs	傳統止痛藥
□essential oils	精油
□methods of working	止痛藥作用機制
□monoterpenes and derivatives	單萜類成分
□phenylpropanoids	苯丙烷類及衍生物
ancient Egypt	古埃及
ancient Rome	古羅馬
anosmic clients	喪失嗅覺的客戶
antagonism	抵銷效果
□beneficial effects	抵銷效果的好處
□diffculty in determining	判定的難處
□existing in interpersonal relationships	也存在於人與人的關係中

anti-nociceptive actions	鎮痛作用
□anti-nociceptive effect	鎮痛效果
□essential oils	適用精油
□of monoterpenes and derivatives	單萜類成分及衍生物
anti-oxidant activity	抗氧化作用
□curcuminoids	薑黃素類
□description	描述與說明
□essential oils	適用精油
□LDL anti-oxidants	低密度脂蛋白抗氧化劑
□monoterpenes and derivatives	單萜類及衍生物
□skin and soft tissues	皮膚與軟組織
□studies	相關研究
□superoxide dismutases (SOD)	超氧化物歧化酶
□tissue damage and healing	組織損傷與癒合
anti-thrombotic activity	抗血栓作用
antibacterial action	抗細菌作用
□antibacterial constituents	抗細菌成分
□combined with antitussive action	伴隨止咳作用
□essential oils	適用精油
□and phenylethanol	和苯乙醇
□skin and soft tissues	皮膚與軟組織
□studies	相關研究
antibiotics	抗生素
□prolonged use of	長期使用
□resistance to	抗藥性
□synergistic effects with	精油和抗生素的協同作用
anticonvulsant activity and epilepsy	抗癲癇作用與癲癇症
□essential oils	適用精油
□and GABAergic system	與GABA系統的關係
antidepression effects	抗憂鬱作用
□essential oils	適用精油
□pathology and constituents	病理機制和適用成分
□studies	相關研究
antidermatophytic actions	抗皮癬菌作用
antifungal activity	抗真菌作用
□aldehydes	醛類
□antifungal constituents	抗真菌的成分

□pathology and constituents	病理機制和適用成分
□studies	相關研究
aromatherapeutic blending approaches to	芳香療癒配方的……
□case study	個案研究
□client assessment	客戶評估
□dosage	劑量
□evidence of synergy	協同作用的證據
□formulation of individual	配置個人配方
□prescription	處方
□local applications and inhalation	局部使用和吸聞
□massage and carriers	按摩和基底油
□olfactory attributes	嗅覺屬性
□olfactory expertise	精進嗅覺能力
□origins of practice	芳香療法的起源
□polypharmacy	多重用藥
□ratios	比例
□responses to aromatic prescription	對芳香配方的反應
□three models	三種模式
aromatherapy paradigms	芳香療法典範
aromatics	芳香植物
aromatogram	精油抗菌實驗法
asthma	氣喘
□1,8-cineole	1,8-桉油醇
□characteristics	特徵
□essential oils	適用精油
□placebo mechanism	安慰機制
atherosclerosis	動脈硬化症
autonomic nervous system	自律神經系統
Ayurvedic medicine	阿輸吠陀療法
□aromatherapy inspired by	芳香療法受到的啟發
□aromatics used in	其中使用的芳香草藥
□concept of healing relying on vital energy	療癒源自生命能量的概念
□featuring "synergistic formulae"	「複合藥方」
□influence on blending	對配方配置的影響
□Shirodhara	額頭滴油療法
B	
bacteria	細菌

☐geraniol	牻牛兒醇
☐geranyl acetate	乙酸牻牛兒酯
☐germacrenes	大根老鸛草烯
☐himachalenes	喜馬拉雅烯
☐himacholols	喜馬拉雅醇
☐limonene	檸檬烯
☐linalool	沉香醇
☐l-linalool	左旋沉香醇
☐linalyl acetate	乙酸沉香酯
☐menthofuran	薄荷呋喃
☐menthols	薄荷腦
☐menthyl acetate	乙酸薄荷酯
☐methyl salicylate	水楊酸甲酯
☐myrcene	月桂烯
☐β-myrcene	β-月桂烯
☐myristicin	肉豆蔻醚
☐neral	橙花醛
☐para-cymene	對傘花烴
☐patchoulol	廣藿香醇
☐α-phellandrene	α-水茴香萜
☐phenylethanol	苯乙醇
☐α-pinene	α-蒎烯
☐β-pinene	β-蒎烯
☐d-pulegone	右旋胡薄荷酮
☐rotundifolone	圓葉薄荷酮
☐sabinene	檜烯
☐santalal	檀香醛
☐α-santalol	α-檀香醇
☐terpinenes	萜品烯
☐☐α-terpinene	α-萜品烯
☐☐β-terpinene	β-萜品烯
☐☐γ-terpinene	γ-萜品烯
☐terpineols	萜品醇
☐☐α-terpineol	α-萜品醇
☐terpinen-4-ol	萜品烯-4-醇
☐α-terpinyl acetate	α-乙酸萜品酯
☐thymol	百里酚

□collagenase	膠原蛋白酶
□COX-2 (cyclooxygenase 2)	環氧合酶-2
□□inhibitors	抑制劑
□human leukocyte elastase (HLE)	人類白血球彈性酶
□□inhibitors	抑制劑
□monoamine oxidase (MAO)	單胺氧化酶
□phospholipase A2	磷脂酶A2
□starch digestion	澱粉消化
epilepsy	癲癇症
ergosterol synthesis	麥角固醇生成
essential oil synergy see synergy	精油的協同作用，請參考「協同作用」
essential oils and absolutes	精油和原精
□evidence-based practice	實證實務
□for health maintenance and enhancement	身體保健
□for infection and immunity	感染和免疫
□for pain and inflammation	疼痛與發炎
□for psyche	精神心理
□for respiratory support	呼吸系統
□for skin and soft tisses	皮膚和軟組織
□for smooth functioning	舒緩平滑肌
□for synergistic blending	協同作用的調配
□see also chemical components	也可以參考「化學成分」
esters	酯類
□with anti-inflammatory actions	和消炎作用
□with antispasmodic activity	和抗痙攣作用
□with effect on cognition, emotion and behaviour	和對認知、情緒與行為的影響
□increasing antimicrobial activity	增加抗微生物效果
□therapeutic value and chemical components	療癒價值和化學組成
expectorant actions	祛痰作用
□cold and flu synergy	對抗感冒和流感的黃金組合
□essential oils	適用精油
□mucolytic and antitussive actions	化痰與止咳作用
□oxides	氧化物
□studies	相關研究
F	
fatty acids	脂肪酸
Fibonacci sequence	斐波那契數列

□description	描述與說明
□essential oils for	適用精油
□olfaction and immune function	嗅覺與免疫功能
Individual Prescription (I.P.)	個人處方
□assessment of client	客戶狀態評估
□formulation of	配置個人處方
□Maury's legacy	摩利夫人的遺教
□micro perspective for fine-tuning	微觀角度與最後微調
□olfactory attributes	嗅覺屬性
□responses to	客戶的反應
infection and immunity see antibiotics; antimicrobial activity; immunomodulation	感染和免疫，可以參見「抗生素」、「抗微生物作用」、「免疫調節作用」
inflammation see also anti-inflammatory actions	發炎，可以參見「消炎作用」
inflammatory arthritis study	關節炎相關研究
inhalation	吸聞
intuitive element to aromatherapy	芳香療法中的直覺元素
K	
keratinocyte differentiation	角質分化
ketones	酮類
L	
LDL anti-oxidants	低密度脂蛋白抗氧化劑
M	
macerated herbal oils	花草浸泡油
massage	按摩
□and carriers	與基底油
□diffculty in designing research for	實證研究在實驗設計上的困難點
□and dosage	和劑量
□and essential oil synergy	和精油的協同作用
□potentiating effects of essential oils	增加精油的效果
□study exploring aromatherapeutic potential of blending	探討芳香療癒配方的相關研究
Maury, Marguerite	摩利，馬格利特
memory enhancement	增進記憶力
molecular approach	分子論
molecular energetics	分子能量學
monoterpenes and derivatives	單萜類及衍生物
□inflammation	發炎
□pain	疼痛
□studies	相關研究

plant aromatics	香氣植物
polypharmacy	多重用藥
product presentation	產品外觀
psyche	情緒心理
□anxiety and depression	焦慮和憂鬱
□cognition	認知能力
□effects of aromatics on	芳香植物的影響
□essential oils	適用精油
□inhalation, mood modulation and wider metabolic influences	吸聞精油、情緒調節和更廣泛的新陳代謝影響
□introduction	介紹
□olfaction and autonomous nervous system	嗅覺和自律神經系統的關係
□olfactory connections and central nervous system	嗅覺和中樞神經系統的關係
psycho-aromatherapeutic perspective	心靈芳香療法
psychodermatology	皮膚心理學
R	
ratios	比例
reductionism	化約主義
reflective practice	自我反思
respiratory support	呼吸系統
□anti-inflammatory action	消炎作用
□asthma	氣喘
□bronchodilatory actions	支氣管擴張作用
□essential oils	適用精油
□expectorant, mucolytic and antitussive actions	祛痰、化痰和止咳作用
□and Gram-negative bacteria	和革蘭氏陰性菌
□monoterpenes and derivatives	單萜類及衍生物
ringworm	輪癬
Rovesti, Paolo	保羅·羅維斯第
S	
scent	香氣
□engaging with	有意識地嗅聞
□Fibonacci sequence	斐波那契數列
□olfactory responses	嗅覺反應
□olfactory synergy	嗅覺的協同作用
science-based molecular approach	有實證依據的分子論
sedative effects see anxiolytic and sedative effects	鎮定效果，參見「抗焦慮和大腦鎮定效果」

□concept of	協同作用的概念
□as context dependent	視情境而定
□defining	定義
□as diffcult to measure	不易測量
□early awareness of	古文明中意識到的協同作用
□equation for	協同作用的等式
□essential oil / bodywork	精油和身體工作的協同作用
□evidence of in aromatherapeutic blending	芳香療癒配方中的例證
□□recent	近年資料
□□experiential perspective on	實證角度
□in holistic context	整體療法中的協同效果
□"intrinsic"	精油「內部」的協同作用
□introduction of idea of	早期對協同作用的理解
□isobole method for measuring	可以用等效線測量法來測量
□phenomenon of	協同作用現象
□science-based molecular approach	有實證依據的分子論
□vertical and horizontal	垂直和水平協同作用
T	
taste, sense of	味覺
therapeutic positions	君臣佐使等療癒角色
tissue damage and healing	組織損傷與癒合
traditional Chinese medicine	傳統中醫
□ancient healers	古代的醫者
□aromatics used in	其中使用的芳香草藥
□combined acupuncture and herbs therapy	結合針灸與草藥學
□concept of healing relying on vital energy	療癒源自活力能量的概念
□Five Elements theory	五行論
□as influencing contemporary aromatherapy practices	對當代芳香療法的影響
□terminology inspired by	受中醫理論影響的用語
transparency	透明性的問題
V	
Valnet, Jean	尚‧瓦涅
vigilance and alertness	警覺度與機敏性
viruses	病毒
see also antiviral action	也可參見抗病毒作用
vitalistic approaches to aromatherapy	芳香療法中的活力論
W	
wound-healing actions	傷口癒合
□essential oils	適用精油
□pathology	病理機制

國家圖書館出版品預行編目 (CIP) 資料

成功調製芳香治療處方：成為專業芳療師必備的調配聖
經 ,66 種常見精油調配原理 ,105 種罕見精油檔案 / 珍妮
佛 . 碧絲 . 琳德 (Jennifer Peace Rhind) 著；鄭百雅譯 . --
初版 . -- 新北市：大樹林 , 2017.02
　　面；　公分 . -- (自然生活；18)
譯自：Aromatherapeutic blending : essential oils in synergy
ISBN 978-986-6005-60-2(平裝)
1. 芳香療法　2. 香精油
418.995　　　　　　　　　　　　　　105020571

Natural Life 自然生活 18

成功調製芳香治療處方

成為專業芳療師必備的調配聖經，66 種常見精油
調配原理，105 種罕見精油檔案

作　　　者／珍妮佛‧碧絲‧琳德（Jennifer Peace Rhind）

審　　　訂／卓芷聿

翻　　　譯／鄭百雅

編　　　輯／黃懿慧

校　　　對／盧化茵

排　　　版／April

封面設計／葉馥儀

出 版 者／大樹林出版社

地　　　址／新北市中和區中正路 872 號 6 樓之 2

電　　　話／ (02) 2222-7270

傳　　　真／ (02) 2222-1270

網　　　站／ www.guidebook.com.tw

E- m a i l ／ notime.chung@msa.hinet.net

Facebook ／ www.facebook.com/bigtreebook

總 經 銷／知遠文化事業有限公司

地　　　址／新北市深坑區北深路 3 段 155 巷 25 號 5 樓

電　　　話／ (02)2664-8800・傳　真／ (02)2664-8801

本版印刷／ 2019 年 11 月

Copyright© Jennifer Peace Rhind 2016
First published in the UK in 2016 by Jessica Kingsley Publishers Ltd
73 Collier Street, London, N1 9BE, UK
www.jkp.com
All rights reserved
Printed in [Taiwan]
Complex Chinese Translation Rights © Big Forest Publishing Co. Ltd
封面圖片版權所屬 www.123rf.com//Natalia Slavetskaya

定價：650 元　　　 ISBN / 978-986-6005-60-2　　版權所有，翻印必究

◎本書如有缺頁、破損、裝訂錯誤，請寄回本公司更換　　Printed in Taiwan

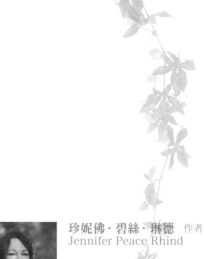

珍妮佛‧碧絲‧琳德　作者
Jennifer Peace Rhind

畢業於英國史崔克萊大學，是一
位擁有真菌毒理學博士學位的
生物學專家。基於長久以來對輔
助與另類療法 complementary
and alternative medicine，
CAM）的熱愛，作者陸續取得了包括按摩療法、芳香
療法與反射療法的專業認證，並且在一間跨領域的輔
助療法專業診所擔任治療師兼合夥人長達十三年之久。
在此期間，她也開始在其他私人機構進行 CAM 的教
學工作，並且與他人共同創立了蘇格蘭第一間輔助與
另類療法的專業認證學校。此外，作者自 1998 年起，
持續在英國愛丁堡納皮爾大學擔任人文學院優等學位
的輔助療法學程講師。作者目前住在英國北部靠近蘇
格蘭邊境的比加鎮。

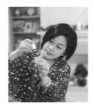

卓芷聿　審訂者

臺灣荷柏園百貨專櫃、花漾花療
學院創辦人。現任AAA澳洲芳
療師協會會長、開南大學健康系
兼任助理教授（專技）。專精於教
授精油、芳療按摩、足部反射診
斷、長照及安寧芳療。著有《玩
味芳療學》、《精油大全》、《芳香療法全書》、《精油
全書》、《芳香生活》、《精油生活家》、《芳香過一
生》等書。

鄭百雅　譯者

畢業於交通大學外文系、中正大學電訊傳播所，現為
自由譯者。芳療是業餘愛好，也是生活信仰。曾修習
瑞士 Usha Veda 自然療法學院第一、二階芳香療法
專業認證課程 仍在持續進修當中。譯作十餘 包括《英
國 IFA 芳香療法聖經》、《大媒體的金權遊戲》與《睡
眠學校》等。

大樹林學院 自我進修・終身學習

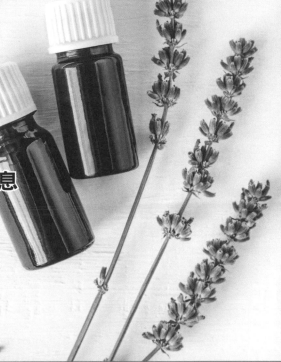

不定期推出免費 芳療課程

| 生活芳療 | 情緒療癒 | 認識花精 | 無痛泌乳 |

歡迎加入會員 購物享有優惠與課程訊息

www.gwclass.com

課程訊息歡迎詳閱網站介紹

即將開課：

- 芳療 入門課
- 芳療美容 與養生
- 花精課程
- AAA 認證芳療課
- 產後泌乳 按摩課

台灣　服務窗口
大樹林學院 ─ LINE

微信│服務窗口

相關課程、商品訊息請掃描

大樹林學院
新北市中和區中正路 872 號 6 樓之 2
(近捷運環狀線 - 中原站)
電話 (8862)2222-7270
傳真 (8862)2222-1270
Mail service@gwclass.com

Natural Life 書系

史上最簡單！精油調香聖經

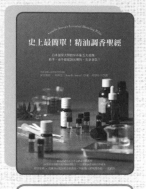

日本銷售第一的芳香療法聖經

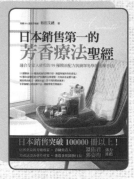

純露芳療活用小百科

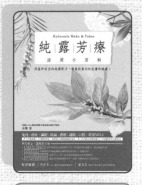

情緒療癒芳香療法聖經

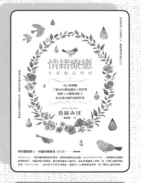

情緒芳療

巴赫花精情緒療癒聖經

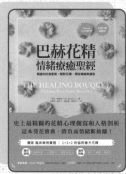

情緒紓壓：英國巴赫花精療法

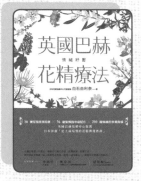

塔羅卡‧摸香卡

神聖芳療卡

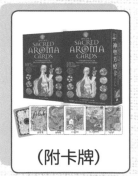

（附卡牌）

精油摸香讀懂你的心

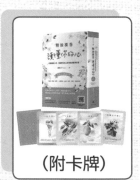

（附卡牌）

專業指南

破解精油

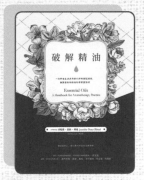

英國 IFA 芳香療法聖經

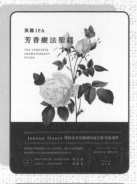

兒童芳療

兒童芳香療法

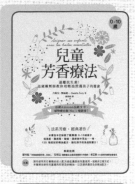

兒童中醫芳療

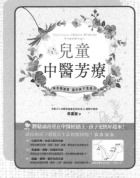

調養體質

零基礎學漢方芳療

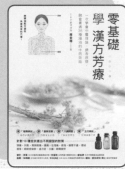

24 節氣・經絡芳療自癒全書

快速學會中醫芳療

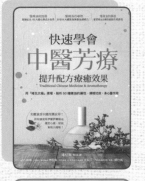

精油療癒全書

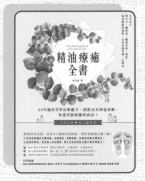

持續懷抱夢想，為自己放手一搏。